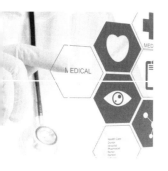

河南省"十四五"普通高等教育规划教材

医学大数据概论

YIXUE DASHUJU GAILUN

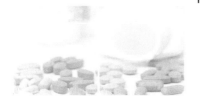

娄岩　胡仕坤　袁磊　　主编

邱永建　陈继超　靳瑞霞　李然　　副主编

清华大学出版社

内 容 简 介

本书是一本将大数据基本理论与基本应用有机结合的教材,遵循定义—特征—技术流程—典型案例分析的逻辑,抽丝剥茧,由易到难,有助于读者理解和掌握大数据技术。本书的一大亮点是每章都使用图表对大数据与传统数据处理方式进行对比。另外,本书注重启发式的学习策略,便于读者理解和掌握。全书各章均附有实际应用案例与关键词注释,方便读者查阅和自学,同时配备了相应的习题。

本书可以作为普通高校大数据技术的基础教材,也可以作为职业培训教育及相关技术人员的参考用书。

图书在版编目(CIP)数据

医学大数据概论/娄岩,胡仕坤,袁磊主编.—北京:清华大学出版社,2021.9(2025.2重印)
ISBN 978-7-302-58961-7

Ⅰ.①医… Ⅱ.①娄… ②胡… ③袁… Ⅲ.①医学—数据处理—医学院校—教材 Ⅳ.①R319

中国版本图书馆 CIP 数据核字(2021)第 174580 号

责任编辑:贾　斌
封面设计:周晓亮
责任校对:焦丽丽
责任印制:刘海龙

出版发行:清华大学出版社
　　　　　网　　　址:https://www.tup.com.cn,https://www.wqxuetang.com
　　　　　地　　　址:北京清华大学学研大厦 A 座　　　邮　　编:100084
　　　　　社 总 机:010-83470000　　　　　　　　　　邮　　购:010-62786544
　　　　　投稿与读者服务:010-62776969,c-service@tup.tsinghua.edu.cn
　　　　　质量反馈:010-62772015,zhiliang@tup.tsinghua.edu.cn
　　　　　课件下载:https://www.tup.com.cn,010-83470236
印 装 者:天津鑫丰华印务有限公司
经　　销:全国新华书店
开　　本:185mm×260mm　　印　张:15.25　　　　　　字　　数:370 千字
版　　次:2021 年 9 月第 1 版　　　　　　　　　　　印　　次:2025 年 2 月第 5 次印刷
印　　数:13001~17500
定　　价:49.00 元

产品编号:092891-01

本书编委会

主　编：娄　岩　胡仕坤　袁　磊

副主编：邱永建　陈继超　靳瑞霞　李　然

参　编：王　杰　寇志谦　朱云峰　王　欣

　　　　王　维　熊　玮　庞玲玲　李超科

　　　　王　魏　郭晨荣　班　戈

前　言

习近平总书记在党的十九大报告中提出,要"推动互联网、大数据、人工智能和实体经济深度融合",强调"贯彻新发展理念,建设现代化经济体系"。大数据、VR、AR和人工智能等信息技术必将为社会发展和时代进步注入新的生机和血液。

为此,本书从理论、相关技术和实际应用三个层面对大数据应用进行了简明扼要的阐述,目的是让广大师生对大数据的应用方法和相关知识有所了解,更好地把握科学发展的方向。

大数据技术教学在我校已连续开展五年,并已成为大学计算机教育的重要组成部分,为国家培养了一批掌握最新科学发展动态和技能的数字化医学人才,同时也积累了一定的教学经验。

在编写原则上,本书既维持了大数据技术本身应有的系统性和理论性,又着重体现其在各个领域的应用性与针对性。本书注重启发式的学习策略,便于读者理解和掌握书中内容。全书在各章均附有实际应用案例与关键词注释,方便读者查阅和自学,同时配备了相应的习题。

本书主编为娄岩、胡仕坤、袁磊,副主编为邱永建、陈继超、靳瑞霞、李然。全书在内容上共分成11章:第1章大数据概论由娄岩编写;第2章大数据采集由王杰、寇志谦编写;第3章大数据分析由朱云峰、王欣编写;第4章Hadoop由王维、熊玮编写;第5章Spark由王维、庞玲玲、李然编写;第6章NoSQL概论由李超科、王魏编写;第7章云计算与大数据由陈继超、郭晨荣编写;第8章数据仓库Hive由庞玲玲、陈继超编写;第9章大数据可视化由靳瑞霞、熊玮编写;第10章大数据安全由袁磊、邱永建编写;第11章大数据应用案例分析(医疗领域)由胡仕坤、邱永建编写。

清华大学出版社对这本教材的出版做了充分论证和精心策划,在此向所有参加编写的同事、帮助和指导过我们工作的朋友以及本书参考文献的作者表示衷心的感谢!

由于编者水平有限,加之时间仓促,书中难免存在疏漏之处,恳请广大读者批评斧正!

娄　岩

2021 年 5 月

目　录

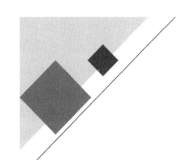

第1章
大数据概论

 导学

大数据是继物联网后 IT 产业又一次颠覆性的技术变革。本章主要概述大数据技术、并介绍大数据技术的架构、大数据的整体技术和关键技术、大数据分析的典型工具及大数据的未来发展趋势,使读者更好地了解大数据技术。

大数据技术概述包含了大数据的基本概念,大数据的来源、产生阶段、特点、处理流程、特征和应用领域。

了解:大数据的来源和应用领域。

掌握:大数据的特点和大数据处理的基本流程。

大数据时代的新理念。

大数据的整体技术一般包括数据采集、数据存取、基础架构、数据处理、统计分析、数据挖掘、模型预测和结果呈现等;关键技术一般包括大数据采集、大数据预处理、大数据存储及管理、开发大数据安全技术、大数据分析及挖掘、大数据展现和应用。

大数据分析的五种典型工具包括 Hadoop、Spark、HPCC、Storm 和 Apache Drill。

大数据的未来发展趋势是了解数据资源化,随着大数据应用的发展,大数据资源成为重要的战略资源,数据成为新的战略制高点。

重点、难点

本章重点是了解大数据的特点、特征和大数据未来发展趋势;难点是了解大数据技术架构、整体技术和关键技术。

大数据(Big Data)指的是所涉及的资料量规模巨大到无法通过目前主流软件工具,在合理时间内达到撷取、管理、处理,并整理成为帮助企业经营决策更积极目的的资讯。大数据是继物联网之后 IT 产业又一次颠覆性的技术变革。由于互联网的发展,科学数据处理、商业智能数据分析等具有海量需求的应用变得越来越普遍,面对如此巨大的数据量,无论从形式还是内容上,已无法用传统的方式进行采集、存储、操作、管理和分析。另外,全球产生的数据量仅在 2011 年就达到了 1ZB,且根据预测,未来十年全球数据存储量将增长 50 倍。因此,无论是从科学研究还是从应用的角度看,大数据技术的应用已经成为信息社会发展的必然趋势。而找出数据源,确定数据量,选择正确的数据处理方法,最后将结果可视化的过程才有意义。互联网是大数据的载体之一,离开了一定的数据量,大数据就失去了"灵魂",而避开实际应用,数据量再大也毫无意义。

无论是分析专家还是数据科学家最终都会探索新的、无法想象的庞大数据集,以期发现一些有价值的趋势、形态和解决问题的方法。由于大多数据源具有不同结构的数据,如结构化数据、半结构化或非结构化数据,所以处理数据不但需要花费很多时间,而且处理起来也非常棘手,这也是为什么人们很难就大数据给出一个既严格又准确的定义,以及大数据发展至今也没有建立起一套完整的理论体系。

以企业为例,对企业内部的纷乱数据通过分析进行决策的目的是帮助企业领导者更好地管理企业。当人们开始认识到数据的价值,驾驭和分析大数据不过是对现在工作的扩展和延伸。

大数据就是互联网发展到现今阶段的一种表象或特征而已,在以云计算为代表的技术创新大幕的衬托下,一些原本很难收集和使用的数据开始被利用起来,通过各行各业的不断创新,大数据会逐步为人类创造更多的价值。

1.1 　 大数据技术概述

大数据已经走进了我们的生活且成为整个人类社会的关注热点。大数据究竟是什么?有哪些相关技术?对普通人的生活会有怎样的影响?大数据未来的发展趋势如何?本章将一一介绍这些问题。

1.1.1 　 大数据的基本概念

早在 1980 年,著名未来学家阿尔文·托夫勒便在《第三次浪潮》一书中,将大数据热情地赞颂为"第三次浪潮的华彩乐章"。从技术层面上看,大数据无法用单台计算机进行处理,而必须采用分布式计算架构。分布式计算架构的特色在于对海量数据的分布式挖掘,同时依托一些现有的数据处理方法,如分布式处理、分布式数据库、云存储与虚拟化技术等,如图 1-1 所示。

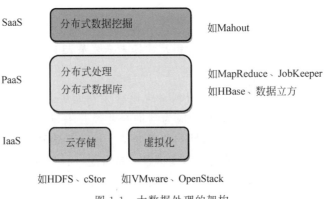

图 1-1 　 大数据处理的架构

互联网是大数据的主要载体之一,可以说没有互联网就没有大数据。美国互联网数据中心指出,互联网上的数据每年将增长50%,每两年就将翻一番,而目前世界上90%以上的数据是最近几年才产生的。此外,数据并非单纯指人们在互联网上发布的信息,全世界的工业设备、汽车、电表上有着无数的数码传感器,随时测量和传递着有关位置、运动、震动、温度、湿度乃至空气中化学物质的变化,必然会产生海量的数据信息。

大数据包括结构化、半结构化和非结构化数据,而且非结构化数据越来越成为数据的主要部分。IDC的调查报告显示:企业中80%的数据是非结构化数据,这些数据每年都按指数增长60%。大数据就是互联网发展到现今阶段的一种表象或特征而已,没有必要神话它或对它保持敬畏之心,在以云计算为代表的技术创新大幕的衬托下,这些原本看起来很难收集和使用的数据开始容易被利用起来了,通过各行各业的不断创新,大数据会逐步为人类创造更多的价值。

要想系统地认知大数据,必须全面而细致地分解它,可主要从三个层面展开:

第一层面是理论。理论是认知的必经途径,也是被广泛认同和传播的基线。这里从大数据的特征定义理解行业对大数据的整体描绘和定性;从对大数据价值的探讨来深入解析大数据的珍贵所在;洞悉大数据的发展趋势;从大数据隐私这个特别而重要的视角审视人和数据之间的长久博弈。

第二层面是技术。技术是大数据价值体现的手段和前进的基石。这里分别从云计算、分布式处理技术、存储技术和感知技术的发展来说明大数据从采集、处理、存储到形成结果的整个过程。

第三层面是实践。实践是大数据的最终价值体现。这里分别从互联网的大数据、政府的大数据、企业的大数据和个人的大数据四个方面来描绘大数据已经展现的美好景象及即将实现的蓝图。

1.1.2　IT产业的发展简史

IT产业发展的几个阶段如图1-2所示,可以说IT产业的每一个阶段都是由新兴的IT供应商主导的。IT供应商改变了已有的秩序,重新定义了计算机的规范,并为进入IT领域的新纪元铺平了道路。

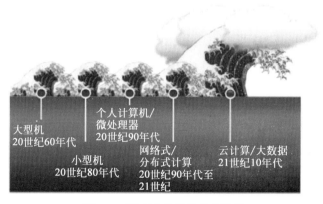

图1-2　IT产业发展的几个阶段

在 20 世纪 60 年代和 70 年代的大型机阶段，主导者是 Burroughs、Univac、NCR、Control Data 和 Honeywell 等公司。

在步入 20 世纪 80 年代后，小型机涌现出来，这时为首的公司包括 DEC、IBM、Data General、Wang、Prime 等。

在 20 世纪 90 年代，IT 产业进入了微处理器或个人计算机阶段，领先者为 Microsoft（微软）、Intel、IBM 和 Apple 等公司。从 20 世纪 90 年代中期开始，IT 产业进入了网络化阶段。如今，全球在线的人数已经超过了 10 亿，这一阶段由 Cisco、Google、Oracle、EMC、Salesforce.com 等公司主导。IT 产业的下一个阶段还没有正式命名，人们更愿意称其为云计算/大数据阶段。

数字信息每天在无线电波、电话电路和计算机电缆等媒介中川流不息。我们周围到处都是数字信息，在高清电视机上看数字信息，在互联网上听数字信息，自己也在不断制造新的数字信息。例如，每次用数码照相机拍照后，都产生新的数字信息；通过电子邮件把照片发给朋友和家人，又制造了更多的数字信息。不过，没人知道这些流式数字信息有多少，增长速度有多快，其激增意味着什么。正如中国人在发明文字前就有了阴阳学说，并用其解释包罗万象的宇宙世界一样，西方人用制造、获取和复制的所有 1 和 0，通过计算机处理组成了数字世界。人们通过拍摄照片和共享音乐制造了大量的数字信息，而公司则组织和管理这些数字信息的访问、存储，并为其提供强有力的安全保障。

现在的社会是一个高速发展的社会，科技发达，信息流通，人们之间的交流越来越密切，生活也越来越方便，大数据就是这个高科技时代的产物。未来的时代将不是 IT 时代，而是 DT(Data Technology，数据科技)时代。

有人把数据比喻为蕴藏能量的煤矿。煤炭按照性质有焦煤、无烟煤、肥煤、贫煤等分类，而露天煤矿、深山煤矿的挖掘成本又不一样。与此类似，大数据并不在于"大"，而在于"有用"。价值含量、挖掘成本比数量更为重要。对于很多行业而言，如何利用这些大规模数据是赢得竞争的关键。

大数据的价值体现在以下几个方面：

(1) 对大量消费者提供产品或服务的企业可以利用大数据进行精准营销。

(2) 做小而美模式的中小微企业可以利用大数据作服务转型。

(3) 在互联网压力之下必须转型的传统企业需要与时俱进充分利用大数据的价值。

不过，"大数据"在经济发展中的巨大意义并不代表其能取代一切对于社会问题的理性思考，科学发展的逻辑不能被湮没在海量数据中。著名经济学家路德维希·冯·米塞斯曾提醒过："就今日言，有很多人忙碌于资料之无益累积，以致对问题之说明与解决，丧失了其对特殊的经济意义的了解。"这确实是需要警惕的。

在这个快速发展的智能硬件时代，困扰应用开发者的一个重要问题就是如何在功率、覆盖范围、传输速率和成本之间找到那个微妙的平衡点。企业组织利用相关数据和分析可以帮助它们降低成本，提高效率，开发新产品，做出更明智的业务决策等。例如，通过结合大数据和高性能的分析，下面这些对企业有益的情况都可能会发生：

(1) 及时解析故障、问题和缺陷的根源，每年可能为企业节省数十亿美元。

(2) 为成千上万的快递车辆规划实时交通路线，躲避拥堵。

(3) 分析所有的 SKU，以利润最大化为目标来定价和清理库存。

（4）根据客户的购买习惯，为其推送他可能感兴趣的优惠信息。

（5）从大量客户中快速识别出金牌客户。

（6）使用点击流分析和数据挖掘来规避欺诈行为。

另外，可视化是引起数字世界急速膨胀的主要原因之一。由于数码照相机、数码监控摄像机和数字电视内容的加速增长及信息的大量复制趋势，数字世界的容量和膨胀速度超过此前估计。个人日常生活的"数字足迹"大大刺激了数字世界的快速增长。通过互联网及社交网络、电子邮件、移动电话、数码照相机和在线信用卡交易等多种方式，每个人的日常生活都在被"数字化"。全球数据总量的规模 2015—2035 年预计出现几何级的爆发式增长，如图 1-3 所示。

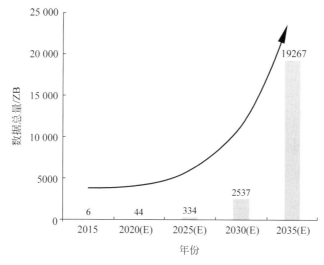

图 1-3　2015—2035 年全球数据总量的变化

大数据快速增长的原因之一是智能设备的普及，如传感器、医疗设备及智能建筑（如楼宇和桥梁）。此外，非结构化信息，如文件、电子邮件和视频，将占到未来 10 年新生数据的90%。非结构化信息增长的另一个原因是高宽带数据的增长，如视频。

用户手中的手机和移动设备是数据量爆炸的一个重要原因。目前，全球手机用户共拥有 50 亿台手机，其中 20 亿台为智能手机，相当于 20 世纪 80 年代的 20 亿台 IBM 的大型机在消费者手里。

大数据正在以不可阻挡的磅礴气势，与当代同样具有革命意义的最新科技进步（如虚拟现实技术、增强现实技术、纳米技术、生物工程、移动平台应用等）一起，揭开人类新世纪的序幕。

对于地球上每一个普通居民而言，大数据有什么应用价值呢？只要看看周围正在变化的一切，你就可以知道，大数据对每个人的重要性不亚于人类初期对火的使用。大数据让人类对一切事物的认识回归本源，其通过影响经济生活、政治博弈、社会管理、文化教育、科研、医疗、保健、休闲等行业，与每个人产生密切的联系。

大数据时代已悄然来到我们身边，并渗透到我们每个人的日常生活之中，谁都无法回避。它提供了光怪陆离的全媒体、难以琢磨的云计算、无法抵御的虚拟仿真环境和随处可在的网络服务。随着互联网技术的蓬勃发展，我们一定会迎来大数据的智能时代，即大数据技术和生活紧密相连,它再也不仅仅是人们津津乐道的一种时尚,而是成为生活上的向导和助手。中国大数据行业市场规模如图 1-4 所示。

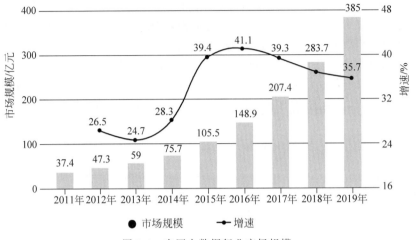

图 1-4　中国大数据行业市场规模

1.1.3　大数据的来源

大数据的来源非常多,如信息管理系统、网络信息系统、物联网系统、科学实验系统等,其数据类型包括结构化数据、半结构化数据和非结构化数据。

(1) 信息管理系统。信息管理系统是企业内部使用的信息系统,包括办公自动化系统、业务管理系统等。信息管理系统主要通过用户输入和系统二次加工的方式产生数据,其产生的大数据大多数为结构化数据,通常存储在数据库中。

(2) 网络信息系统。基于网络运行的信息系统即网络信息系统,它是大数据产生的重要方式。例如,电子商务系统、社交网络、社会媒体、搜索引擎等都是常见的网络信息系统。网络信息系统产生的大数据多为半结构化或非结构化的数据,在本质上,网络信息系统是信息管理系统的延伸,专属于某个领域的应用,具备某个特定的目的。因此,网络信息系统有着更独特的应用。

(3) 物联网系统。物联网系统通过射频自动识别、红外感应器、全球定位系统等,按约定将各种物品与互联网连接起来,进行信息交换和通信,以实现智能识别、定位、跟踪、监控和管理。

(4) 科学实验系统。科学实验系统主要用于科学技术研究,可以由真实的实验产生数据,也可以通过模拟方式获取仿真数据。

1.1.4　大数据产生的三个发展阶段

从数据库技术诞生以来,产生大数据的方式主要经过了三个发展阶段。

1) 被动式生成数据

数据库技术使得数据的保存和管理变得简单,业务系统在运行时产生的数据可以直接保存到数据库中,由于数据是随业务系统运行而产生的,因此该阶段所产生的数据是被动的。

2) 主动式生成数据

物联网的诞生,使得移动互联网的发展大大加速了数据的产生概率。例如,人们可以通过手机等移动终端,随时随地产生数据。用户数据不但大量增加,同时用户还主动提交了自己的行为,使之进入了社交、移动时代。大量移动终端设备的出现,使用户不仅主动提交自己的行为,还和自己的社交圈进行了实时互动,因此大量数据产生出来,且具有极其强烈的传播性。显然,如此生成的数据是主动的。

3) 感知式生成数据

物联网的发展使得数据生成方式得以彻底改变。例如,遍布在城市各个角落的摄像头等数据采集设备源源不断地自动采集并生成数据。

1.1.5　大数据的特点

在大数据背景下,数据的采集、分析、处理较之传统方式有了颠覆性的改变,如表 1-1 所示。

表 1-1　传统数据与大数据的特点比较

	传 统 数 据	大 数 据
数据产生方式	被动采集数据	主动生成数据
数据采集密度	采样密度较低,采样数据有限	利用大数据平台,可对需要分析事件的数据进行密度采样,精确获取事件全局数据
数据源	数据源获取较为孤立,不同数据之间添加的数据整合难度较大	利用大数据技术,通过分布式技术、分布式文件系统、分布式数据库等技术对多个数据源获取的数据进行整合处理
数据处理方式	大多采用离线处理方式,对生成的数据集中分析处理,不对实时产生的数据进行分析	较大的数据源、响应时间要求低的应用可以采取批处理方式集中计算;响应时间要求高的实时数据处理采用流处理的方式进行实时计算,并通过对历史数据的分析进行预测分析

1.1.6　大数据处理流程

大数据的处理流程可以定义为在适合工具的辅助下,对不同结构的数据源进行抽取和集成,结果按照一定的标准统一存储,利用合适的数据分析技术对存储的数据进行分析,从中提取有益的知识并利用恰当的方式将结果展示给终端用户。大数据处理的基本流程如图 1-5 所示。

1) 数据抽取与集成

由于大数据处理的数据来源类型广泛,而其第一步是对数据进行抽取和集成,从中找出关系和实体,经过关联、聚合等操作,再按照统一的格式对数据进行存储,现有的数据抽取和集成引擎有三种:基于物化或 ETL 方法的引擎、基于中间件的引擎、基于数据流方法的引擎。

2) 大数据分析

大数据分析是指对规模巨大的数据进行分析。大数据分析是大数据处理流程的核心步骤。通过抽取和集成环节,从不同结构的数据源中获得用于大数据处理的原始数据,用户根

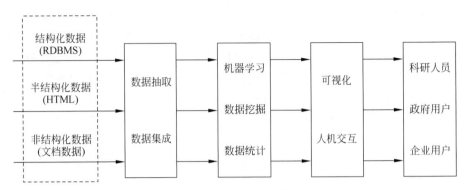

图 1-5   大数据处理的基本流程

据需求对数据进行分析处理,如数据挖掘、机器学习、数据统计。大数据分析可以用于决策支持、商业智能、推荐系统、预测系统等。

3)数据可视化

用户最关心的是数据处理的结果及以何种方式在终端上显示结果。因此,采用什么方式展示处理结果非常重要。就目前来看,可视化和人机交互是数据解释的主要技术。

数据可视化主要是借助图形化手段,清晰有效地传达与沟通信息。数据可视化技术的基本思想是将数据库中的每一个数据项作为单个图形元素表示。大量的数据集合构成数据图像,同时将数据的各个属性值以多维数据的形式表示,可以从不同的维度观察数据,从而对数据进行更深入的观察和分析。而使用可视化技术可以将处理结果通过图形方式直观地呈现给用户,如标签云、历史流、空间信息等;人机交互技术可以引导用户对数据进行逐步分析,参与并理解数据分析结果。

1.1.7   大数据的数据格式特性

从 IT 角度来看,信息结构类型大致经历了三个阶段。必须注意的是,旧的阶段仍在不断发展,如关系数据库的使用。因此,三种数据结构类型一直存在,只是其中一种结构类型往往主导其他结构。

(1)结构化信息。这种信息可以在关系数据库中找到,多年来一直主导着 IT 应用,是关键任务 OLTP 系统业务所依赖的信息。另外,这种信息还可对结构数据库信息进行排序和查询。

(2)半结构化信息。这种信息包括电子邮件、文字处理文件及大量保存和发布在网络上的信息。半结构化信息是以内容为基础的,可以用于搜索,这也是 Google(谷歌)等搜索引擎存在的理由。

(3)非结构化信息。这种信息在本质形式上可被认为主要是位映射数据。数据必须处于一种可感知的形式中(如可在音频、视频和多媒体文件中被听或看到)。许多大数据都是非结构化的,其庞大规模和复杂性需要高级分析工具来创建或利用一种更易于人们感知和交互的结构。

1.1.8   大数据的特征

大数据分析常和云计算联系到一起,因为实时的大型数据集分析需要像 MapReduce 那样的框架来向数十、数百甚至数千的计算机分配工作。简言之,从各种各样类型的数据中,快速获得有价值信息的能力,就是大数据技术。

大数据呈现出"4V1O"的特征,具体如下:

(1) 数据量大(Volume)。这是大数据的首要特征,包括采集、存储和计算的数据量非常大。大数据的起始计量单位至少是100TB。通过各种设备产生的海量数据,其数据规模极为庞大,远大于目前互联网上的信息流量,拍字节(PB)级别将是常态。

(2) 多样化(Variety)。该特征表示大数据种类和来源多样化,具体表现为网络日志、音频、视频、图片、地理位置信息等多类型的数据,多样化对数据的处理能力提出了更高的要求,编码方式、数据格式、应用特征等多方面都存在差异性,多信息源并发形成大量的异构数据。

(3) 数据价值密度化(Value)。该特征表示大数据价值密度相对较低,需要很多的过程才能挖掘出来。随着互联网和物联网的广泛应用,信息感知无处不在,信息量大,但价值密度较低。如何结合业务逻辑并通过强大的机器算法挖掘数据价值,是大数据时代最需要解决的问题。

(4) 速度快,时效高(Velocity)。随着互联网的发展,数据的增长速度非常快,处理速度也较快,时效性要求也更高。例如,搜索引擎要求几分钟前的新闻能够被用户查询到,个性化推荐算法要求实时完成推荐,这些都是大数据区别于传统数据挖掘的显著特征。

(5) 数据是在线的(On-Line)。该特征表示数据必须随时能调用和计算。这是大数据区别于传统数据的最大特征。现在谈到的大数据不仅大,更重要的是数据是在线的,这是互联网高速发展的特点和趋势。例如好大夫在线,患者的数据和医生的数据都是实时在线的,这样的数据才有意义。如果把它们放在磁盘中或者是离线的,显然这些数据远远不及在线的商业价值大。

总之,无所遁形的大数据时代已经到来,并快速渗透到每个职能领域,如何借助大数据持续创新发展,使企业成功转型,具有非凡的意义。

1.1.9 大数据的应用领域

大数据在社会生活的各个领域得到了广泛的应用,如科学计算、金融、社交网络、移动数据、物联网、医疗、网页数据、多媒体、网络日志、RFID、传感器、社会数据、互联网文本和文件、互联网搜索索引、呼叫详细记录、天文学、大气科学、基因组学、生物和其他复杂或跨学科的科研、军事侦察、医疗记录、摄影档案馆的视频档案、大规模的电子商务等。不同领域的大数据应用具有不同特点,其相应时间、稳定性、精确性的要求各不相同,解决方案也层出不穷,其中最具代表性的有Informatica Cloud解决方案、IBM战略、Microsoft战略、京东框架结构等,对此我们将在后续章节中讨论。

1.2 大数据时代的新理念

由于大数据的时代特征,其必然改变人们的思维模式,概括起来有以下几种。

1. 范式的改变

图灵奖获得者Jim Gray指出,科学发展正在进入数据密集型科学发现,即科学史上的第四范式。如果说原始社会的实验科学论是第一范式,则 19 世纪以来的理论科学范式就是第二范式,20 世纪的计算科学是第三范式,那么第四范式的主要特点就是研究人员只要从数据中查找和挖掘需要的信息和知识,而无须面对研究的物理对象。

2．数据认识的转变

在大数据时代,数据不仅是资源,而更是一种资产。也就是说,数据也具有财务价值,且需要作为独立实体进行组织和管理。数据成为资产是互联网泛在化的一种资本体现,使得其应用不限于应用和服务本身,而成为实实在在的价值。

大数据资产的价值有三种衡量标准:

(1) 独立拥有及控制数据资产;

(2) 计量规则与货币资本相似;

(3) 具有资本一般的增值属性。

3．从统计学到数据科学的转变

由于大数据的出现,我们对数据有了更深的认识和处理能力。同时出现了四种概念上的颠覆性转变:

(1) 不是随机样本,而是全体数据;

(2) 不再强调数据的纯净性,而更注重数据的混杂性;

(3) 不是精确性,而是趋势和规律;

(4) 不是因果关系,而是相关关系。

4．从复杂算法到简单算法的转变

只要拥有足够的数据,就能变得智慧,是大数据时代的一种新认识,因此原本复杂的智能问题变成了简单的数据问题。

5．从业务数据化到数据业务化的转变

在传统数据管理中企业更关注业务的数据化,即将业务活动以数据的形式记录下来。而在大数据时代,企业需要重视一个新问题——数据业务化,即如何基于数据动态的定义、优化重组业务及其流程,继而提升业务的敏捷性、降低风险和成本。

6．从目标驱动型到数据驱动型的转变

在传统的科学思维中,决策制定往往是从目标或模型驱动的,即根据目标或模型进行决策。大数据时代,出现了一种新的思维模式——数据驱动决策,即数据成为决策制定的主要触发条件和重要依据。

7．从以战略为中心到以数据为中心的转变

在大数据时代,企业间的关系变成一种竞合关系,即在竞争中合作。数据产业就是从信息化过程中积累的数据资源中提取有用信息进行创新,并将这些创新的内容赋予商业模式。

8．从小众参与到大众协同的转变

在传统科学中,从事数据分析和挖掘的都是一些具有很高素养的企业核心成员,但在大数据时代,基于核心员工的创新工作成本和风险太大,而基于专家的大规模协助日益受到重视,也成为了解决数据规模与形式化之间矛盾的重要手段。

大数据的价值体现在帮助企业进行决策和为终端用户提供服务的应用。不同的新型商业需求驱动了大数据的应用。反之,大数据应用为企业提供的竞争优势使企业更加重视大数据的价值。新型大数据应用不断对大数据技术提出新的要求,大数据技术也因此在不断的发展变化中日趋成熟。

1.3 大数据的整体技术和关键技术

大数据需要特殊的技术,以有效地处理在允许时间范围内的大量数据。适用于大数据的技术,包括大规模并行处理(MPP)数据库、数据挖掘电网、分布式文件系统、分布式数据库、云计算平台、互联网和可扩展的存储系统。

大数据技术分为整体技术和关键技术两个方面。

1. 整体技术

大数据的整体技术一般包括数据采集、数据存取、基础架构、数据处理、统计分析、数据挖掘、模型预测和结果呈现等。

(1)数据采集:ETL 工具负责将分布的、异构数据源中的数据(如关系数据、平面数据文件)等抽取到临时中间层后进行清洗、转换、集成,最后加载到数据仓库或数据集市中,使其成为联机分析处理、数据挖掘的基础。

(2)数据存取:关系数据库、NoSQL、SQL 数据库等。

(3)基础架构:云存储、分布式文件存储等。

(4)数据处理:采用自然语言处理方法对数据进行处理。自然语言处理(Natural Language Processing,NLP)是研究人与计算机交互的语言问题的一门学科。处理自然语言的关键是要让计算机"理解"自然语言,所以自然语言处理又称为自然语言理解(Natural Language Understanding,NLU),也称计算语言学(Computational Linguistics)。

(5)统计分析:假设检验、显著性检验、差异分析、相关分析、t 检验、方差分析、卡方分析、偏相关分析、距离分析、回归分析、简单回归分析、多元回归分析、逐步回归、回归预测与残差分析、岭回归、Logistic 回归分析、曲线估计、因子分析、聚类分析、主成分分析、因子分析、快速聚类法与聚类法、判别分析、对应分析、多元对应分析(最优尺度分析)、Bootstrap 技术等。

(6)数据挖掘:分类(Classification)、估计(Estimation)、预测(Prediction)、相关性分组或关联规则(Affinity grouping or association rules)、聚类(Clustering)、描述和可视化(Description and Visualization)、复杂数据类型挖掘(如 Text、Web、图形图像、视频、音频等)。

(7)模型预测:预测模型、机器学习、建模仿真。

(8)结果呈现:云计算、标签云、关系图等。

2. 关键技术

大数据处理关键技术一般包括大数据采集、大数据预处理、大数据存储及管理、开发大数据安全技术、大数据分析及挖掘、大数据展现和应用(如大数据检索、大数据可视化、大数据应用、大数据安全等)。

1)大数据采集技术

数据是指通过 RFID、传感器、社交网络交互及移动互联网等方式获得的各种类型的结构化、半结构化(或称为弱结构化)及非结构化的海量数据,是大数据知识服务模型的根本。大数据采集技术重点要突破分布式高速高可靠性数据采集、高速数据全映像等大数据收集技术,高速数据解析、转换与装载等大数据整合技术,设计质量评估模型,开发数据质量技术。

大数据采集一般分为智能感知层和基础支撑层。智能感知层主要包括数据传感体系、网络通信体系、传感适配体系、智能识别体系及软硬件资源接入系统,实现对结构化、半结构化、非结构化的海量数据的智能化识别、定位、跟踪、接入、传输、信号转换、监控、初步处理和管理等,必须着重掌握针对大数据源的智能识别、感知、适配、传输、接入等技术。基础支撑层提供大数据服务平台所需的虚拟服务器,结构化、半结构化及非结构化数据的数据库及物联网资源等基础支撑环境,重点攻克分布式虚拟存储技术,大数据获取、存储、组织、分析和决策操作的可视化接口技术,大数据的网络传输与压缩技术,大数据隐私保护技术,等等。

2）大数据预处理技术

大数据预处理技术主要完成对已接收数据的辨析、抽取、清洗等操作。

(1)抽取。因获取的数据可能具有多种结构和类型,数据抽取过程可以帮助我们将复杂的数据转化为单一的或者便于处理的构型,以达到快速分析处理的目的。

(2)清洗。由于在海量数据中,数据并不全是有价值的,有些数据并不是我们所关心的内容,而另一些数据则是完全错误的干扰项,因此要对数据通过过滤"去噪"从而提取出有效数据。

3）大数据存储及管理技术

大数据存储与管理要用存储器把采集到的数据存储起来,建立相应的数据库,并进行管理和调用。大数据存储与管理技术重点解决复杂结构化、半结构化和非结构化大数据管理与处理技术;主要解决大数据的可存储、可表示、可处理、可靠性及有效传输等几个关键问题;开发可靠的分布式文件系统(DFS)、能效优化的存储、计算融入存储、大数据的去冗余及高效低成本的大数据存储技术,突破分布式非关系大数据管理与处理技术,异构数据的数据融合技术,数据组织技术,研究大数据建模技术,大数据索引技术和大数据移动、备份、复制等技术,开发大数据可视化技术和新型数据库技术。新型数据库技术可将数据库分为关系数据库、非关系数据库及数据库缓存系统。其中,非关系数据库主要指的是 NoSQL,分为键值数据库、列存数据库、图存数据库及文档数据库等类型;关系数据库包含了传统关系数据库系统及 NewSQL 数据库。

4）开发大数据安全技术

开发大数据安全技术包括改进数据销毁、透明加解密、分布式访问控制、数据审计等技术,突破隐私保护和推理控制、数据真伪识别和取证、数据持有完整性验证等技术。

5）大数据分析及挖掘技术

大数据分析及挖掘技术改进已有数据挖掘和机器学习技术,开发数据网络挖掘、特异群组挖掘、图挖掘等新型数据挖掘技术,突破基于对象的数据连接、相似性连接等大数据融合技术和用户兴趣分析、网络行为分析、情感语义分析等面向领域的大数据挖掘技术。

数据挖掘就是从大量的、不完全的、有噪声的、模糊的、随机的实际应用数据中,提取隐含在其中人们事先不知道但又是潜在有用的信息和知识的过程。

数据挖掘涉及的技术方法很多且有多种分类法。根据挖掘任务可分为分类或预测模型发现、数据总结、聚类、关联规则发现、序列模式发现、依赖关系或依赖模型发现、异常和趋势发现等;根据挖掘对象可分为关系数据库、面向对象数据库、空间数据库、时态数据库、文本数据源、多媒体数据库、异质数据库、遗产数据库及环球网 Web；根据挖掘方法可粗分为机器学习方法、统计方法、神经网络方法和数据库方法。机器学习方法可细分为归纳学习方法（决策树、规则归纳等）、基于范例学习、遗传算法等。统计方法可细分为回归分析（如多元回归、自回归）、判别分析（如贝叶斯判别、费歇尔判别、非参数判别）、聚类分析（如系统聚类、动态聚类）、探索性分析（如主元分析法、相关分析法）等。神经网络方法可细分为前向神经网络（如 BP 算法）、自组织神经网络（如自组织特征映射、竞争学习）等。数据库方法主要是多维数据分析或 OLAP 方法，另外还有面向属性的归纳方法。

从挖掘任务和挖掘方法的角度，数据挖掘着重突破以下几个方面。

（1）可视化分析。数据可视化无论对于普通用户还是数据分析专家，都是最基本的功能。数据图像化可以让数据“说话”，让用户直观地感受到结果。

（2）数据挖掘算法。图像化是将机器语言翻译给人们看，而数据挖掘算法用的是机器语言。分割、集群、孤立点分析还有各种各样的算法使我们可以精炼数据、挖掘价值。数据挖掘算法须能够应付大数据的量，同时还应具有很高的处理速度。

（3）预测性分析。预测性分析可以让分析师根据图像化分析和数据挖掘的结果做出一些前瞻性判断。

（4）语义引擎。语义引擎需要设计足够的人工智能以从数据中主动地提取信息。语言处理技术包括机器翻译、情感分析、舆情分析、智能输入、问答系统等。

（5）数据质量与管理。数据质量与管理是管理的最佳实践，通过标准化流程和机器对数据进行处理可以确保获得一个预设质量的分析结果。

6）大数据展现与应用技术

大数据技术能够将隐藏于海量数据中的信息和知识挖掘出来，为人类的社会经济活动提供依据，从而提高各个领域的运行效率，大大提高整个社会经济的集约化程度。

在我国，大数据将重点应用于商业智能、政府决策、公共服务三大领域。例如商业智能技术、政府决策技术、电信数据信息处理与挖掘技术、电网数据信息处理与挖掘技术、气象信息分析技术、环境监测技术、警务云应用系统（道路监控、视频监控、网络监控、智能交通、反电信诈骗、指挥调度等公安信息系统）、大规模基因序列分析比对技术、Web 信息挖掘技术、多媒体数据并行化处理技术、影视制作渲染技术、其他各种行业的云计算和海量数据处理应用技术等。大数据和云计算之间的区别在于，首先大数据和云计算在概念上不同，云计算改变了 IT，而大数据改变了业务；其次大数据和云计算的目标受众不同，如在一家公司中，云计算就是技术层，而大数据是业务层。但需要指出的是，大数据对云计算有一定的依赖性。

1.4　大数据分析的五种典型工具简介

大数据分析是在研究大量数据的过程中寻找模式、相关性和其他有用的信息，以帮助企业更好地适应变化，并做出更明智的决策。

1. Hadoop

Hadoop 是一个能够对大量数据进行分布式处理的软件框架，是一个能够让用户轻松架构和使用的分布式计算平台。用户可以轻松地在 Hadoop 上开发和运行处理海量数据的应用程序。它主要有以下几个特点：

（1）高可靠性。Hadoop 按位存储和处理数据的能力值得人们信赖。

（2）高扩展性。Hadoop 是在可用的计算机集簇间分配数据并完成计算任务的，这些集簇可以方便地扩展到数以千计的结点中。

（3）高效性。Hadoop 能够在结点之间动态地移动数据，并保证各个结点的动态平衡，因此处理速度非常快。

（4）容错性。Hadoop 能够自动保存数据的多个副本，并且能够自动将失败的任务重新分配。

Hadoop 带有用 Java 语言编写的框架，因此运行在 Linux 平台上是非常理想的。Hadoop 上的应用程序也可以使用其他语言（如 C++）编写。

2. Spark

Spark 是一个基于内存计算的开源集群计算系统，目的是更快速地进行数据分析。Spark 由加州伯克利大学 AMP 实验室以 Matei 为主的小团队使用 Scala 语言开发，其核心部分的代码只有 63 个 Scala 文件，非常轻量级。Spark 提供了与 Hadoop 相似的开源集群计算环境，但基于其内存和迭代优化的设计，Spark 在某些工作负载中表现更优秀。

在 2014 年上半年，Spark 开源生态系统规模得到了大幅增长，已成为大数据领域最活跃的开源项目之一。那么，Spark 究竟以什么吸引了如此多的关注？

（1）轻量级快速处理。着眼大数据处理，速度往往被置于第一位。Spark 允许 Hadoop 集群中的应用程序在内存中以 100 倍的速度运行，即使在磁盘上运行也能快 10 倍。Spark 通过减少磁盘 I/O 来达到性能提升的目标，它们将中间处理的数据全部放到了内存中。

Spark 使用了 RDD（Resilient Distributed Dataset，弹性分布式数据集）的理念，这允许它可以在透明的内存中存储数据，只在需要时才持久化到磁盘。这种做法大大地减少了数据处理过程中磁盘的读写，大幅度地减少了所需时间。

（2）易于使用。Spark 支持多种语言，如 Java、Scala 和 Python，它允许开发者在自己熟悉的语言环境下进行工作。它自带了八十多个高等级操作符，允许在 shell 中进行交互式查询。

（3）支持复杂查询。在简单的 map 及 reduce 操作之外，Spark 还支持 SQL 查询、流式查询及复杂查询。同时，用户可以在同一个工作流中无缝地搭配这些能力。

（4）实时的流处理。对比 MapReduce 只能处理离线数据，Spark 支持实时的流计算。Spark 依赖 Spark Streaming 对数据进行实时的处理。当然，在 YARN 之后 Hadoop 也可以借助其他的工具进行流式计算。对于 Spark Streaming，Cloudera 的评价如下：

① 简单：轻量级且具备功能强大的 API，Sparks Streaming 允许你快速开发流应用程序。

② 容错：不像其他流解决方案，比如 Storm，不需要额外的代码和配置，Spark Streaming 就可以做大量的恢复和交付工作。

③ 集成：为流处理和批处理重用了同样的代码，甚至可以将流数据保存到历史数据中。

（5）可以与 Hadoop 和已存 Hadoop 数据整合。Spark 可以独立地运行，除了可以运行在当下的 YARN 集群管理之外，它还可以读取已有的任何 Hadoop 数据。这是个非常大的优势，它可以运行在任何 Hadoop 数据源上，比如 HBase、HDFS 等。这个特性让用户可以轻易迁移已有的 Hadoop 应用。

（6）活跃和无限壮大的社区。Spark 起源于 2009 年，截至 2015 年已有超过 50 个机构 730 位工程师贡献过代码，与 2014 年 6 月相比，2015 年代码行数扩大了近 3 倍，这是个令人 艳羡的增长。

3. HPCC

HPCC（高性能计算与通信）是美国为实现信息高速公路而实施的计划。该计划的实施 将耗资百亿美元，其主要目标是开发可扩展的计算系统及相关软件，以支持太位级网络传输 性能；开发千兆位网络技术，扩展研究和教育机构及网络连接能力。该项目主要由以下 5 部分组成：

（1）HPCS（高性能计算机系统），内容包括今后几代计算机系统的研究、系统设计工具、 先进的典型系统及原有系统的评价等。

（2）ASTA（先进软件技术与算法），内容包括巨大挑战问题的软件支撑、新算法设计、 软件分支与工具、计算及高性能计算研究中心等。

（3）NREN（国家科研与教育网格），内容包括中继站及 10 亿位级传输的研究与开发。

（4）BRHR（基本研究与人类资源），内容包括基础研究、培训、教育及课程教材。 BRHR 是通过奖励调查者开始的，长期的调查在可升级的高性能计算中来增加创新意识 流，通过教育、高性能的计算训练和通信来加大熟练的和训练有素的人员的联营，为调查研 究活动提供必需的基础架构。

（5）IITA（信息基础结构技术和应用），内容包括全球领域内大规模信息技术项目的理 论研究和应用，目的在于保证美国在先进信息技术开发方面的领先地位。

4. Storm

Storm 是一种开源软件，一个分布式、容错的实时计算系统。Storm 可以非常可靠地处 理庞大的数据流，用于处理 Hadoop 的批量数据。Storm 很简单，支持许多种编程语言，使 用起来非常有趣。Storm 由 Twitter 开源而来，其他知名的应用企业包括 Groupon、淘宝、 支付宝、阿里巴巴、乐元素、Admaster 等。

Storm 有许多应用领域，包括实时分析、在线机器学习、不停顿的计算、分布式 RPC（远 程过程调用协议，一种通过网络从远程计算机程序上请求服务的协议）、ETL 等。Storm 的 处理速度惊人，经测试，每个结点每秒钟可以处理 100 万个数据元组。Storm 具有可扩展、 容错，容易设置和操作的特点。

5. Apache Drill

为了帮助企业用户寻找更为有效、加快 Hadoop 数据查询的方法，Apache 软件基金会 发起了一项名为 Drill 的开源项目。Apache Drill 实现了 Google's Dremel。

据 Hadoop 厂商 MapR Technologies 公司产品经理 Tomer Shiran 介绍，Drill 已经作为 Apache 孵化器项目来运作，将面向全球软件工程师持续推广。

该项目将创建出开源版本的 Google DremelHadoop 工具（Google 使用该工具来为 Hadoop 数据分析工具的互联网应用提速），而 Drill 将有助于 Hadoop 用户实现更快查询海 量数据集的目的。

Drill 项目其实也是从 Google 的 Dremel 项目中获得灵感的，该项目帮助 Google 实现 海量数据集的分析处理，包括分析抓取 Web 文档、跟踪安装在 Android Market 上的应用程序数据、分析垃圾邮件、分析 Google 分布式构建系统上的测试结果等。

通过开发 Apache Drill 开源项目,组织机构将有望建立 Drill 所属的 API 接口和灵活强大的体系架构,从而帮助支持广泛的数据源、数据格式和查询语言。

1.5　大数据未来发展趋势

大数据逐渐成为我们生活的一部分,它既是一种资源,又是一种工具,让我们更好地探索世界和认识世界。大数据提供的并不是最终答案,只是参考答案,它为我们提供的是暂时帮助,以便等待更好的方法和答案出现。

1.5.1　数据资源化

数据资源化是指大数据成为企业和社会关注的重要战略资源,并已成为大家争抢的新焦点,数据将逐渐成为最有价值的资产。

随着大数据应用的发展,大数据资源成为重要的战略资源,数据成为新的战略制高点。资源不仅仅是指看得见、摸得着的实体,如煤、石油、矿产等,大数据已经演变成不可或缺的资源。《华尔街日报》在题为《大数据,大影响》的报告中提到,数据就像货币或者黄金一样,已经成为一种新的资产类别。

大数据作为一种新的资源,具有其他资源所不具备的优点,如数据的再利用、开放性、可扩展性和潜在价值。数据的价值不会随着它的使用而减少,而是可以不断地被处理和利用。

1.5.2　大数据隐私和安全问题

1. 大数据引发个人隐私、企业和国家安全问题

大数据时代将引发个人隐私安全问题。在大数据时代,用户的个人隐私数据可能在不经意间就被泄露。例如,网站密码泄露、系统漏洞导致用户资料被盗、手机里的 App 暴露用户的个人信息等。在大数据领域,一些用户认为根本不重要的信息很有可能暴露用户的近期状况,从而带来安全隐患。

大数据时代,企业将面临信息安全的挑战。企业不仅要学习如何挖掘数据价值,还要考虑如何应对网络攻击、数据泄露等安全风险,并且建立相关的预案。在企业用数据挖掘和数据分析获取商业价值的同时,黑客也利用这些数据技术向企业发起攻击。因此,企业必须制定相应的策略来应对大数据所带来的信息安全挑战。

大数据时代,数据安全的威胁无处不在,因此大数据安全应该上升为国家安全。国家的基础设施和重要机构所保存的大数据信息,如与石油、天然气管道、水电、交通、军事等相关的数据信息,都有可能成为黑客攻击的目标。

2. 正确合理利用大数据,促进大数据产业的健康发展

大数据时代,必须对数据安全和隐私进行有效的保护,具体方法如下。

(1) 从用户的角度,应积极探索和加大个人隐私保护力度。数据来源于互联网上无数用户产生的数据信息,因此建议用户在运用互联网或者 App 时保持高度警惕。

(2) 从法律的角度,提高安全意识,及时出台相关政策,制定相关政策法规,完善立法。国家需要有专门的法规来为大数据的发展扫除障碍,必须健全大数据隐私和安全方面的法

律法规。

（3）从数据使用者角度,数据使用者要以负责的态度使用数据,因此需要把进行隐私保护的责任从个人转移到数据使用者身上。政府和企业的信息化建设必须拥有统一的规划和标准,只有这样才能有效地保护公民和企业隐私。

（4）从技术角度,加快数据安全技术研发。尤其应加强云计算安全研究,保障云安全。

本章小结

近年来,大数据应用带来了令人瞩目的成绩。作为新的重要资源,世界各国都在加快大数据的战略布局,制定战略规划。美国政府发起了《大数据研究和发展倡议》,斥资 2 亿美元用于大数据研究;英国政府预计在大数据和节能计算研究上投资 1.89 亿英镑;法国政府宣布投入 1150 万欧元,用于 7 个大数据市场研发项目;日本在新一轮 IT 振兴计划中,将发展大数据作为国家战略,重点关注大数据应用技术,如社会化媒体、新医疗、交通拥堵治理等公共领域的应用。

中国的大数据服务平台应用示范项目正在启动,有关部门正在积极研究相关发展目标、发展原则、关键技术等方面的顶层设计。2018 年我国大数据产业规模突破 6000 亿元;随着大数据在各行业的融合应用不断深化,2019 年中国大数据市场产值达到 8500 亿元。2019年包括数据挖掘、机器学习、产业转型、数据资产管理、信息安全等大数据技术及应用领域都将面临新的发展突破,成为推动经浏高质量发展的新动力,而大数据技术应用将进一步加深,2020 年我国大数据产业规模超过 1 万亿,产业发展将进入新阶段。

总而言之,大数据技术的发展必将解开宇宙起源的奥秘,并对人类社会未来发展的趋势有推动作用。

【关键词注释】

1. 联机事物处理系统(On-Line Transaction Processing,OLTP):也称为面向交易的处理系统,其基本特征是顾客的原始数据可以立即传送到计算中心进行处理,并在很短的时间内给出处理结果。

2. 电磁兼容性(Electromagnetic Compatibility,EMC):是指设备或系统在其电磁环境中符合要求运行并不对其环境中的任何设备产生无法忍受的电磁骚扰的能力。

3. 互联网数据中心(Internet Data Center,IDC):是电信部门利用已有的互联网通信线路、带宽资源,建立标准化的电信专业级机房环境,为企业、政府提供服务器托管、租用以及相关增值等方面的全方位服务。

4. ETL(Extraction-Transformation-Loading),即数据抽取(Extract)—转换(Transform)—装载(Load)的过程,它是构建数据仓库的重要环节。ETL 是将业务系统的数据经过抽取、清洗转换之后加载到数据仓库的过程,目的是将企业中的分散、零乱、标准不统一的数据整合到一起,为企业决策提供分析依据。

5. NewSQL 是对各种新的可扩展/高性能数据库的简称,这类数据库不仅具有 NoSQL 对海量数据的存储管理能力,还保持了传统数据库支持 ACID 和 SQL 等特性。NewSQL 是指这样一类新式的关系数据库管理系统,针对 OLTP(读-写)工作负载,追求提供和 NoSQL 系统相同的扩展性能,且仍然保持 ACID 和 SQL 等特性。

6. ACID 是数据库事务正确执行的四个基本要素的缩写,包含原子性(Atomicity)、一致性(Consistency)、隔离性(Isolation)、持久性(Durability)。一个支持事务(Transaction)的数据库,必须具有这四种特性,否则在事务过程当中无法保证数据的正确性,交易过程极可能达不到交易方的要求。

习题 1

一、填空题

1. 大数据的首要特征是指数据量大,起始计量单位至少是_____,_____级别将是常态。

2. 大数据的数据结构特征包括_____。

3. 大数据的数据来源非常多,主要有_____。

4. 自从数据库技术诞生以来,生产数据的方式经过了三个主要发展阶段:_____、_____、_____。

5. 大数据的特点可以概括为四个方面:_____、_____、_____、_____。

6. 大数据处理的最基本流程可概括为三个阶段是_____、_____、_____。

7. 大数据呈现出的"4V1O"特征是_____。

8. 大数据的四层堆栈式技术架构中的四层是_____、_____、_____、_____。

9. 大数据处理整体技术一般包括_____。

10. 大数据处理分析的五种典型工具是_____、_____、_____、_____、_____。

二、简答题

1. 简述大数据的特点。

2. 简述大数据的应用领域(5个以上)。

3. 简述大数据的技术架构。

4. 简述大数据的关键技术。

5. 简述大数据在医疗方面的五大应用领域。

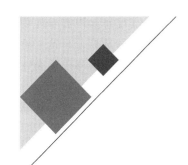

第2章

大数据采集

 导学

本章主要介绍大数据生命周期、大数据采集与预处理、医学大数据采集的实现。通过对本章的学习,读者可以对医学大数据应用的生命周期、采集与预处理以及实现有概括性的了解和掌握。

了解:医学大数据应用的生命周期;医学大数据采集及存储的方法;Chukwa数据采集的基本过程;网络爬虫相关概念、工作流程和抓取策略等。

掌握:大数据的采集与预处理的基本概念;大数据采集与传统数据采集的区别;医学大数据采集的数据来源及采集的方法;网络爬虫采集案例。

在大数据背景下,医学数据的来源、种类庞杂,数据结构也非常复杂。其中对数据存储和处理的要求偏高及需求量偏大,数据表达的要求高,对数据处理的高效性与可用性也体现得非常重要。因此,必须在数据的源头即数据采集上把好关,数据源的选择和原始数据的采集方法是大数据采集的关键。本章将着重介绍医学大数据的采集与预处理、采集的方法及实现。

2.1 大数据生命周期概述

2.1.1 生命周期理论

生命周期(Life Cycle)的本义指的是生物体从出生到成长、成熟、衰退、死亡的全部过程。广义的生命周期是本义的延伸和发展,泛指自然界和人类社会各种客观事物的阶段性变化及其规律,特别是在企业、产品、政治、环境、技术、资产、数据等诸多领域经常出现,其基本含义可以通俗地理解为"从摇篮到坟墓"(cradle-to-grave)的整个过程。生命周期理论(life-cycle approach)由卡曼(Karman)于1966年首先提出,后由赫塞(Hersey)与布兰查德(Blanchard)于1976年发展了这一理论,初期主要应用于市场经济管理方面。生命周期理论有两种主要的生命周期方法:一种是传统地看待市场发展的观点,以产品生命周期、行业生命周期为代表；另外一种是更富有挑战性的需求生命周期，主要通过观察客户需求随着时间演变的周期进而调整不同的产品和技术来满足市场需求。标准的生命周期分析认为市场经历发展、成长、成熟、衰退几个阶段，如图2-1所示。真正了解生命周期理论可以为企业提供更多的发展机会，同时也可以帮助企业更好地对未来可能发生的危机进行规避。随着生命周期理论的逐步成熟及深入应用，目前已经从市场经济管理领域扩展到其他领域，如软件开发应用生命周期管理、数据采集及开发应用生命周期等。

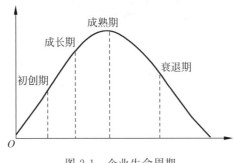

图 2-1   企业生命周期

2.1.2   大数据应用的生命周期

当今社会，随着网络技术、计算机技术及科技的快速发展，移动互联网技术与物联网技术与应用的普及，数字化和信息化是大趋势[4]。各种行业以几何级数增长的速度在产生数据，鉴于数据是数字化与信息化的主要载体，越来越多的专家与学者认为数据也是一种资产，对数据进行有效的组织和管理就变得异常关键。数据本身也存在着从产生到消亡的生命周期，在数据的生命周期中，数据的价值也会随着时间的变化而发生质和量的改变，同样，数据的采集粒度、时效性、存储形式、整合状况、呈现和展示的可视化程度、分析与挖掘的深度，都会对数据的实际价值的体现产生不同程度的影响[1]。

各行业数据有很多自身的特点，因此各行业对于大数据的生命周期都有自己的理解与认识，尚未形成统一的定义。目前较具有代表性的观点是：数据生命周期根据科学研究的流程发展衍生而来，从数据生成、数据处理到数据存储、归档，最后再利用的一个循环过程，并根据数据和应用的状况，对该流程进行持续优化的过程[2-3]。基于此观点，大数据的生命周期包含如图2-2所示的9个部分。

（1）大数据的组织。大数据生命周期的第一步应该是由高层牵头建立一个专门进行大数据规划、建设和运行的组织，如数据管理委员会等。

（2）现状评估。确定大数据战略之前，需要做内外两方面的现状评估。对外是需要了解业界内大数据的最新发展以及行业内大数据是如何运用的；对内则是对自身状况的调研以及清楚对于数据运用的期望。基于对外与对内的评估，做出差距分析以及大数据应用成熟度评估。

（3）大数据战略目标。该目标的制定是整个大数据生命周期的灵魂以及核心，它将成为整个组织和制定大数据发展的向导。战略目标的制定需要明确对于数据使用的目标和愿景是什么，同时这个目标需要是现实可行的。

（4）定义数据范围。定义数据范围分为"正序"与"倒序"两个方向。其中"正序"是指以

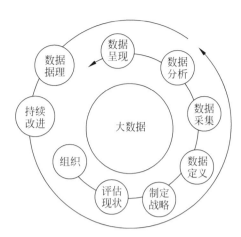

图 2-2 大数据的生命周期

实现大数据战略目标,定义需采集的数据范围,数据整合与存储方式,数据的分析和应用方向,数据的可视化和发布形式等。"倒序"要首先明确有哪些数据来源和采集方式,数据的容量,以此来规划数据的采集方式、存储策略以及应用方式。

(5)数据采集。根据组织本身的战略目标与数据能力,制定采集方案。一般分为两种:尽量多地采集数据和以业务需求为导向进行数据采集。

(6)数据处理与分析。根据需要选择数据的存储方式,以及根据业务需求使用各种工具对数据进行数据分析与数据挖掘,得到有价值的结果,服务于生产和生活。

(7)数据呈现。利用数据可视化相关工具,通过多种形式的数据呈现,使得繁杂的数据以简单易交互的图表形式呈现出来,同样可以使数据变得通俗易懂,不仅有助于用户更加方便快捷地理解数据的深层次含义,便于有效参与复杂的数据分析过程,提升数据的处理、分析效率,改善数据的分析处理结果,还可帮助高层和业务部分进行决策。

(8)大数据归档和销毁。在数据的生命周期中,数据从"热"到"冷"的转换可以认为是归档的过程。为确保归档后的数据也具备可访问性,在数据归档时,需要考虑待归档数据的存储、检索、处理与恢复方法。随着数据量的快速增长,数据的销毁也是应考虑的问题,而对于数据的销毁,需要有严格的管理制度,建立数据销毁的审批流程。

(9)数据治理与持续。大数据治理(应包括审计与控制)的核心是数据安全、数据的质量以及数据的效率。随着业务需求的不断变化,以及在数据治理中发现的整个生命周期中出现的问题,不断去优化策略、方法、流程、工具与提升技能,从而保证大数据战略的持续成功。

从应用层面来说,则比较关注具体技术应用流程,认为数据生命周期指某个集合的大数据从产生到采集、使用、销毁的过程,包含数据采集、数据处理与分析、数据呈现与展示、大数据归档和销毁等多个环节。对于大数据生命周期管理层面的核心问题就是通过对数据从产生到采集、处理、存储、应用以及最后归档等进行统一管理,这样可以提高数据的利用率和减小数据设备开销。

2.1.3 医学大数据应用的生命周期

通过分析生命周期以及大数据生命周期的一般过程,结合大数据技术应用的生命周期,相关研究者提出了一种医疗数据生命周期管理（Medical Data Lifecycle Management，MDLM）模型，如图 2-3 所示。

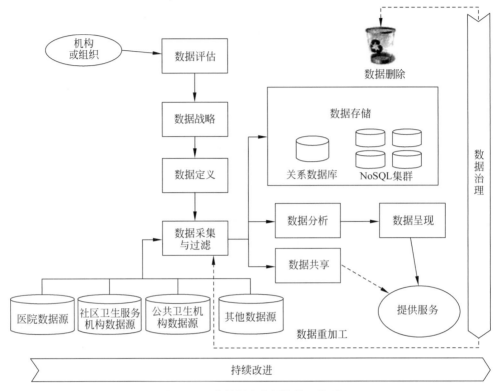

图 2-3　医疗数据生命周期管理模型

（1）机构或组织。MDLM 中的机构与组织除了自身的管理团队外。还应包括国际、国家以及地方区域的卫生标准组织，由其制定的数据评估、数据战略以及数据定义等也应符合相关组织的规划及标准。

（2）数据采集与过滤。由于不同的时间阶段或不同的需求程度，采集与过滤的需求程度也是不断变化的，为了保证此阶段数据的可追溯性，需要建立全局的元数据管理，同时为保证后期的数据共享、分析以及呈现与展示提供一致性管理。

（3）数据存储。采集的医学数据按照规模或用途、价值的不同可以分别存储在关系数据库或者非关系数据库（如 NoSQL）中。此外，按照数据使用频率的不同也可以分为实时库、离线分析库及备份归档库，优化数据存储确保业务的实时与高效运行。

（4）数据安全。对于失效的医疗数据，虽然对一个医院或卫生部门来说已经毫无意义，但在很多情况下它对信息窃贼并未失去价值。某些陈年数据包含个人信息，如病人基本信息、医保账号等。此类信息的价值是不会因时间的流逝而减弱的，虽然医疗部门使用最新加密和保护隐私方法处理新录入的个人信息，但仍然会将以前的客户信息置于危险之中。由于数据的存储成本越来越低，很多医疗机构错误地认为从成本上来讲不需要定期清除旧的个人信息。然而，从防范信息失窃的角度来看，如果这些个人信息与其最初被存储的目的不再相关或者也不再是审计或者其他业务需要的组成部分时，医疗机构应该将其清除。否则，非必要的个人信息占用过多资源对医疗机构而言是一种潜在的负担与浪费[2]。

（5）数据治理和持续改进。医疗数据的持续改进与数据治理贯穿数据生命周期，通过建立完整的体系，达到监督、检查、协调多个相关职能部门的目标，从而优化、保护和利用医疗大数据，保障其作为一项战略资产真正发挥价值。

2.2 大数据采集与预处理

大数据时代，人们希望可以将隐藏于海量数据中的信息和知识挖掘出来，为人类的社会经济活动提供辅助决策依据。但由于大数据来源广泛，如何从大量数据中采集到需要的数据是大数据技术面临的第一个挑战[9]。

数据采集（data acquisition）[9]，又称数据获取，是指从真实世界对象中获得原始数据的过程。数据采集的过程要充分考虑其产生主体的物理性质，同时要兼顾数据应用的特点。由于数据采集的过程中可以使用的资源（如网络宽带、传感器结点能量、网站 token 等）有限，需要有效设计数据采集技术，从而使得在有限的资源内将有价值的数据实现最大化，同时使无价值的数据达到最小化。此外，由于资源的限制，数据采集过程中不可能获取元数据，即数据描述对象的全部信息，因此需要精心设计数据采集技术，使采集到的数据和实现对象的误差最小化。由于部分应用对采集数据的数据质量和时效性等方面有相对明确的要求，例如心脏病预警情况下，通过体感传感器采集到的（指标）数据，如果时效性或准确性过低，则无法达到预期的有效预警效果，对于此类应用，更需要可靠地、有时效性保证地采集高质量的数据信息。

2.2.1 大数据的采集

大数据出现之前，计算机所能够处理的数据都需要前期进行相应的结构化处理，并存储在相应的数据库中。对于大数据分析而言，获取大数据是重要的一项基础工作，而数据采集是处在大数据整个生命周期的第一个环节。但大数据技术对于数据结构的要求大大降低，因此对互联网上人们留下的社交信息、地理位置信息、行为习惯信息、偏好信息等各种维度的信息都能进行实时处理。

1. 大数据的数据采集

大数据的数据采集是在确定用户目标的基础上，通过 RFID、传感器、社交网络、移动互联网等方式获取各种类型的结构化、半结构化和非结构化的海量数据，针对该范围内所有结构化、半结构化和非结构化的数据使用某种技术或手段，将数据收集起来并存储在某种设备上。采集后对这些数据进行处理，从中分析出有价值的信息。区别于传统的数据采集，大数据的数据采集在数据收集和存储技术上是不同的，如表 2-1 所示。

表 2-1 传统的数据采集与大数据的数据采集对比

	传统的数据采集	大数据的数据采集
数据来源	来源单一，数据量相对大数据较小	来源广泛，数据量巨大
数据类型	结构单一	数据类型丰富，包括结构化、半结构化、非结构化
存储技术	关系数据库和并行数据库	分布式数据库

1）大数据收集过程

在收集阶段，大数据采集的数据在时间和空间两个方面都有显著的不同。在时间维度上，为了获取更多的数据，大数据收集的时间频度更大。在空间维度上，为了获取更准确的数据，大数据采集点设置得会更密集。

以收集一个面积为 100m^2 细菌培养室的平均温度为例。传统数据采集时，由于成本的原因，研究员只能在细菌培养室的中央设置一个温度计用来计算温度，而且每小时观测一次，这样一天就只有 24 个数据。而在大数据采集时，在空间维度上，可以设置 100 个温度计，即每平方米一个温度计；在时间维度上，每隔 1 分钟就观测一次，这样一天就有 144 000个数据，是原来的 6000 倍。有了大量的数据，就可以更准确地知道细菌培养室的平均温度，如果加上时间刻度，还可以得出一个时间序列的曲线。

2）大数据的存储技术

通过增加数据采集的深度和广度，由于数据量越来越大，数据存储问题就显现出来了。原来 1TB 的数据，可以使用一块硬盘就实现数据的存储，而现在变成了 6000TB，也就是需要 6000 块硬盘来存放数据，而且这个数据每天都是增加的。这个时候计算机技术中的分布式存储开始发挥优势，它可以将 6000 台甚至更多的计算机组合在一起，让它们的硬盘组合成一块巨大的硬盘。

2. 医学大数据采集

生命科学领域所涉及的大数据与经济、社交媒体、环境科学等领域的大数据存在明显不同。医学大数据泛指所有与医疗和生命健康相关的大数据，其与人的健康、疾病和生命息息相关，而且具有更复杂的多样性，以及更多需要研究探讨的未知事件。因此，医学大数据在医学临床研究和医疗健康等领域具有重要的意义，医学大数据的采集更具有价值。医学大数据采集是实时抽取 PACS、LIS、CIS、EMR、PIMS（个人信息管理体系）以及 PHIS 等系统中的医学数据，十类医学大数据的价值及采集难度如表 2-2 所示，经异构数据融合、初步清洗转换后上传至医学数据存储中心，从而实现各平台间的数据采集与交换及医疗部门之间的数据共享与业务协同的过程。该过程需要有实时的数据监管。

表 2-2　十类医学大数据的价值及采集难度

数据类型	数据价值	采集难度	数据类型	数据价值	采集难度
EMR 数据（院内）	★★★★★	★★★☆☆	医药研发数据（院外）	★★★★☆	★★★★☆
PACS 数据（院内）	★★★★★	★★☆☆☆	药品流通数据（院外）	★★★☆☆	★★★★☆
LIS 数据（院内）	★★★★☆	★★☆☆☆	移动问诊数据（院外）	★★☆☆☆	★★★☆☆
医疗费用数据（院内）	★★★★☆	★★★★☆	智能医疗穿戴数据（院外）	★★☆☆☆	★★★☆☆
基因测序数据（院内＋院外）	★★★★★	★★★★☆	体检数据（院外）	★★☆☆☆	★★★☆☆

医学大数据采集的结构化数据包括电子病历、临床数据、患者数据、健康管理和医保报销等；非结构化数据包括影像记录、CT 图片和诊断视频数据等。

医学大数据采集整合的三个关键环节是多源异构数据融合、数据清洗转换、数据脱敏。

（1）多源异构数据融合。消除多源信息之间可能存在的冗余和矛盾，加以互补，改善信息提取的及时性和可靠性，提高数据的使用效率。

（2）数据清洗转换。数据清洗的任务是"洗掉"不符合要求的"脏数据"。该过程需严格遵守清洗规则，补全不完整数据，挑出并修正错误数据，对重复数据进行去重操作。

（3）数据脱敏。数据脱敏是指以特定的脱敏规则对某些敏感信息进行变形，实现敏感隐私数据的保护，让其可以正常使用而不被非法利用的一项技术。

3. 医学大数据的存储

大数据存储以及管理，需要将采集到的大量数据进行存储，通过存储器建立数据库，以便进行管理以及数据处理等操作时调用。大数据时代，针对多种结构类型的数据，特别是非结构化以及半结构化的海量数据的存储和分布式存储条件的需要，大数据存储通常采用高效但成本较低的大数据文件存储技术（即分布式文件系统，DFS）、非关系大数据管理与处理技术（非关系数据库，NoSQL）、大数据分布式存储技术（云存储，Cloud storage）。其中，云存储是一种网上在线存储的模式，即把数据存放在通常由第三方托管的多台虚拟服务器，而非专属的服务器上。托管（hosting）公司运营大型的数据中心，需要数据存储托管的人，则透过向其购买或租赁存储空间的方式，来满足数据存储的需求，也是为了更高效地保证医疗机构可以用较少的投入来获取大数据存储的能力。利用云存储上传数据，可以实现病历数据异地备份，在随时随地查看病历的同时还节约了本地存储空间，同时云存储还能够保证信息的安全，信息加密且自动异地保存，而云存储后台会不断升级，尽可能地缩短加载时间[8]。

从存储时间来看，医疗档案一般会被保留较长时间，并且对在线时间的要求也比其他行业相对较高一些，常见的情况有：急诊记录保存时间要求不得少于 15 年；住院病历要求保存时间约 30 年；而一些著名人物的病历则需要无限期保存；关于病历、影像等相关资料信息，在具备存储条件的情况下，需要无限期的保存，一般方便近二年经常调用；病人信息、医嘱等需要每天调用；对于医学数据的在线时间要求，影像数据的在线时间一般为 3 年，而 3 年前的数据需要归档至离线服务器进行存储；HIS 服务器的在线时间为 5 年，对于 5 年前的数据，需要归档至历史服务器上；电子病历则无须归档，要求全部在线[2]。

医疗信息化的迅速发展导致医学数据呈指数级增长，医学大数据给医院现有信息存储及管理条件带来了新的挑战和机遇，一方面，随着各类型非结构化数据的不断增加，现有的医疗信息系统在存储空间、存储速度、存储结构上达不到大数据的要求，不得不放弃很多数据，因此造成大量价值密度高的医学数据的丢失或浪费；另一方面，随着对大数据的认识程度加深，医学大数据中潜在的价值密度高的数据成为亟待发掘的宝藏[7]。

大数据时代给数据存储和处理的成本带来了很大的挑战，采用传统技术存储和处理数据的方法不再适用。目前为了优化存储，提出了对大数据热度区分概念，针对不同的热度数据采用不同的技术进行存储和处理。不同热度数据分类表如表 2-3 所示。

表 2-3 数据热度分类表

分 类	热 数 据	温 数 据	冷 数 据
数据价值密度	高	中	低
数据使用频度	高	中	低
数据使用方式	静态报表或查询	数据分析	数据筛选、检索
数据使用目的	基于数据进行决策	分析有意义的数据	寻找有意义的数据和数据意义
数据存储量	低	中	高
数据使用工具	可视化展现工具	可视化分析工具	编程语言和技术工具
数据使用者	决策者、管理者	业务分析工具	数据专家

不同热度大数据的存储和备份策略描述如下：

（1）冷数据。一般情况下，冷数据包含所有的结构化数据和非结构化数据，通常存储容量较大，而使用频次相对较低的，一般采用较低成本、较低并发访问的存储技术，同时要求可以支持存储容量在快速和横向方面的扩展。

（2）温数据。一般情况下，温数据包含经过结构化处理后的数据，通常存储容量相对较大，而使用频次处于中等程度的，由于在应用于业务分析时，会涉及数据与数据之间的关联计算，在计算性能以及图形化展示性能方面的要求较高，但此类型的数据一般为可再生的数据（即通过其他数据组合或计算后而生成的数据），对于数据获取失效性和备份要求不高。

（3）热数据。一般情况下，热数据包含经过处理后的高价值的数据，以便用于支持各层级的决策服务，通常访问频次较高，而需要较强的稳定性，要求具有一定的实时性。对于数据的存储，则要求能够支持高并发的、低延时的访问，并且能够确保其稳定性以及高可靠性。

2.2.2　大数据的预处理

现实世界中的数据在产生和采集过程中极易受各种因素的侵扰，使得实际应用系统中采集到的原始数据往往是"脏"的，即是不完全的、有冗余的和模糊的，低质量的数据将严重影响数据分析中数据挖掘算法的效率，其中噪声干扰还会造成无效的归纳。

数据的质量问题及其所导致的知识和决策错误已经在世界范围内造成了恶劣的影响，严重困扰着信息社会。例如在医疗方面，美国因数据错误引发的医疗事故每年所导致的患者死亡人数超过 98 000 名；在工业制作方面，错误与陈旧的数据每年给美国工业企业造成的经济损失约占 GDP 的 6%；在商业方面，每年仅错误标价这一数据质量问题，就导致了美国的零售业 25 亿美元的损失；在金融方面，仅在 2006 年美国的银行业由于数据不一致而导致的信用卡欺诈就造成了 48 亿美元的损失；在数据仓库开发过程中，30%～80% 的开发时间和开发预算花费在清理数据错误的过程中；在人工智能领域，不良的数据质量可能导致分析和 AI 项目花费的时间比预期的长（大约 40%），这意味着它们将花费更多，甚至最终无法达到预期的结果（70% 的 AI 项目）。根据 Gartner 的调查，数据质量问题对组织的平均财务影响估计为 9700 万美元/年。

由上述例子可见，提高数据质量应是大数据采集后的重要一步。数据预处理（data preprocess）的任务就是使残缺的数据完整，并将错误的数据纠正、多余的数据去除，进而将所需的数据挑选出来，为数据挖掘内核算法提供干净、准确、更有针对性的数据，从而减少挖掘的数据处理量，提高挖掘效率，并提高知识发现的起点和知识的准确度。

数据预处理包括数据清洗、数据集成、数据变化与数据规约等技术。

1. 数据清洗

对采集到的数据进行清洗是预处理的首要方法，通过填充缺失的值，光滑噪声数据，检测并纠正偏差等方法，从而达到纠正错误、清除异常以及重复数据的目的。方法如下：

1）缺失值填充

缺失值填充是对不完整数据进行填充。缺失值填充通常包括以下几种处理方法：

（1）删除：最简单的方法就是删除，包括删除相关属性和删除相关样本。如果采集的大部分样本某属性都缺失，则表明该属性提供的信息有限，可以放弃使用该属性；如果某些样本大部分属性缺失，可以选择放弃这些样本。这种方法简单，但只适用于数据缺失较少的情况。

（2）人工填写：用户自己填写缺失的数据。用户自己最了解自己的数据情况，所以这种方法的数据准确性最高。但此方法很费时费力，尤其是当数据体量很大、存在很多缺失值时，靠人工填写的方法就很难实施。

（3）统计填充：对于缺失值的属性，尤其是数值类型的属性，可以利用所有样本关于此属性的统计指标对其进行填充，如平均数、中位数、众数、最大值、最小值等。具体选择哪种统计指标需根据具体问题进行分析，如果数据分布是对称的，可以使用属性均值来填充缺失值，比如学生表中某学生的年龄的缺失数据值。如果数据分布是倾斜的，则可以使用中位数来填充。中位数是指有序数值中的中间值。例如，员工收入水平如果头尾差别较大时，用平均值填充往往会产生较大的误差，这时可以使用中位数来填充收入的缺失值。另外，如果有可用的类别信息，还可以进行类内统计。例如对于体重属性，男性和女性的统计填充应该是不同的。

（4）统一填充：对于含缺失值的属性，常可将所有缺失值统一填充为自定义值。如何选择自定义值也需要具体问题具体分析。当然，如有可用类别信息，也可以为不同类别分别进行统一调整。常用的统一填充值有"空""0""unknown"等。但如果数据集存在大量缺失值，并采用同一属性值，则挖掘程序可能会误认为它们属性相同，从而得出有偏差甚至错误的结论。

（5）使用最可能的值填充缺失值：利用预测模型基于数据集的其他属性来预测缺失值。这类方法的实现较复杂，但取得的效果也较好，此类方法主要依赖于数据分布和数据类型。对于类别属性（如公司、地址等），可采用分类法进行填充，例如支持向量机（SVM）和朴素贝叶斯法等。具体来讲，就是分类算法通过分析学习训练元组数据来构造分类模型（分类器），再使用此分类模型对存在缺失值的样例进行分类预测，获得填充值。对于数值属性，如收入、支出等，可采用回归方法对缺失值进行填充，即选择若干能预测缺失值的自变量，通过建立回归方程估算缺失值。该方法能尽可能地利用原数据集中的信息。此外，对于属性之间的关联关系较复杂的情况，可使用树状贝叶斯网络模型等方法来填充缺失值。

需注意的是，在某些情况下，缺失值并不意味着数据有错误。例如在申请信用卡时，发卡机构可能要求申请人提供驾驶执照号。没有驾驶执照的申请者必然无法填写。表格应当允许填表人使用诸如"不适用"等值。软件例程也可用来发现其他空缺值（如"不确定""?"或"无"）。理想情况下，每种属性都应当有一个或多个关于空值条件的规则。这些规则可以说明是否允许出现空值，并应当说明空缺值应当如何处理或变换。如在业务处理的后续步骤可以提供这些值，字段也可能故意留下空白。因此，在得到数据后，尽管我们会尽可能地去清理数据，但设计良好的数据库有助于在最初将缺失值和错误的数据降到最小。

2）消除噪声数据

噪声数据是被测量变量的随机误差或偏差，包括错误的值或偏离期望的孤立点值。噪声数据是无意义的数据，真实世界中的噪声数据永远都是存在的，它可能影响数据分析和挖掘的结果。因此，我们必须消除数据集中出现的噪声数据，避免这些噪声数据对结果产生的错误。通常采用分箱法、回归法、聚类和孤立点分析等方法光滑数据、去掉噪声。

（1）分箱法（binning）。通过考察数据在一个领域范围内的"临近"值，即利用周围的值来光滑有序数据的值。这些有序数据值将分布在一些箱或"桶"中，由于分箱法考察的是临近值,因此适合局部的平滑。

例如某商品价格数据(排序后)为 5,9,16,22,22,25,26,29,35,对此数据采用分箱法光滑数据,如图 2-4 所示。

等频划分箱	用箱均值光滑	用箱边界光滑
箱1: 5, 9, 16	箱1: 10, 10, 10	箱1: 5, 5, 16
箱2: 22, 22, 25	箱2: 23, 23, 23	箱2: 22, 22, 25
箱3: 26, 29, 35	箱3: 30, 30, 30	箱3: 26, 26, 35

图 2-4　分箱法

图 2-4 中给出了商品价格数据的分箱方法。首先将数据排序,然后图 2-4 中第一列将其划分等频箱,即每个箱包含 3 个数。

图 2-4 中第二列采用了箱平均值光滑法,它是将每个箱中的均值替代每一个真实的数据值。例如,等频分箱中箱 2 中数据的均值为 23,因此在均值光滑方法中箱 2 每个值都被替换为 23。此外,也可以采用箱中位数的光滑法,就是用箱中数值的中位数替代箱中的每一个数据值。

图 2-4 中第三列采用箱边界光滑法,它将给定箱中的最大值和最小值视为箱的边界,并将箱中的每个值替换为最近的边界值。

除了上述的等频分箱法,还有等宽分箱法和用户自定义区间法等分箱方法。等频分箱法是将数据按元组个数来分箱,每箱具有相同的元组数,称为箱子的深度。等宽法是将数据在整个值的区间上平均分布,即每个箱的区间范围是一个常量,称为箱的宽度。用户自定义区间是用户根据需要自定义区间,当用户希望观察某些区间范围内的数据分布,使用此方法可以方便地帮助用户达到目的。

(2)回归:采用函数拟合数据来进行数据平滑。其中线性回归就是找出拟合两个变量(或属性)的最佳直线,使其中一个属性能够预测另一个属性。如果涉及的属性多于两个,则需要采用多元线性回归,它是线性回归的扩展,可以将数据拟合到一个多维曲面,以此来消除噪声。

(3)聚类:将类似的值组织成“群”或“簇”,将落在簇集合外的点称为离群点,一般离群点是异常数据。因为它会影响数据的分析结果,一般会将其删除,并对簇内数据进行平滑。

(4)孤立点分析:孤立点可通过聚类检测出来,是从某种意义上不同于其他大部分数据对象的数据,或是相对于该属性具有不寻常的属性值。此外,区分噪声和孤立点这两个概念很重要。孤立点也可以是合法的数据或值,有时孤立点是人们感兴趣的对象,也可称为我们采集的数据。例如,在欺诈和网络攻击的数据检测中,检测人员的目标就是从大量正常数据或事件中发现不正常的数据和事件。

2. 数据集成

数据挖掘常常需要使用来自多个数据源的数据,这就涉及集成多个数据库或者数据文件,即数据集成。数据集成是将从多个数据源中采集的数据整合到一个一致的数据存储,例如数据仓库中,由于数据源的多样性,需解决可能出现的集成问题,好的数据集成方法有助于减少结果数据集的不一致和冗余,有助于提高其后数据挖掘的准确性和速度。在数据集成过程中,需重点考虑的问题主要分为以下 3 类。

1) 实体识别

在数据集成时,来自多个数据源的等价实体如何"匹配"？这其中的关键就是实体识别问题。例如,如何判断一个数据库中的"Student ID"和另一个数据库中的"Sno"是同一个实体。通常,可以通过数据仓库或数据库中的元数据来区分模式集中的错误,每个属性的元数据包括名字、属性、含义和取值范围,以及处理如 NULL 或 0 之类的空值规则。

2) 冗余问题

当集成多个数据源时,经常会出现冗余数据,其中最常见的是冗余属性,如果一个属性可以通过其他的表导出,它就是冗余属性。例如,"实发工资"可以由"应发工资"和"扣款项"计算出来,则"实发工资"就被视为冗余属性。此外,冗余属性还包括同一属性出现多次、同属性命名不一致等情况。

有些冗余问题可被相关性分析检测到。给定两个属性,此方法根据可用数据,度量其中一个属性能多大程度包含另一个属性,判断它们是否是相关的,例如,对于标称数据,可以使用卡方检验；对于数值属性,可以使用相关系数和协方差等方法来评估一个属性的值如何随另外一个属性的值发生变化。

除了检测属性的冗余问题,还应当检测元组的冗余,即一组实体数据中存在相同的元组。元组重复的原因可能是系统只更新了数据副本的部分记录,或者是不正确的数据输入。这类问题常出现在不同的副本之间。

3) 数据冲突的检测和处理

数据集成时,现实世界的同一实体,来自不同的数据源其属性值可能是不同的,这可能是因为数据的编码、表示方式、度量单位、比例、单位不同。例如,长度属性可能在一个系统中以国际单位存放,在另一个系统中以英制单位存放；同样,对于学生的成绩,有的学校采用百分制,有的用 10 分制或 5 分制,有的用 A～F 五级评分等。这些问题都需要纠正并统一。

在数据集成时,我们还需注意,当一个数据库的属性与另一个数据库的属性相匹配时,必须注意此属性在这两个数据库中对应的目标系统是否一致。如果属性匹配,但它们所对应的目标系统不同,则仍然不可以集成。例如,在一个系统中,折扣可能用于某个订单；在另一个系统中,它可能用于订单内的某个商品。如果在数据集成之前未发现,则目标系统中的商品可能会被不正确地打折。

3. 数据变换

从各数据源采集到的数据常常是具有不同量纲和范围的,但这些数据可能是正确的,只是并不能直接用来进行计算,因此需要对采集来的数据进行变换,将数据变换或统一为"适当的"形式以便更好地理解数据或更适合进一步的数据挖掘。数据变换策略主要分为以下几类。

(1) 简单函数变换。简单函数变换包括开方、平方、对数变换、差分运算等,可以将并不具有正态分布的数据变换为服从正态分布的数据。例如,数据较大时可以取对数、开方使数据压缩变小；数据较小时可以平方扩大数据；而对于时间序列分析,采用简单的对数变换或者差分运算就可使非平稳序列转换为平稳序列。

(2) 数据的标准化。数据的标准化是将数据按比例缩放,使之落入一个特定的区间。

由于不同指标体系的各个指标度量单位可能是不同的,为使所有的指标都能参与计算,需要对指标进行标准化处理,通过函数变换将数值映射到某个区间。常用数据标准化方法有如下两种:

① 0-1 标准化:也称离差标准化,它是对原始数据进行线性变换,使结果落到[0,1]区间,常用的变换函数是 $f(x)=(x-\min)/(\max-\min)$,其中 max 是样本数据中的最大值,min 是样本数据中的最小值。这种转换方法很简单,但是有一个缺陷,当有加入新的值时,max 和 min 可能会发生变化,需要重新进行计算。

② Z-score 标准化:也叫标准差标准化,这种方法对原始数据的均值(mean)和标准差(standard deviation)进行数据的标准化。经过标准化处理的数据符合标准正态分布,即均值为 0,标准差为 1,其转化函数为 $f(x)=(x-\mu)/\sigma$,其中 μ 是总体数据的均值,σ 是总体数据的标准差。

(3) 数据归一化。数据归一化是把数据变为[0,1]区间的小数,特点是把数据映射到 0~1 范围之内处理,更加便捷快速。这样可以把有量纲表达式变为无量纲表达式,成为纯量。

数据归一化是为了消除不同数据之间的量纲,方便数据的比较和处理。比如在机器学习模型中,归一化使得最优解的寻优过程明显会变得平缓,更容易正确地收敛到最优解。而标准化是为了方便数据的下一步处理而进行的数据缩放等变换,并不是为了方便与其他数据一起处理或比较,比如数据经过 0-1 标准化后,更利于使用标准正态分布的性质,从而进行相应的处理。

除了可以使用上面介绍的数据标准化的方法之外,归一化还可以使用一些函数,例如 atan 函数、log 函数等。

使用此方法需要注意的是,如果想将数据映射到区间[0,1],那么数据都应该大于或等于 0,小于 0 的数据将被映射到[-1,0]区间,即并不是所有数据标准化的结果都会映射到[0,1]区间。

(4) 数据编码。数据标准化是指研究、制定和推广应用统一的数据分类分级、记录格式及转换、编码等技术标准的过程。其中数据编码也是重要的一环,数据编码主要体现在对数据的分类和编码的分类,是指根据一定的分类指标形成若干层次的目录,构成一个有层次的逐级展开的分类体系。数据的编码设计是在分类体系基础上进行的,数据编码要遵循系统性、可行性、唯一性、稳定性、简单性、可操作性、一致性和标准化的原则,统一安排编码的结构和码位。例如,性别特征可以具有取值["male","female"],天气特征可以有取值["rainy","sunny","snowy"…]。这样的特征是无法直接被模型识别的,因此需要对这些特征进行数字化,也就是编号,比如,["male","female"]可以用[0,1]表示,["rainy","sunny","snowy"…]可以用[0,1,2,…]表示。总之,对于一个有 N 个类别的特征,总是可以用[0,$N-1$]区间的连续整数进行编号。

4. 数据规约

根据业务需求,从数据仓库中获取了数据,用于分析,这样数据集将非常大。在海量数据上进行复杂的数据分析和挖掘将需要很长时间,使得这种分析不现实或不可行。数据归约技术可以将得到的数据集归约表示,使得采集到的数据集变小,但仍大致保持原数据的完整性。这样,在归约后的数据集上挖掘将更有效,并产生相同或几乎相同的分析结果。

经典的数据归约策略包括维归约、样本归约和特征值归约。

1）维归约

维归约是指将数据特征维度数目减少或者压缩，去除掉不重要的维度特征，尽量只用少数的关键特征来描述数据。人们总是希望看到的现象主要是由少数的关键特征造成的，找到这些关键特征也是数据分析的目的。如果数据经过归约处理得当，不影响数据重新构造而不丢失任何信息，则该数据归约是无损的。维归约用于减少所考虑的随机变量或者属性的个数，常用方法包括小波变换和主成分分析等，这些方法实际上是将原始数据变换或投影到较小的空间。另外，也可以通过创建新属性，将一些旧属性合并在一起来降低数据集的维度。通过选择旧属性的子集得到新属性，这种维归约称为特征子集选择或特征选择，它可将不相关、弱相关或者冗余的属性与维度删除。这实际上就是特征选择，降维的过程。

2）样本归约

样本都是已知的，通常数目巨大，质量或高或低，或者或者没有关于实际问题的先验知识。样本归约就是从数据集中选出一个具有代表性的样本的子集。子集大小的确定要考虑存储要求、计算成本、估计量的精度以及其他一些与数据特性和算法有关的因素。

初始数据集中最大和最主要的维度数就是样本的数目，也就是表中的记录数。数据挖掘处理的初始数据集描述了一个极大的总体，对数据的分析只基于样本的一个子集。获得数据的子集后，用它来提供整个数据集的一些信息，这个子集通常叫作估计量，它的质量依赖于所选子集中的元素。取样过程总会造成取样误差，而且取样误差对所有的方法和策略来讲都是固有的、不可避免的，但是当子集的规模变大时，取样误差一般会降低。一个完整的数据集在理论上是不存在取样误差的。与针对整个数据集的数据挖掘比较起来，样本归约具有以下一个或多个优点：减少成本、速度更快、范围更广，有时甚至能获得更高的精度。

3）特征值归约

特征值归约是特征值离散化技术，它将连续型特征的值离散化，使之变成少量的区间，每个区间映射到一个离散符号。这种技术的优点在于简化了数据描述，并易于理解数据和最终的挖掘结果。特征值归约可以是有参的，也可以是无参的。

（1）有参方法。有参方法使用一个模型来评估数据，只需存放参数，而不需要存放实际数据；有参的特征值归约有以下两种：

① 回归：线性回归和多元回归；

② 对数线性模型：近似离散多维概率分布。

（2）无参方法。无参的特征值归约有以下 3 种：

① 直方图：采用分箱近似数据分布，其中 V 最优和 MaxDiff 直方图是最精确和最实用的。

② 聚类：将数据元组视为对象，将对象划分为群或聚类，使得在一个聚类中的对象“类似”而与其他聚类中的对象“不类似”，在数据归约时用数据的聚类代替实际数据。

③ 选样：用数据的较小随机样本表示大的数据集，如简单选择 n 个样本（类似样本归约）、聚类选样和分层选样等。

2.3 医学大数据采集的实现

随着互联网科技的发展,人类行为产生的数据类型和数据形式发生了翻天覆地的变化,数据类型由以结构化数据为主转变成以非结构化数据较多,而产生数据的形式也呈多样化,此外,数据技术时代(Data Technology,DT),数据的量级也呈指数级增长。因此,数据的产生已经不完全受限于时间、地点、途径等。从过去的采用数据库作为数据管理在被动情况下产生的数据到互联网技术的发展,由用户主动产生的数据再到物联网技术的应用崛起,各类传感器自动获取大量类型的数据。这些被动产生的、主动产生的以及自动产生的数据则构成大数据的主要数据来源。然而各种类型的数据是被广泛应用在各个领域的,缺乏的是如何从中提取出有价值、知识的能力。因此,数据收集的本质目的就是根据需求从大量的数据中提取出有价值、可用的知识,进而有针对性地将其应用到某个具体的应用领域中。

2.3.1 医学大数据的数据来源

根据来源,医学大数据分为医疗大数据、服务平台医疗健康大数据、医学研究或疾病监测大数据、自我量化大数据、网络大数据和生物大数据六大类。这些不同种类的数据具有不同的性质、医学价值及问题。

1. 医疗大数据

医疗大数据是产生于医院常规临床诊治、科研和管理过程的数据,包括各种门/急诊记录、住院记录、影像记录、实验室记录、用药记录、手术记录、随访记录和医疗保险数据等,具有数据量庞大、产生速度快、数据结构复杂和价值密度低等典型大数据的特征。其中,这些医疗数据中的大多数都是用医学专业方式记录下来的,是最原始的临床记录。从临床管理或研究角度看,这些数据是关于病人就医过程的真实记录,或者也可以说是临床医疗行为留存的痕迹,每一个数据都是有价值的,包括记录不完善或错误的数据,都可能隐藏了有待发掘和利用的重要医学信息。

医疗大数据具有多源异构、分布广泛、动态增长的特点,具体体现如下:

(1)数据类型的变化。数据类型从以结构化数据为主转向结构化、半结构化、非结构化数据多源异构状态。

(2)数据产生方式的多源异构化。电子病历数据、检验数据、影像数据、医药研发数据、药品流通数据、智能穿戴数据、移动问诊数据、体检数据等多样性、异构化数据。

(3)数据存储方式的变化。传统数据主要存储在关系数据库中,但越来越多的多源异构数据开始采用合适的数据存储方式来应对数据爆炸,比如存储在 Hadoop 分布式文件系统(HDFS)中,这要求在集成的过程中进行数据转换处理。

2. 服务平台医疗健康大数据

依托于服务平台的大数据是未来医疗健康大数据的发展方向。一方面,服务平台汇集整合了区域内很多家医院和相关医疗机构的医疗健康数据,致使数据量大幅度增加。另一方面,服务平台数据的收集事先都经过充分的科学论证和规划,数据比原始的医院数据更为规范。

3. 医学研究或疾病监测的大数据

除了上述原生态医疗大数据以外,另有一些医疗健康大数据来自于专门设计的基于大量人群的医学研究或疾病监测。

例如,国家卫生健康委员会开展的脑卒中筛查与防治项目,计划在全国各地筛检100万脑卒中高危人群,随后对筛检出的高危人群的疾病及其治疗后果进行长期追踪。再如,中国环境与遗传因素及其交互作用对冠心病和缺血性脑卒中影响的超大型队列研究,评估五十余万自然人群遗传和环境危险因素及其复杂的交互作用等。

由于这些研究或监测都是经过仔细的专业设计的,因此数据内容较多,数据质量也较高,能够产生较为理想的研究结果。这些专项大数据与医疗过程数据相互融合后,可在疾病治疗和预防中发挥更大的作用,但是这些大数据只限于局部人群,纯属针对研究目的,无法对全国范围人群或整个地区人群的疾病进行个性化诊疗和防控。

4. 自我量化大数据

基于移动物联网的个人身体体征和活动的自我量化数据是一种新型的医疗健康大数据。自我量化数据包含了血压、心跳、血糖、呼吸、睡眠、体育锻炼等信息,除了有利于帮助了解自身健康状况以外,经过一定时期累积,在医学上会变得很有价值,不仅有助于识别疾病病因或防控疾病,而且也有助于个性化临床诊疗,塑造全新的医疗或健康管理模式。

5. 网络大数据

网络大数据指的是互联网上与医学相关的各种数据。这类网络大数据经常被与其他各类医疗健康大数据混为一谈,造成了对大数据效用的误解。网络大数据产生于社交互联网关于疾病、健康或寻医的话题、互联网上购药行为、健康网站访问行为等。网络大数据杂乱无章,同一主题的数据既可来自于同一网站众多不同的网络用户,也可来自大量不同的网站,而且其中包含着大量的音频、视频、图片、文本等异构性数据。与自我量化等数据相比较,网络大数据是被动性存在,随机性很大,数据中蕴含的信息缺乏稳定性。

6. 生物大数据

生物大数据具有很强的生物专业性,主要是关于生物标本和基因测序信息的数据,其中组学大数据是重要的内容。与过去的分子生物学研究相比,组学研究使基础研究由碎片连接为整体,数据容量大、动态性强、复杂性高、异质性明显。生物大数据直接关系到临床的个性化诊疗及精准医疗。生物信息数量巨大,据估计,人类基因测序一次,产生的数据量可为100~600GB。生物信息大数据目前面临的最大难题是,如何能使标本及数据标准化、测定结果实用化,以及测定结果与病人临床数据的无缝连接等。

2.3.2　医学大数据采集的方法

由于医学大数据的复杂性、敏感性和不易共享等特点,医学大数据的采集仍然面临比较困难的局面,相对而言,能够采集到的数据要远远小于理论上可以采集的数据。因此,解决医学大数据的隐私性问题、解决数据孤岛和数据标准化等问题是实现数据采集的重要目标。现阶段的医疗机构数据更多来源于内部,外部的数据没有得到很好的获取及应用。

1）内部数据

对于医疗机构内部数据,可使用ETL技术对医院HIS、PACS、LIS等系统的数据,以全量采集或增量采集的方式进行采集。

ETL 即将数据从来源端经过抽取（Extract）、转换（Transform）、加载（Load）至目的端的过程。ETL 是将机构内部的各种数据来源和各类结构的数据经抽取、清洗、转换再进行一定格式化的过程，其目的在于整合机构中相对零散的、不规则、杂乱无章、没有标准化统一格式的数据，用于进行数据分析等后续操作、处理以及应用。目前，主流的 ETL 产品有 Datastage、Powercenter、Automation 和 Kettle 等。

例如某医院使用 ETL 技术，采集医院信息系统数据，如图 2-5 所示。

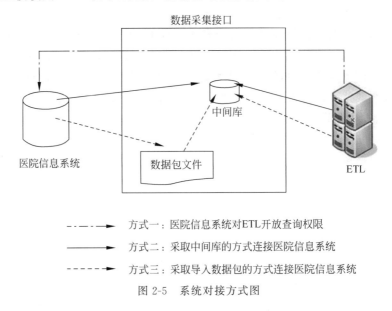

图 2-5　系统对接方式图

方式一：ETL 可以直接访问医院信息系统，对需要抽取的数据进行直接读取。

方式二：在医院信息系统和 ETL 之间建立一个用于数据交互的中间库，医院信息系统将数据按照原始格式写入中间库，ETL 通过读取中间库的数据来抽取数据。

方式三：通过将医院信息系统中的数据按照双方约定的方式导出数据包文件，再将该文件导入中间库，由 ETL 读取中间库的数据完成数据抽取。

2）外部数据

对于外部数据，医疗机构可以借助如百度、阿里、腾讯等第三方数据平台解决数据采集难题，很多互联网企业都有自己的海量数据采集工具，多用于系统日志采集，如 Hadoop 的 Chukwa 等。

Chukwa 是一套数据采集系统，主要针对的是大型的分布式系统，其构建在 HDFS 和 Hadoop 的 MapReduce 框架之上，HDFS 作为存储部分，包含了一个强大和灵活的工具集，可以将各种各样类型的数据收集成适合 Hadoop 处理的文件，保存在 HDFS 中供 Hadoop 进行 MapReduce 操作，可用于展示、监控和分析已收集的数据。

Chukwa 的基本架构如图 2-6 所示。

由基本架构图可知，Chukwa 主要由以下组件组成：

① Agent：负责采集最原始的数据，并发送给 Collectors。

② Adaptor：直接采集数据的接口和工具，一个 Agent 可以管理多个 Adaptor 的数据采集。

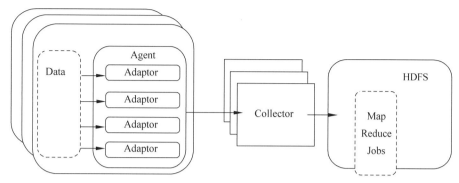

图 2-6　Chukwa 的基本架构

③ Collector：负责收集 Agent 发送来的数据，并定时写入 HDFS 中。

④ MapReduce Jobs：定时启动，负责把 HDFS 中的数据分类、排序、去重和合并。

3）政府部门和学科研究数据

政府部门和学科研究数据等保密性要求较高的数据，可以通过与企业或研究机构合作，使用特定系统接口等相关方式采集数据。

4）互联网医学大数据

互联网医学大数据主要通过网络爬虫采集数据。

（1）网络爬虫是一种按照一定的规则自动采集与整理互联网信息的程序或者脚本。网络爬虫可用 Java、Python、PHP 和 C++等计算机语言实现。

简单的网络爬虫架构如图 2-7 所示。

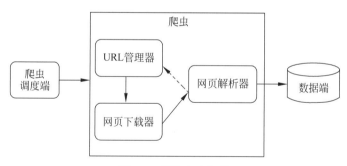

图 2-7　网络爬虫架构

① 爬虫调度端：用来启动、执行、停止爬虫，或者监视爬虫中的运行情况。

② URL 管理器：对将要爬取的 URL 和已经爬取过的 URL 这两个数据进行管理。

③ 网页下载器：将 URL 管理器里提供的 URL 对应的网页下载并存储为字符串，将字符串传送给网页解析器进行解析。

④ 网页解析器：解析出有价值的数据，当页面有很多指向其他页面的网页时，将这些 URL 解析出来并补充进 URL 管理器。

⑤ 数据端：将解析出来的数据进行存储。

（2）一个通用的网络爬虫的基本工作流程如图 2-8 所示。

① 获取初始 URL。

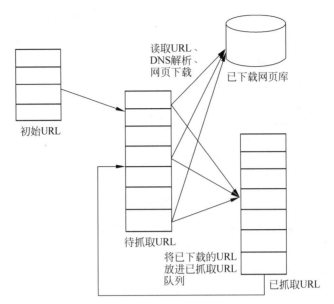

图 2-8　网络爬虫的基本工作流程图

② 将 URL 放入待抓取 URL 队列。

③ 从待抓取 URL 队列中读取 URL，解析 DNS，得到主机的 IP 地址，并将 URL 对应的网页下载下来，存储进已下载网页库中。此外，将这些 URL 放进已抓取 URL 队列。

④ 分析已抓取 URL 队列中的 URL，当页面有很多指向其他页面的网页时，分析其中的 URL，并且将 URL 放入待抓取 URL 队列，然后进入下一个循环。

（3）抓取策略是决定待抓取 URL 排列顺序的方法，在爬虫系统中，待抓取 URL 队列是很重要的一部分。待抓取 URL 队列中的 URL 以什么样的顺序排列也是一个很重要的问题，因为这涉及先抓取哪个页面，后抓取哪个页面。

抓取策略主要有深度优先遍历策略和宽度优先遍历策略等。如图 2-9 所示，假设有一个网站，ABCDEFG 分别为站点下的网页，图 2-9 中箭头表示网页的层次结构。

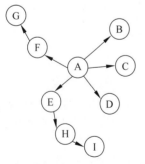

图 2-9　某假设网页的层次结构图

① 深度优先遍历策略：网络爬虫会从起始页开始，一个链接接着下一个链接地跟踪下去，处理完这条线路之后再转入下一个起始页，继续跟踪链接。

图 2-9 遍历的路径：A-F-G、A-E-H-I、A-B、A-C、A-D。

② 宽度优先遍历策略：基本思路是将新下载网页中发现的链接直接插入待抓取 URL 队列的末尾。也就是指网络爬虫会先抓取起始网页中链接的所有网页，然后再选择其中的一个链接网页，继续抓取在此网页中链接的所有网页。

图 2-9 遍历的路径：A-B-C-D-E-F、G、H、I。

一般来说，抓取系统需要面对的是整个互联网上数以亿计的网页，单个抓取程序不可能完成这样的任务，往往需要多个抓取程序一起来处理。抓取系统往往是一个分布式的三层结构,如图 2-10 所示。

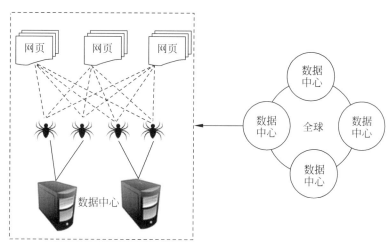

图 2-10　分布式抓取系统结构

最下一层是分布在不同地理位置的数据中心,在每个数据中心里有若干台抓取服务器,而每台抓取服务器上可能部署了若干套爬虫程序。这就构成了一个基本的分布式抓取系统。

2.3.3　网络爬虫采集案例

下面以网络矿工软件为例,采用网络爬虫的方式来采集百度学术网站的医学数据。网络矿工数据采集软件是一款集互联网数据采集、清洗、存储、发布为一体的工具软件,具有高效的采集性能,从网络获取数据,并从中提取需要的内容,存储最终的数据。

通过官方网站 http://www.minerspider.com/,进入网络矿工界面,如图 2-11 所示,也可通过 http://www.netminer.cn/链接直接进入此页面。

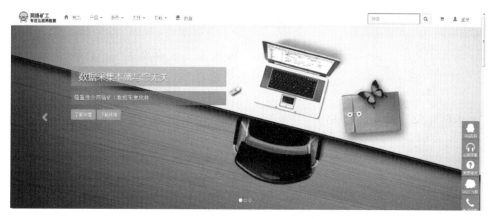

图 2-11　网络矿工官方网站界面

操作步骤如下:

(1) 进入网络矿工官方网站,下载免费版,本例下载的是 sominerv5.33(通常免费版有试用期限,一般为 30 天)。网络矿工的运行需要.Net Framework 2.0 环境,建议使用

Firefox 浏览器。

（2）下载的压缩文件内包含多个可执行程序，其中 SoukeyNetget.exe 为网络矿工采集软件，运行此文件即可打开网络矿工，操作界面如图 2-12 所示。

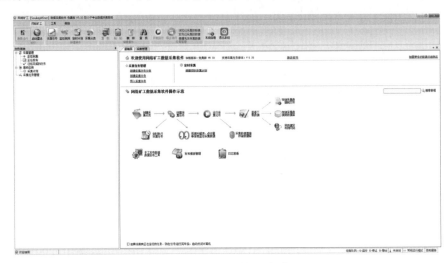

图 2-12　网络矿工采集器操作界面

（3）单击"新建采集任务分类"按钮，在弹出的"新建任务类别"对话框中输入类别名称，并保存存储路径，如图 2-13 所示。

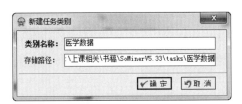

图 2-13　"新建任务类别"对话框

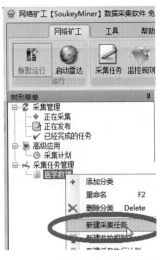

图 2-14　"新建采集任务"菜单

（4）在"新建任务管理"中，右击"新建采集任务"按钮，如图 2-14 所示。在弹出的"新建采集任务"对话框中输入任务名称，如图 2-15 所示。

（5）在"新建采集任务"对话框中，单击"增加采集网址"按钮，在弹出的对话框中输入采集网址，如（此网址是在百度学术中搜索心血管后得出）http://xueshu.baidu.com/s? wd＝％E5％BF％83％E8％A1％80％E7％AE％A1％E7％96％BE％E7％97％85&rsv_bp＝0&tn＝SE_baiduxueshu_c1gjeupa&rsv_spt＝3&ie＝utf－8&f＝3&rsv＿sug2＝1&sc＿f＿para＝sc＿tasktype％3D％7BfirstSimpleSearch％7D&rsp＝0。同时勾选"导航采集"复选框，并单击"增加"按钮，增加导航规则，如图 2-16 所示。

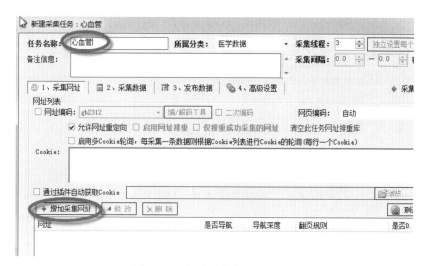

图 2-15 "新建采集任务"对话框

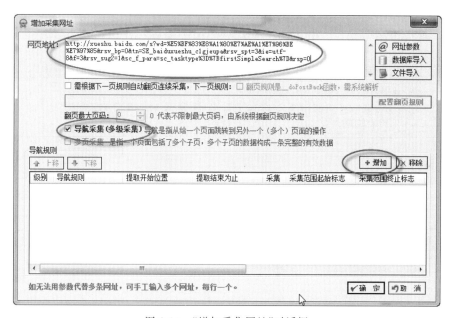

图 2-16 "增加采集网址"对话框

（6）在"导航页规则配置"对话框中，可选择"前后标记配置""可视化配置"等单选按钮，如图 2-17 所示。

（7）若在图 2-17 中选择"可视化配置"单选按钮，则会显示出"导航页规则配置"对话框中的"可视化配置导航规则"工作页面，如图 2-18 所示。

导航通常是通过一个地址导航多个地址，而 XPath 获取的是一个信息，因此可以通过 XPath 插入参数将 XPath 列表，进行多个地址的采集。单击"可视化提取"按钮，则会弹出"可视化采集配置器"页面，然后单击工具栏中的"开始捕获"命令，鼠标在页面滑动时，会出现一个蓝色的边框标志，用蓝色的边框选中第一条要采集的心血管相关文章，单击，再选中最后一条文章，单击，系统会自动捕获导航规则，如图 2-19 所示。

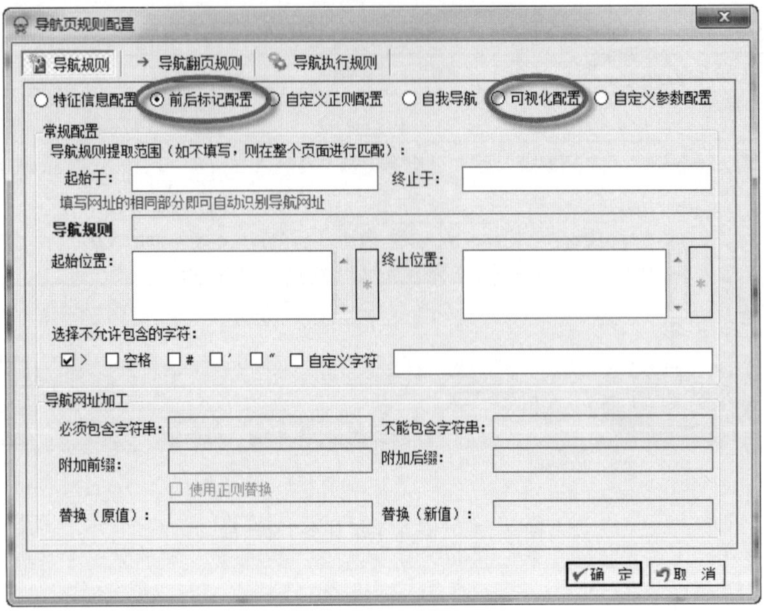

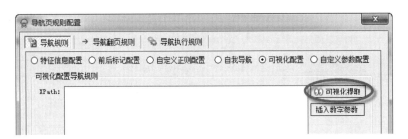

图 2-17 "导航页规则配置"对话框

图 2-18 "可视化配置导航规则"工作页面

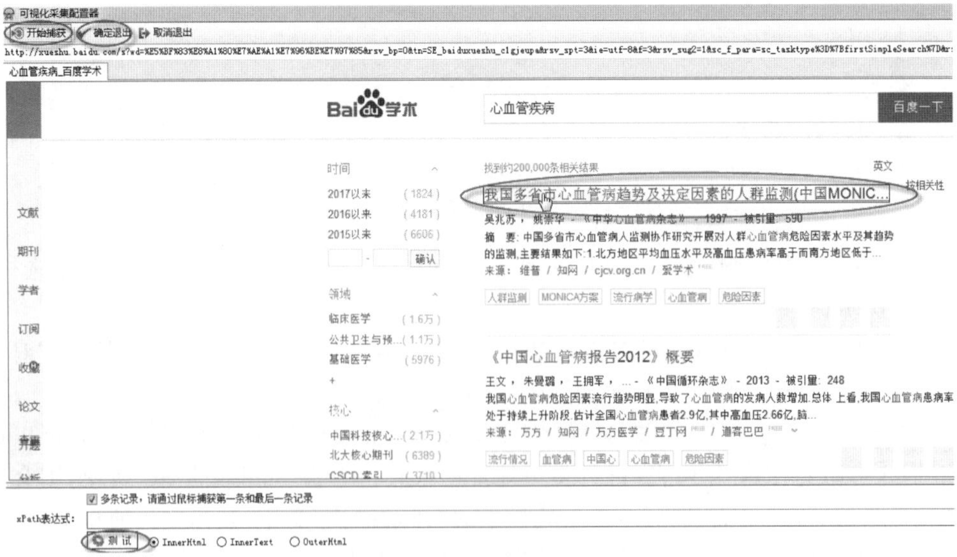

图 2-19 可视化采集配置器

单击工具栏中的"确定退出"按钮后,配置完成。选中上方配置的网址,单击"测试网址解析"按钮,可以看到系统已经将需要采集的新闻地址解析出来,表示配置成功。

(8) 配置采集数据的规则:因为要采集文章的正文、标题、发布时间,可以用三种方式来完成:智能采集、可视化采集和规则配置。以智能采集为例,回到"新建采集任务"中,单击"采集数据"按钮,再单击"配置助手"按钮,如图 2-20 所示。

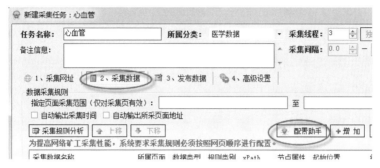

图 2-20　"采集数据"工作页面

在弹出的"采集规则自动化配置"对话框中,在地址栏输入采集地址,同时单击"生成文章采集规则"按钮,可以看到系统已经将文章的智能规则输入到系统中,单击"测试"按钮,可以检查采集结果是否正确,如图 2-21 所示。单击工具栏中的"确定退出"按钮,配置完成。

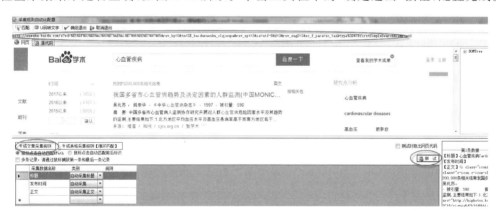

图 2-21　采集规则自动化配置

(9) 单击"应用"按钮,保存,保存测试采集规则。在返回的"新建采集任务"对话框中,单击"采集任务测试"按钮,在弹出的操作页面中单击"启动测试"按钮,如图 2-22 所示。

(10) 任务设置完成后,返回最初的操作界面,如图 2-23 所示。选中任务,单击"启动任务"命令,可看到下面屏幕滚动,停止后则采集完成。

(11) 采集任务完成后,任务将以.smt 文件形式保存在安装路径的 tasks 文件夹内。右击采集任务的名称,在弹出的快捷菜单中选择数据导出的格式(包括文本、Excel 和 Word等),如图 2-24 所示。如选择"导出 Excel",导出结果如图 2-25 所示。

通过上述采集任务操作后,即可实现在互联网上采集相关数据。最后可在"已经完成的任务"栏目中查看已经下载的数据,选中任务单击也可以查看、编辑和发布数据等。

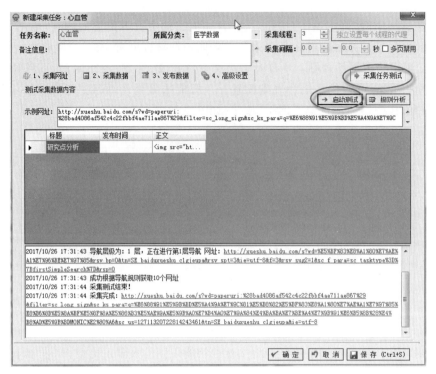

图 2-22 采集任务测试

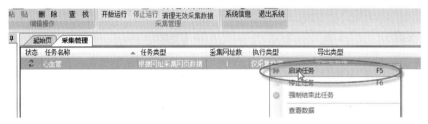

图 2-23 启动采集任务

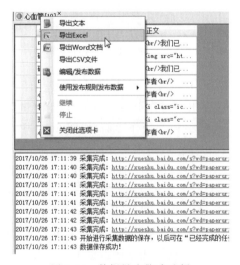

图 2-24 数据导出格式选择

	A	B	C
1	标题	发布时间	正文
2	研究点分析		<img src="http
3	《中国心血管病报告2012》概要		 我们已与文
4	中国心血管病报告2013概要		 我们已与文
5	研究点分析		<img src="http
6	研究点分析		 我们已与文
7	中国心血管病预防指南简介		作者
8	心血管病预防的现状和展望		作者
9	我国中年人群向心性肥胖和心血管病危险因素及其聚		<i class="icor
10	现代心血管病学		<i class="c-ic
11	心理行为因素与心血管疾病的发生发展		作者

图 2-25　导出 Excel 结果

本章小结

本章主要介绍大数据生命周期、大数据采集与预处理、医学大数据采集的实现。从医学大数据中能获取大量医学经验和知识，也可以更为可靠地获得解决各种医学问题的新途径，造福于患者并保障人民健康。然而，不同种类的医学数据的性质是不同的，并且它们的价值和问题也是不同的，医学大数据的发展目前仍面临一系列障碍，包括技术的限制、成本高昂、处理及分析数据对于多学科知识的要求等。因此构建统一的数据标准、解决数据敏感性问题、进行数据共享是进一步增大数据量的重要手段，也是医学大数据采集实现的重要目标。

【关键词注释】

1. 关系数据库：是建立在关系模型基础上的数据库，借助于集合代数等数学概念和方法来处理数据库中的数据。

2. 并行数据库：通过并行实现各种数据操作，如数据载入、索引建立、数据查询等，可以提高系统的性能。

3. 分布式数据库：是指利用高速计算机网络将物理上分散的多个数据存储单元连接起来组成一个逻辑上统一的数据库。数据分布存储于若干场地，并且每个场地由独立于其他场地的 DBMS 进行数据管理。

4. 组学大数据：生物大数据中的组学包括基因组、转录组、蛋白质组和表观基因组学等。

5. 医院信息系统(Hospital Information System，HIS)：是医院管理和医疗活动中进行信息管理和联机操作的计算机应用系统。

6. 影像归档和通信系统(Picture Archiving and Communication Systems，PACS)：是应用在医院影像科室的系统，其主要任务是把日常产生的各种医学影像通过各种接口以数字化的方式海量保存起来，当需要的时候在一定的授权下能够很快地调回使用，同时增加一些辅助诊断管理功能。

7. 实验室信息系统(Laboratory Information System，LIS)：是专为医院检验科而设计的一套信息管理系统，能够将实验仪器与计算机组成网络，使患者样品登录、实验数据存取、报告审核、打印分发。可以自动接收检验数据，打印检验报告，系统保存检验信息，也可根据实验室的需求实现智能辅助功能。

8. 临床信息管理系统(Clinic Information Management System，CIS)：是用于支持医院医护人员的临床活动，收集和处理病人的临床医疗信息，丰富和积累临床医学知识，并提供临床咨询、辅助诊疗、辅助临床决策，提高医护人员的工作效率，为病人提供更全面、更快捷、更好的服务。例如，医嘱处理系统、病人床边系统、医生工作站系统、实验室系统、药物咨询系统等均属于 CIS 范围。

9. 电子病历(Electronic Medical Record，EMR)：是运用电子设备保存、管理、传输和重现的患者的数字化医疗记录，主要包括患者的基本信息、疾病主诉、检验数据、影像数据、诊断数据、治疗数据等。

10. 个人信息管理体系(Personal Information Management System,PIMS)：是一套对个人信息实施保护的管理方法,主要针对管理或使用个人信息的企业或组织,目的是用于保护个人的隐私。

11. 公共卫生信息系统(Public Health Information System,PHIS)：是将计算机技术、网络技术和通信技术综合运用而构建的覆盖各级卫生行政部门、疾病预防控制中心、卫生监督中心、各级各类的医疗卫生机构。

12. 统一资源定位符(Uniform Resource Locator,URL)：是对可以从互联网上得到的资源的位置和访问方法的一种简洁的表示,是互联网上标准资源的地址。互联网上的每份文件都有一个唯一的URL,它包含的信息指出文件的位置以及浏览器应该怎么处理它。

【参考文献】

[1] 张绍华,潘蓉,宗宇伟.大数据治理与服务[M].上海：上海科学技术出版社,2016.
[2] 高汉松,桑梓勤.医疗行业大数据生命周期及治理[J].医学信息学杂志,2013,34(09)：7-11.
[3] 师荣华,刘细文.基于数据生命周期的图书馆科学数据服务研究[J].图书情报工作,2011,55(01)：39-42.
[4] 马骁.大数据环境下医疗数据生命周期的研究和实现[D].北京：北京邮电大学,2019.
[5] 秦杨,秦培忠.基于不同发展周期的企业财务战略探究[J].山东农业工程学院学报,2018,35(01)：70-75.
[6] 数据生命周期模型与概念[EB/OL].[2011-09-26].http://wgiss.ceos.org/dsig/whitepapers/DataLifeCycleModelsandConceptsv1.docx.
[7] 徐凯田.医疗大数据存储解决方案研究[J].科技致富向导,2015(14)：266-267.
[8] 佟明祥.医院影像系统图文大数据云存储的实践应用[J].世界临床医学,2017,11(14)：234-234.
[9] 刘丽敏,廖志芳,周筠.大数据采集与预处理技术[M].长沙：中南大学出版社,2018.

习题 2

一、填空题

1. 大数据的数据采集是在确定用户目标的基础上,针对该范围内所有结构化、半结构化和_____的数据的采集。

2. 医学大数据中结构化数据包括电子病历、_____、患者数据、健康管理和医疗报销等。

3. 医学大数据中非结构化数据包括电子文档、_____和诊断视频数据等。

4. 根据来源,医学大数据分为医院医疗大数据、服务平台医疗健康大数据、医学研究或疾病监测的大数据、自我量化大数据、网络大数据和_____六大类。

5. 医院医疗大数据是产生于_____、科研和管理过程的数据,包括各种门/急诊记录、住院记录、影像记录、实验室记录、用药记录、手术记录、随访记录和医疗保险数据等。

6. 医院医疗大数据具有数据量庞大、产生速度快、_____和价值密度低等典型大数据的特征。

7. _____数据的收集事先都经过充分的科学论证和规划,数据比原始的医院数据更为规范。

8. _____的大数据可在疾病治疗和预防中发挥更大的作用,但是这些大数据只限于局部人群,纯属研究目的,无法对全国范围人群或整个地区人群的疾病进行个性化诊疗和防控。

9._____大数据有助于个性化临床诊疗,塑造全新的医疗或健康管理模式。

10.生物大数据具有很强的生物专业性,主要是关于生物标本和基因测序信息的数据,_____是其中的重要内容。

11.Chukwa 基本架构中,数据被_____收集,并传送到 Collector,由 Collector 写入 HDFS,然后由 MapReduce Jobs 进行数据的预处理。

二、简答题

1.医疗数据生命周期管理的模型由哪几部分组成?

2.大数据的生命周期包含哪几部分?

3.简述什么是大数据采集。

4.简述传统的数据采集与大数据的数据采集在数据收集和存储技术上的不同。

5.医学大数据存储从存储时间来看有哪些不同?

6.简述医学大数据的数据来源。

7.简述网络大数据。

8.简述网络爬虫的基本工作流程。

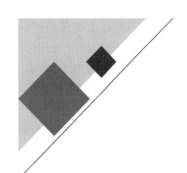

第 3 章

大数据分析

 导学

本章主要介绍大数据分析的基础知识、大数据分析的主要技术及分析系统,以及医学大数据分析实证应用案例,使读者对大数据分析有个概括性的了解和掌握。

了解:大数据分析的基本思想、目前国内外大数据分析的主要状况、大数据分析的应用案例操作。

掌握:大数据分析的基本概念、大数据分析操作流程、大数据分析的研究方面、大数据分析使用的基本技术、大数据分析处理系统的类型及特点和作用。

大数据分析就是研究包含各种数据类型的大型数据集的过程。大数据技术可以发现隐藏的数据模式、未知数据的相关性、发展趋势和其他有用的商业信息。就医学大数据分析而言,其分析结果可以带来更有效的医疗诊治、更好的医疗服务、提高医疗效率、获得竞争优势和其他医疗与商业利益。

3.1 大数据分析简介

大数据具有价值密度低的特征,必须通过分析、处理对这些数据去伪存真,获得有用的数据及其相互关系,才能得到有价值的信息。大数据应用中的核心技术就是从大量数据中提取出我们所需要的信息并进行分析和处理,因此大数据分析是决定最终信息是否有价值的决定性因素。

大数据分析需要解决的问题主要包括如何通过构建数据库存储并处理这些大量、生成快速、模态繁多、异构的数据;如何将这些数据的结构标准化,从中提取出有用的信息;如何对大数据资源进行分配;如何实现大数据的安全、可靠传输等。

3.1.1 大数据的分类与存储方式

在大数据分析里,第一个问题是要明确分析的对象,即数据的概念。那么,什么是数据呢?数据是指所有能输入计算机并被计算机程序处理的符号的介质的总称,是用于输入电子计算机进行处理,具有一定意义的数字、字母、符号和模拟量等的通称[1]。

单一的数据记录一般并不独立形成概念,为了产生有价值的、可靠的新知识,需要将不同记录的数据进行有效关联和组织,通过数据分析,把握体现数据共性和差异的关键线索,从而对在数据中的信息进行有序解读,实现对隐藏于数据中的线索和联系进行归纳与推理。从数据的复杂性来看,数据可分为显数据和隐数据。

显数据是指按照某种规律或理论通过测量能够得到的数据,用以描述观察到的现象和对概念做出量化描述。比如药品的大小、疾病的血项特征、CT影像的特征等,显数据就是对参数的个体、部分或整体的观测。

对于无法直接测量的知识,则需要通过模型辅助推断,而推理建模的数据称为隐数据。隐数据的主要作用是揭示隐性知识成立的可靠依据,例如区分两类药品的关键要素、用于疾病诊断的基本症状等这类问题,其特点是概念构成多样化、内外影响机制不确定等,常常涉及不同因素或群体之间的相互影响作用关系的变化的揭示。

数据是个很广泛的概念,随着大数据时代的到来,数据量的激增越来越明显,各种各样的数据铺天盖地地砸下来。许多存储于数据库的大数据主要实现了事实的描述性功能,但其分析潜力没有得到深度开发;在复杂问题中,无论是已知概念的统计描述还是未知概念的统计推断常常同时被需要,显性数据和隐性数据都是不可或缺的。

1. 大数据的分类

计算机存储和处理的对象十分广泛,随着数据量的急剧增加,这些对象的处理将变得越来越复杂,根据复杂程度可将大数据的类型作如下分类。

1)按字段类型分类

按字段类型分类,大数据可分为文本类、数值类、时间类。

(1)文本类数据。文本类数据常用于描述性字段,如姓名、地址、交易摘要等数据,这类数据不是量化值,不能直接用于四则运算。在使用时,可先对该字段进行标准化处理(比如地址标准化),再进行字符匹配,也可直接模糊匹配。

(2)数值类数据。数值类数据用于描述量化属性或用于编码,如交易金额、额度、商品数量、积分数、客户评分等都属于量化属性,可直接用于四则运算,是日常计算指标的核心字段。

邮编、身份证号码、卡号之类的则属于编码,是对多个枚举值进行有规则编码,可进行四则运算,但无实质业务含义,不少编码都作为维度存在。

(3)时间类数据。时间类数据仅用于描述事件发生的时间。时间是一个非常重要的维度,在业务统计或分析中非常重要。

2)按描述事物的角度分类

按描述事物的角度分类,大数据可分为状态类数据、事件类数据、混合类数据这三种类型。

(1)状态类数据。状态类数据用数据来描述客观世界的实体,如心脏、肝脏、血液等对象;不同种类的对象拥有不同的特征,如血液的特征包括血型、红细胞和白细胞,心脏的特征包括心房和心室,这些数据可以随时间发生变化,每个时点的数据反映这个时点对象所处的状态,因此称之为状态类数据。

(2)事件类数据。事件类数据用于描述客观世界中对象之间是怎么互动的,我们把这一次次互动或反应记录下来,这类数据称之为事件类数据。如患者到医院就医,这里出现三个对象,分别是患者、医院、药品,这三个对象之间发生了一次交易关系。

(3)混合类数据。混合类数据理论上也属于事件类数据范畴,两者的差别在于,混合类数据所描述的事件发生过程持续较长,记录数据时该事件还没有结束,还将发生变化。如药品临床反应,从注射药品到药品后期反应,整个过程需要持续很长一段时间,首次记录药品临床数据是在药品服用或注射后,血液白细胞、血液红细胞等各项功能的多次变化情况。

3)按数据处理的角度分类

按数据处理的角度分类,大数据可分为原始数据和衍生数据两种类型。

(1)原始数据。原始数据指来自上游系统的,没有做过任何加工的数据。虽然会从原始数据中产生大量衍生数据,但还是会保留一份未作任何修改的原始数据,一旦衍生数据发生问题,可以随时从原始数据重新计算。

(2)衍生数据。衍生数据是指通过对原始数据进行加工处理后产生的数据。衍生数据包括各种数据集市、汇总层、宽表、数据分析和挖掘结果等。从衍生目的上,可以简单分为两种情况:一种是为提高数据交付效率,数据集市、汇总层、宽表都属于这种情况;另一种是为解决业务问题,数据分析和挖掘结果就属于这种。

4)按数据粒度分类

按数据粒度分类可分为明细数据、汇总数据两种类型

(1)明细数据。通常从业务系统获取的原始数据,是粒度比较小的,包括大量业务细节。比如,就医信息表中包含每个患者的性别、年龄、姓名等数据,信息表中包含每笔就医的时间、症患、用药情况等数据。这种数据我们称之为明细数据。明细数据虽然包括了最为丰富的业务细节,但在分析和挖掘时,往往需要进行大量的计算,效率比较低。

(2)汇总数据。为了提高数据分析效率,需要对数据进行预加工,通常按时间维度、地区维度、产品维度等常用维度进行汇总。分析数据时,优先使用汇总数据,如果汇总数据满足不了需求则使用明细数据,以此提高数据使用效率。

5)按数据结构分类

按数据结构分类,大数据可分为结构化数据、半结构化数据、非结构化数据三种类型。

(1)结构化数据。通常是指用关系数据库方式记录的数据,数据按表和字段进行存储,字段之间相互独立。图 3-1 所示为结构化数据表示的二维表格。

2013年度第二学期(1)班第一次月考									
学号	姓名	语文	数学	英语	自然	社会	总分	名次	百分比排名	等级
1	应祖	101	97	50	169	75	492			
2	慧如	117	103	89	166	84	559			
3	林海	118	121	90	146	89	564			
4	唐乐	111	108	94	180	79	572			
5	陈钧	108	114	81	160	93	556			
6	陈靖	116	95	92	163	87	553			
7	林琨	107	88	80	157	81	513			
8	王贵	125	108	96	180	87	596			
9	林辉	109	133	103	172	90	607			
10	周祖	95	100	57	149	85	486			
11	林强	111	105	152	90	506				
12	董益	116	111	84	161	88	560			
13	黄妙	111	78	88	161	89	527			
14	高翔	126	121	107	195	96	645			

图 3-1　结构化数据表示的二维表格

（2）半结构化数据。半结构化数据是指以自描述的文本方式记录的数据，由于自描述数据无须满足关系数据库那种非常严格的结构和关系，在使用过程中非常方便。很多网站和应用访问日志都采用这种格式，网页本身也是这种格式，如图 3-2 所示。

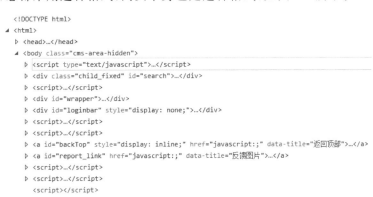

图 3-2　半结构化数据表示的 DOM

（3）非结构化数据。非结构化数据通常是指语音、图片、视频等格式的数据，如图 3-3 所示。这类数据一般按照特定应用格式进行编码，数据量非常大，且不能简单地转换成结构化数据。

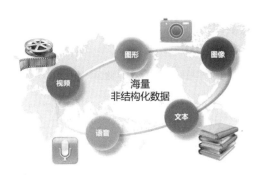

图 3-3　非结构化数据

从上述分析可见，结构化数据是传统数据的主体，而半结构化和非结构化数据是大数据的主体；在数据平台设计时，结构化数据用传统的关系数据库便可高效处理，而半结构化和非结构化数据必须用 Hadoop 等大数据平台；在数据分析和挖掘时，不少工具都要求输入结构化数据，因此必须把半结构化数据先转换成结构化数据。

2．大数据的存储方式

由于大数据具有数据量大、模态和种类繁多、异构的特征，用传统的存储产品很难对这些海量数据进行存储，需要运用资源云系统对大数据进行资料存储、应用服务和资源共享等。存储产品已不再是附属于服务器的辅助设备，而成为互联网中最主要的花费所在。

存储产品已不再是附属于服务器的辅助设备，而成为互联网中最主要的花费所在。海量存储技术已成为继计算机浪潮和互联网浪潮之后的第三次浪潮，磁盘阵列与网络存储成为先锋。

资源云系统是大规模数据存储及应用服务的中心，用户把大数据资源存储到云系统中，当用户需要得到数据资源时可通过互联网获取,当不需要这些数据资源时,还可以删除、释放这些资源[2]。

资源云系统的功能主要包括虚拟存储技术、高性能 I/O、网格存储系统等。

1) 虚拟存储技术

存储虚拟化的核心工作是物理存储设备到单一逻辑资源池的映射,通过虚拟化技术,为用户和应用程序提供了虚拟磁盘或虚拟卷,并且用户可以根据需求对它进行任意分割、合并、重新组合等操作,并分配给特定的主机或应用程序,为用户隐藏或屏蔽了具体的物理设备的各种物理特性,如图 3-4 所示。

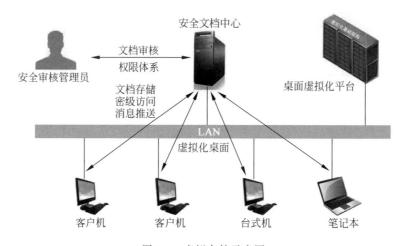

图 3-4　虚拟存储示意图

存储虚拟化可以提高存储利用率,降低成本,简化存储管理,而基于网络的虚拟存储技术已成为一种趋势,它的开放性、扩展性、管理性等方面的优势将在数据大集中、异地容灾等应用中充分体现出来。

2) 高性能 I/O[3]

缓存系统在通信方面受制于传统以太网的高延迟,在存储方面受限于服务器内可部署的内存规模,亟须融合新一代高性能 I/O 技术来提升性能、扩展容量。高性能 I/O 设备的性价比正逐步提高,具备推广普及的条件。在高性能网络领域,随着高性能 I/O 技术的不断发展成熟及生产规模的扩大,未来高性能 I/O 的性价比将对商用数据中心产生巨大的吸引力。

集群由于其很高的性价比和良好的可扩展性,近年来在高性能计算集群(HPC)领域得到了广泛的应用。数据共享是集群系统中的一个基本需求,当前经常使用的是Memcached[4]存储。

基于日益流行的高性能远程直接内存访问通信协议,并针对不同的 Memcached 操作及消息大小设计不同的策略,降低了通信延迟;利用高性能 NVMe SSD 来扩展 Memcached存储。

计算结点首先通过 NFS 协议从存储系统中获取数据,然后进行计算处理,最后将计算结果写入存储系统。在这个过程中,计算任务的开始和结束阶段数据读写的 I/O 负载非常大,而在计算过程中几乎没有任何负载。

3）网格存储系统[5]

网格分布式存储系统的基本思想是利用网格存储技术,通过网络将网内零散的存储设备连接起来,汇集这些设备上的空闲存储空间,形成一个高可扩展、高可靠、高性能分布式存储系统。如果将各结点主机的存储空间构建成一个巨大的从属性系统功能,则系统可分为3层：应用层、服务层和资源层,如图3-5所示。

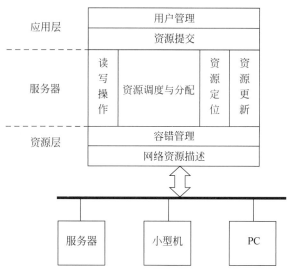

图3-5 网格存储系统层次结构

（1）应用层。用户通过用户界面直接与应用层交互。通过应用层提供的资源服务接口,用户看到的将是一个虚拟的海量存储空间,用户可以上传、下载、共享自己的资源,也可以访问由其他用户共享出来的资源。应用层主要包括用户管理模块和资源提交模块。用户管理模块负责对系统中的用户统一管理,用户按角色分类,各个角色的用户具有不同的操作权限,主要包括存储用户的申请注册、增加、修改等功能。

（2）服务层。服务层是用户使用网络资源的一个窗口,主要包括以下4个模块。

① 用户读写模块。用户登录到存储系统后,将所在结点名、主机 IP 地址、需要上传/下载的文件名称等基本信息报告给网格中心,并实现读写文件操作。

② 资源调度与分配模块。资源调度的目标是当用户通过接口提出任务请求时,尽可能高效及时地在分布式存储系统中找到合理的资源。

③ 资源定位模块。其主要功能是给定一个资源的描述,资源定位部件返回一个或者多个满足该描述的资源的位置。

④ 资源更新模块。当用户进行读写操作或当存储结点加入或离开时,需要对系统进行更新。文中具体表现在对全局目录索引及活动结点列表更新机制的研究方面。

（3）资源层。由地理分布的具有存储空间的主机即系统结点以及连接它们之间的底层网络构成。将社会中人们喜好的就近原则应用到系统设计中,系统将存储结点,同时根据地理位置划分为不同域。

3.1.2   大数据分析概述

大数据分析是指对规模巨大的数据进行分析,是一组能够高效存储和处理海量数据,并有效达成多种分析目标的工具及技术的集合。

下面通过美国利用大数据分析实现精准推送健康知识宣传的案例来初步认识大数据分析。案例的大数据分析基本过程如图 3-6 所示。

第 1 步:提出分析问题,精准定向投放健康诊疗知识材料。

将健康诊疗知识精准地送到需要人的手中,提升公共卫生宣传效果是有社会意义的问题。一般医疗宣传的做法是大量投放广告,需要大量人力物力,而且很难分清广告的作用。大数据技术可以对某个地区某些疾病的相关数据进行收集和分析,从而找到需要医学材料的人群。

第 2 步:大数据采集,获得居民的医院诊疗及医学网站上咨询的数据。

分析团队搜索采集数据,如这个地区居民的诊疗数据、相关的医学网站上的问诊数据,形成数据集,为数据分析做准备。

第 3 步:大数据分析,给出具体医学知识材料投放方案。

对采集的数据进行分析挖掘,为需要帮助的患者提供精准可靠的医学资料,哪个地区的患者对某种疾病知识有需求,相应医学知识就送到其电子邮箱和地区的报纸上,非常精准,节省人力物力。

第 4 步:结果可视化展示,将医学知识材料投放方案图形化。

根据数据分析结果,用图表等方式将解决方案展示出来。

第 5 步:效果评估,提升健康宣传工作效率。

与传统的医学知识宣传相比,通过大数据分析的创新方案,相关公共卫生宣传部门提高工作效率,大幅度地提高了健康宣传对象的精准度。

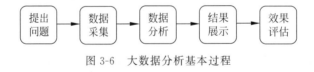

图 3-6   大数据分析基本过程

3.1.3   大数据分析的研究方向

大数据分析包括预测性分析、可视化分析、大数据挖掘分析、语义引擎分析、数据质量和数据管理分析 5 个主要方向。

1. 预测性分析

大数据分析最普遍的应用就是预测性分析,从大数据中挖掘出有价值的知识和规则,通过科学建模的手段呈现出结果,然后可以将新的数据代入模型,从而预测未来的情况。

例如,麻省理工学院的研究者创建了一个计算机预测模型用来分析心脏病患者丢弃的心电图数据。他们利用数据挖掘和机器学习在海量的数据中筛选,发现心电图中出现三类异常者一年内死于第二次心脏病发作的概率比未出现者高 1～2 倍。这种新方法能够预测出更多的、无法通过现有的风险筛查被探查出的高危病人,如图 3-7 所示。

2. 可视化分析

不管是对数据分析专家还是普通用户,对于大数据分析最基本的要求就是可视化分析,因为可视化分析能够直观地呈现大数据特点,同时能够非常容易地被用户所接受。可视化可以直观地展示数据,让数据自己说话,让观众看到结果。数据可视化是数据分析工具最基本的要求。图 3-8 所示是社区卫生服务站分布位置可视化。

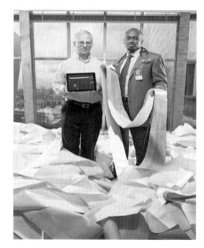

图 3-7　心电图大数据分析

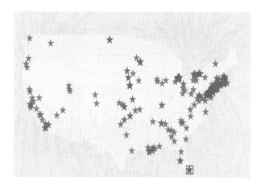

图 3-8　社区卫生服务站分布位置可视化

3. 大数据挖掘分析

可视化分析结果是给用户看的,而数据挖掘算法是给计算机看的,通过让机器学习算法,按人的指令工作,从而呈现给用户隐藏在数据之中的有价值的结果。大数据分析的理论核心就是数据挖掘算法,算法不仅要考虑数据的量,也要考虑处理的速度。目前在许多领域的研究都是在分布式计算框架上对现有的数据挖掘理论加以改进,进行并行化、分布式处理。

常用的数据挖掘方法有分类、预测、关联规则、聚类、决策树、描述和可视化、复杂数据类型挖掘(Text、Web、图形图像、视频、音频)等。有很多学者对大数据挖掘算法进行了研究。

例如,有文献提出了对适合慢性病分类的 C4.5 决策树算法进行改进,对基于MapReduce 编程框架进行算法的并行化改造;也有文献提出对数据挖掘技术中的关联规则算法进行研究,并通过引入兴趣度对经典 Apriori 算法进行改进,提出了一种基于MapReduce 的改进的 Apriori 医疗数据挖掘算法。

4. 语义引擎分析

数据的含义就是语义。语义技术是从词语所表达的语义层次上来认识和处理用户的检索请求。

语义引擎通过对网络中的资源对象进行语义上的标注,以及对用户的查询表达进行语义处理,使得自然语言具备语义上的逻辑关系,能够在网络环境下进行广泛有效的语义推理,从而更加准确、全面地实现用户的检索。大数据分析广泛应用于网络数据挖掘,可通过用户的搜索关键词来分析和判断用户的需求,从而实现更好的用户体验。

例如,一个语义搜索引擎试图通过上下文来解读搜索结果,它可以自动识别文本的概念结构。如搜索"血型",语义搜索引擎可能会获取包含"A 型血""B 型血"和"O 型血"的文本信息。也就是说,语义搜索可以对关键词的相关词和类似词进行解读,从而扩大搜索信息的准确性和相关性。

5. 数据质量和数据管理分析

数据质量和数据管理是指为了满足信息利用的需要,对信息系统的各个信息采集点进行规范,包括建立模式化的操作规程、原始信息的校验、错误信息的反馈、矫正等一系列的过程。大数据分析离不开数据质量和数据管理。高质量的数据和有效的数据管理,无论是在学术研究还是在商业应用领域,都能够保证分析结果的真实和有价值。

3.2 大数据分析处理系统

针对不同业务需求的大数据,应采用不同的分析处理系统。国内外的互联网企业都在对基于开源性面向典型应用的专用化系统进行开发。

3.2.1 批量数据及处理系统

1. 批量数据

批量数据通常是数据体量巨大,如数据从太字节(TB)级别跃升到拍字节(PB)级别,且是以静态的形式存储。这种批量数据往往是从应用中沉淀下来的数据,如医院长期存储的电子病历等。对这种数据的分析通常使用合理的算法,才能进行数据计算和价值发现。大数据的批量处理系统适用于先存储后计算,对实时性要求不高,但对数据的准确性和全面性要求较高的场景。

2. 批量数据分析处理系统

Hadoop 是典型的大数据批量处理架构,由 HDFS 负责静态数据的存储,并通过MapReduce 实现计算逻辑、机器学习和数据挖掘算法。

3.2.2 流式数据及处理系统

1. 流式数据

流式数据是一个无穷的数据序列,序列中的每一个元素来源不同,格式复杂,序列往往包含时序特性。在大数据背景下,流式数据处理常见于服务器日志的实时采集,将拍字节级数据的处理时间缩短到秒级。数据流中往往含有错误元素、垃圾信息等,因此流式数据的处理系统要有很好的容错性,还要完成数据的动态清洗、格式处理等。例如,远程卫生环境监控是通过传感器和移动终端,对一个地区的环境卫生指标进行实时监控、远程查看、智能联动、远程控制,是通过流数据的方法系统地解决卫生环境问题。

2. 流式数据分析处理系统

流式数据分析处理系统有 Twitter 的 Storm,Facebook 的 Scribe,Linkedin 的 Samza等。其中,Storm 是一套分布式、可靠、可容错的用于处理流式数据的系统。其流式处理作业被分发至不同类型的组件,每个组件负责一项简单的、特定的处理任务。

Storm 系统有其独特的特性。

(1)简单的编程:类似于 MapReduce 的操作,降低了并行批处理与实时处理的复杂性。

（2）容错性：如果出现异常，Storm 将以一致的状态重新启动处理以恢复正确状态。

（3）水平扩展：其流式计算过程是在多个线程和服务器之间并行进行的。

（4）快速可靠的消息处理：Storm 利用 ZeroMQ 作为消息队列，极大地提高了消息传递的速度，任务失败时，它会负责从消息源重试消息。

3.2.3 交互式数据及处理系统

1. 交互式数据

交互式数据是操作人员与计算机以人机对话的方式产生的数据，操作人员提出请求，数据以对话的方式输入，计算机系统便提供相应的数据或提示信息，引导操作人员逐步完成所需的操作，直至获得最后处理结果。交互式数据处理灵活、直观、便于控制。采用这种方式，存储在系统中的数据文件能够被及时处理修改，同时处理结果可以立刻被使用。在互联网中的各种平台产生大量交互式数据，如搜索引擎、电子邮件、即时通讯工具、社交网络、微博以及电子商务等。

2. 交互式数据分析处理系统

交互式数据分析处理系统有 Berkeley 的 Spark 和 Google 的 Dremel 等。其中 Spark 是一个基于内存计算的可扩展的开源集群计算系统。

3.2.4 图数据及处理系统

1. 图数据

图数据是通过图形表达出来的信息含义，图自身的结构特点可以很好地表示事物之间的关系。图数据主要包括图中的结点以及连接结点的边。在图中，顶点和边实例化构成各种类型的图，如标签图、属性图、特征图以及语义图等，见图 3-9～图 3-11）。

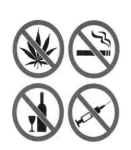
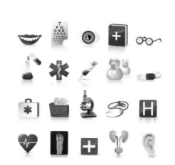
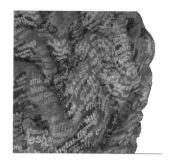

图 3-9 标签图   图 3-10 医学特征图   图 3-11 人脑语义地图

2. 图数据分析处理系统

典型的图数据分析处理系统有 Google 的 Pregel 系统、Neo4j 系统和微软的 Trinity 系统。Trinity 是 Microsoft 推出的一款建立在分布式云存储上的计算平台，可以提供高度并行查询处理、事务记录、一致性控制等功能。Trinity 主要使用内存存储，磁盘仅作为备份存储。

Trinity 有以下特点。

（1）数据模型是超图。超图中，一条边可以连接任意数目的图顶点，此模型中图的边称为超边,超图比简单图的适用性更强,保留的信息更多。

(2) 并发性。Trinity 可以配置在一台或上百台计算机上,提供了一个图分割机制。

(3) 具有数据库的一些特点。Trinity 是一个基于内存的图数据库,有丰富的数据库特点。

(4) 支持批处理。Trinity 支持大型在线查询和离线批处理,并且支持同步和不同步批处理计算。

3.3 大数据分析在医学领域的应用

大数据分析在医学领域有广泛的应用。本节以实证案例来介绍大数据分析的实际应用。

3.3.1 智能健康管理

1977 年,世界卫生组织对健康概念作出定义:不仅仅是没有疾病和身体虚弱,而是身体、心理和社会适应的完满状态。20 世纪 90 年代,健康的含义被注入了环境的因素:生理、心理、社会、环境四者的和谐统一。21 世纪,出现了健、康、智、乐、美、德六个字共同组成的全面的大健康概念。

当今社会已经迈入了工业 4.0 时代,整个医疗行业也进入了以信息化、大数据为导向的健康产业 4.0 时代。所谓健康产业 4.0 时代,是指利用大数据,将各种健康数据、各种生命体征的指标,集合在每个人的数据库和电子健康档案中;并且通过大数据的分析应用,推动覆盖全生命周期的预防、治疗、康复和健康管理的一体化健康服务。随着云计算平台、物联网、移动互联网等技术的快速发展,健康数据管理正逐渐成为现实。同时,新医改激活了长期进展缓慢的卫生信息化,引来了全国各地数字医院和区域医疗网络的建设浪潮,很多和医疗相关的 IT 新技术和新应用也随之进入医疗健康领域,智能健康管理的概念逐渐进入人们的视野。

智能健康管理整合了医疗与信息技术相关部门、企事业单位的资源。通过新型信息化技术、健康管理信息的获取、传输、处理和反馈技术,打造区域一体化协同医疗健康服务,建立高效率的健康监测、疾病防治服务体系、健康生活方式和健康风险评价体系,对区域化居民健康进行健康评价、制订健康计划、实施健康干预等过程,从而改善区域化居民健康状况,防治区域化居民常见和慢性疾病的发生和发展,提高区域化居民生命质量,降低医疗费用,最终实现全人全程全方位的智能健康管理。

2. 智能健康管理实例

实例 1:饮食控制 App

"每日三次"是一款由北京郁金香伙伴科技有限公司研发的饮食控制 App,旨在帮助用户形成更科学、健康的饮食习惯。这款 App 的设计主要基于计算机视觉识别和机器学习,利用图像识别技术,将用户拍照上传的菜品传输到模型中,自动识别其中的食物种类,判断菜品所含的热量、胆固醇、脂肪、升糖指数等指标,并根据用户的身体状况(如减肥、高尿酸、高血脂、脂肪肝、痛风等)进行饮食指导。App 的工作原理如图 3-12 所示。

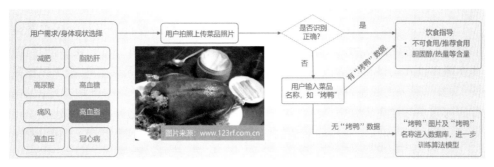

图 3-12 饮食控制 App

实例 2：妙健康

"妙健康"是一家以人工智能和健康大数据为基础的健康科技公司。通过数字化精准健康管理平台专注为每位用户进行个性化健康管理，实现健康促进，降低疾病风险。平台设计如图 3-13 所示。

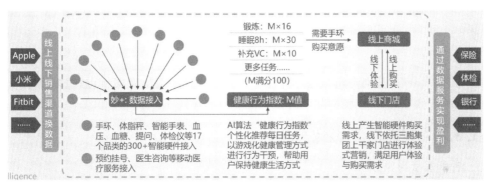

图 3-13 "妙健康"平台个性化健康管理

健康大数据的采集主要通过智能硬件来实现。通过不同的采集硬件，健康数据将存在于不同的智能硬件中，由此形成"数据孤岛"现象。针对这一问题，苹果生态打造了一套基于 iOS 的供应商智能穿戴等设备对数据进行收集；小米生态形成了一套丰富的自有产品线进行数据采集，但其他品牌智能设备无法接入。"妙健康"平台则致力于打造将各品类智能硬件设备融合的数据管理平台，由此实现智能健康管理的全流程，如图 3-14 所示。

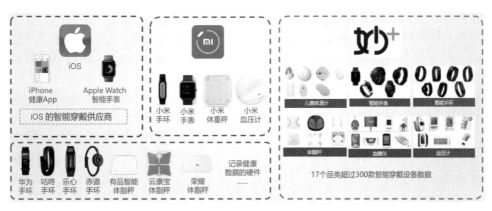

图 3-14 智能硬件接入

实例 3：AI＋精神疾病管理

Avalon AI 是一家位于英国伦敦，专门研究阿尔茨海默病等神经退行性疾病预测的人工智能公司。阿尔茨海默病的病症主要包括记忆障碍、失语、失用、失认、视空间技能损害、执行功能障碍以及人格和行为改变等，病因未明。Avalon AI 公司通过深度学习核磁共振成像技术，首先对人的大脑制作 3D 磁共振图像，然后利用卷积神经网络将 3D 磁共振图像与已有的阿尔茨海默病研究中产生的失智大脑图像进行层层对比分析，最终建立病症的特征模型，从而实现对阿尔茨海默病的预测（包括是否发病、大脑损伤程度等）。磁共振影像案例如图 3-15 所示。

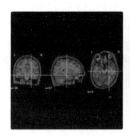 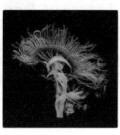 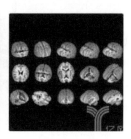

(a) 结构性影像　　　　(b) 扩散性影像　　　　(c) 功能性影像

图 3-15　磁共振影像案例

图 3-15(a)～(c)分别是结构性、扩散性、功能性的磁共振影像案例，通过深度学习方法并结合三种成像方式，可以使阿尔茨海默病漏诊概率降低 50%。

3.3.2　智能医学影像分析

1. 智能医学影像分析

医疗影像(X 射线、CT、MRI 等)数据占医疗数据中的 90%且呈增长趋势。目前大部分地区还是采用传统方法，即通过人力来分析医学影像数据，图像的复杂度、影像数据的规模等诸多因素都会降低临床诊断的精准度。因此，面对大数据时代下快速增长的影像数据，人工处理方式已经渐渐无法满足临床诊断的需求。

人工智能是一门包含计算机、数学等多种学科在内的新型交叉学科，数据资源、计算机学习能力、计算能力、算法模型等基础条件是人工智能发展的重要力量。近年来，有越来越多的人工智能方法通过改进对传统图像的处理方法，将其应用到医学图像中，形成智能医学影像分析。

人工智能等新技术的应用在提高影像医生的工作效率的同时，更能提高临床诊断的准确率。2017 年国务院正式印发《新一代人工智能发展规划》，规划提出要加快人工智能的创新应用，包含要加速实现智能影像识别、病理分型等目标。

2. 智能医学影像分析实例

实例 1：Airdoc 智能影像识别

人工智能企业 Airdoc 目前已掌握了世界领先的图像识别能力，在心血管、肿瘤、神内、五官等领域建立了多个精准的深度学习医学辅助诊断模型。在智能医学影像识别类辅助诊断系统领域享有一定的知名度，如 Airdoc DR 系统可帮助医生识别筛查糖尿病视网膜病变，如图 3-16 所示。

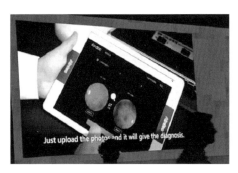

图 3-16　智能医学影像识别辅助诊断系统

实例 2：深睿医疗智能影像云

深睿医疗人工智能医学辅助诊断系统，运用国际前沿人工智能技术，使医学影像诊断达到国际先进水平，不仅在各系统疾病的精确诊断方面处于行业前列，更为医生进一步诊疗决策提供精准的临床建议。主要实现功能如下。

（1）影像云端存储及云端病灶筛查。云端 AI 算法的高速迭代及强大的计算设备，能够支持对病灶属性进行更完整的分析。

（2）医联体模式连通基层医院和上级医院。医生可以在不同终端、不同地点访问医学影像数据及 AI 算法 DE 处理结果，而且上级医院还可为基层医院提供更加精准的诊断建议，使得影像阅片更加灵活。

（3）内置 Dr. Wise 人工智能辅助诊断系统。病灶检出率高、假阳性率低、高效自动分割。

智能影像云的工作原理如图 3-17 所示。

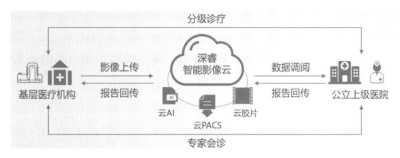

图 3-17　智能影像云

实例 3：数坤科技"加菲医生"影像诊断平台

数坤科技依托 AI 神经网络算法，打造了全球首个涵盖心脏、神经、肿瘤等多病种的 AI 影像诊断平台，并提供包括心脏病、脑卒中、癌症等危重症疾病的智能诊疗方案。依托强大的人工智能科研平台及云平台，数坤科技联合科研院校以及医疗机构，打造了人机协同的互联网智慧医疗模式，并开展基于大数据人工智能的跨区域、跨学科、多中心的临床科研工作，加速了医疗服务队伍专业化能力的培养，对用户实施精准的病患教育以及疾病监测，最终实现全民健康大目标。平台示意图如图 3-18 所示。

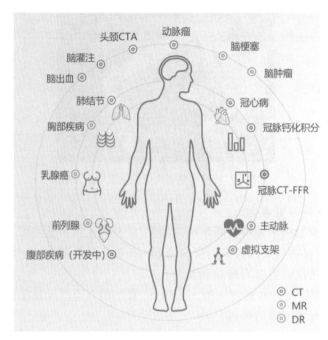

图 3-18　影像诊断示例

3.3.3　智能临床决策

1. 智能临床决策概述

临床决策支持系统(Clinical Decision Support System,CDSS)是基于人机交互的医疗信息技术应用系统,旨在为医生和其他卫生从业人员提供临床决策支持(CDS),并通过数据、模型等辅助完成临床决策。CDSS 的应用可降低因用药不当或操作不当造成的医疗事故的概率,减少对患者的不必要的伤害。CDSS 的根本目的是评估以及提高医疗质量,减少医疗差错。

CDSS 按系统结构分为两类:基于知识库的 CDSS 和基于非知识库的 CDSS。

基于知识库的 CDSS 的主要作用是满足用户的查询需求。这一类型的 CDSS 因为比较封闭并且缺乏机器的深度学习功能,所有信息的采集、编译、整理及规则均需要人工来完成,不仅维护成本高昂,还存在信息更新时效性不强的问题。

基于非知识库的 CDSS 一般采用人工智能的形式,人工神经网络具有机器学习的能力,可以在人机交互、不断训练的过程中自行总结和明确知识,并利用得到的知识为用户提供建议。随着医疗行业科技化、信息化程度的逐步提高,以及结合大数据技术的基础上,CDSS 的功能将拓展至更加广阔的空间,如医院/科室管理、科研协作平台搭建、结构化病历系统、患者交互及患者教育、医生继续教育、药物警戒、医疗控费等方向。

2. 智能临床决策实例

实例 1:深度学习应用于临床决策

深度学习是机器学习研究中的一个新领域,它的动机是建立以及模拟人脑的神经网络来进行分析学习,它通过模仿人脑的机制来解读数据,例如图像、声音和文本等。2016 年年初，AlphaGo击败了前世界第一的围棋选手李世石，使"深度学习"这个名词吸引了全球的关注目光。深度学习的概念源于对人工神经网络的研究，其目的是让计算机具有像人一样的智慧。深度学习利用层次化的架构学习，使得研究对象在不同层次上都得到表达，这种层次化的表达可以用来解决更加复杂抽象的问题。在层次化架构中，高层的概念往往是通过低层的概念来定义的，深度学习可以将人类难以理解的底层数据特征进行层层抽象，从而来提高数据学习的精度。让计算机建立类似人脑的神经网络进行机器学习，模仿人脑的机制来分析数据，从而实现对数据的有效表达、解释和学习，这种技术在人工智能上无疑是前景无限的。

近几年，深度学习在语音、图像、自然语言理解以及医疗诊疗等领域取得了一系列重大进展。在自然语言理解类辅助诊断系统领域，著名的 IBM Watson 机器人（如图 3-19 所示）经过 4 年多的训练，学习了 200 本肿瘤领域的教科书、290 种医学期刊和超过 1500 万份的文献后，开始被应用于临床，在肺癌、乳腺癌、直肠癌、结肠癌、胃癌和宫颈癌等领域向人类医生提出辅助建议。2015 年，Watson 用 10 分钟左右的时间就为一名 60 岁女性患者诊断出白血病，并向东京大学医科学研究所提出了适当的治疗方案。

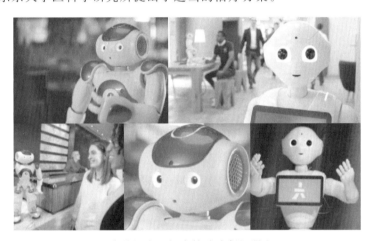

图 3-19　自然语言理解类辅助诊断机器人 Watson

实例 2：知识计算应用于临床决策

知识计算是从大数据中首先获得有价值的知识，并对其进行进一步深入的计算和分析的过程，也就是要对数据进行高度有效的分析。这就需要从大数据中先抽取出有价值的知识，并把它单独构建成可支持查询、分析与计算的知识库。知识库中的知识是显式的知识，通过利用显式的知识，人们可以进一步计算出隐式知识。支持知识计算的基础是构建知识库，这包括 3 部分：知识库的构建、多源知识的融合与知识库的更新。知识库的构建就是要构建几个基本的构成要素，包括抽取概念、实例、属性和关系。从构建方式上，可以分为手工构建和自动构建。多源知识的融合是为了解决知识的复用问题。知识库构建的代价是非常大的，为了避免从头开始，需要考虑知识的复用和共享，这就需要对多个来源的知识进行融合，即需要对概念、实例、属性和关系的冲突，重复冗余，不一致进行数据的清理工作，按融合方式可以分为手动融合和自动融合。

知识图谱泛指各种大型知识库，是把所有不同种类的信息连接在一起而得到的一个关系网络,是机器大脑中的知识库。这个概念最早由 Google 提出,提供了从"关系"的角度去分析问题的能力。在国内,中文知识图谱的构建与知识计算也有大量的研究和开发应用。图 3-20 所示是心房颤动知识图谱;图 3-21 所示是心肌炎知识图谱。这些知识图谱必将使知识计算在医学领域发挥更大的作用。

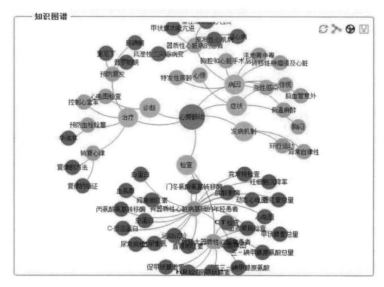

图 3-20　心房颤动知识图谱

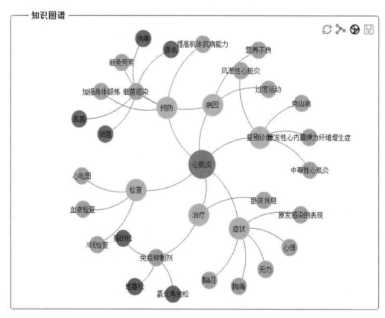

图 3-21　心肌炎知识图谱

实例 3:自然语言处理应用于临床决策

灵医智惠是由百度大脑技术驱动的 AI 医疗品牌。秉承"循证 AI 赋能基层医疗"愿景,基于灵医智惠技术平台能力,构造临床辅助决策系统、眼底影像分析系统、医疗大数据整体解决方案、智能诊前助手、慢病管理平台等产品系列,服务院内院外全场景;广泛联合医院、医生、HIS厂商、电子病历厂商、政府、监管等合作伙伴,通过共同推动基层医疗过程的标准化、规范化,提升基层医疗能力,降低医疗风险,控制医疗费用,服务"健康中国2030"的国家战略。其构建的辅助问诊平台通过学习海量教材、临床指南、药典及三甲医院优质病历,基于百度自然语言处理、知识图谱等多种 AI 技术,构建符合基层医生使用习惯的辅助系统,支持分级诊疗落地,为基层医疗保驾护航。辅助问诊的工作原理如图 3-22 所示。

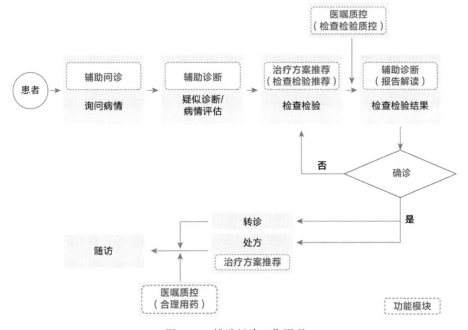

图 3-22 辅助问诊工作原理

本章小结

通过本章内容的学习,学生应该学会大数据分析的方法,掌握大数据分析的一般流程与主要技术,为医学大数据的分析应用奠定基础。大数据分析为处理结构化与非结构化的数据提供了新的途径,这些分析在具体应用方面还有很长的路要走,在未来的日子里将会看到更多的产品和应用系统在生活中出现。

【参考文献】

[1] 王星,等.大数据分析:方法与应用[M].北京:清华大学出版社,2013.

[2] 张春丽,成彧.大数据分析技术及其在医药领域中的应用[J].标记免疫分析与临床,2016(3):327-329.

[3] 安仲奇,等.基于高性能 I/O 技术的 Memcached 优化研究[J].计算机研究与发展,2018,20(7):82-83.

[4] Memcached Organization. Memcached-Adistributed memory object caching system[EB/OL].[2016-07-31]. http://memcached.org.

［5］　熊晓峰.基于网格的分布式存储系统的研究与设计［J］.信息与电脑,2010,8：82-83.

［6］　张家亮.大数据分析在医疗领域中的应用［J］.信息系统工程,2018,20(11)：52.

［7］　郭清.智能健康管理［J］.健康研究,2011,31(02)：81-85.

［8］　Airdoc 官网.

［9］　妙健康官网.

［10］　亿欧智库.

［11］　金征宇.前景与挑战：当医学影像遇见人工智能［J］.协和医学杂志,2018(1)：2-4.

［12］　王弈,李传富.人工智能方法在医学图像处理中的研究新进展［J］.中国医学物理学杂志,2013,30
　　　(3)：4138-4143.

［13］　深睿医疗官网.

［14］　数坤科技官网.

［15］　灵医智惠官网.

习题 3

一、填空题

1. 大数据分析处理系统有批量数据处理系统、流数据处理系统、交互数据处理系统和_____。

2. 大数据分析的基本方面有预测性分析、可视化分析、_____、语义引擎、数据质量和数据管理。

3. 大数据分析流程可以分解为：提出问题、_____、数据分析、结果可视化及结构评估等。

4. 深度学习和_____是大数据分析的基础。

5. 知识图谱泛指各种大型_____,是把所有不同种类的信息连接在一起而得到的一个关系网络。

6. 图数据中主要包括图中的结点以及连接结点的边。在图中,顶点和边实例化构成各种类型的图,如标签图、属性图、语义图以及_____等。

7. 大数据分析技术中的深度学习在语音、图像、_____等领域取得了一系列重大进展。人们对大数据的处理形式主要是对静态数据的批量处理,_____,以及对图数据的综合处理等。

8. _____是典型的大数据批量处理架构。

9. 交互式数据处理系统的典型代表是 Berkeley 的_____系统等。

10. 图数据处理有一些典型的系统,如微软的_____系统。

二、简答题

1. 简述大数据分析的概念及分析过程。

2. 简述深度学习的概念及应用。

3. 简述知识计算的概念及应用。

4. 简述批量数据的概念及特点。

5. 简述流式数据的概念及特点。

6. 简述大数据分析有哪些主要方面。

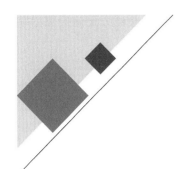

第 4 章

Hadoop

 导学

Hadoop 发展至今已经历了三代,其架构与组成也随之不断完善。Hadoop 包含众多功能模块,各个模块协同合作,以适应人们快速处理海量数据的需要。

了解:Hadoop 的核心架构;Hadoop 的医学应用。

掌握:Hadoop 主要核心模块的功能。

在医学相关领域的海量数据中,非结构化的数据大约占 80%,并且这个比例仍然在飞速增长着。Hadoop 可以为大数据下的医学诊断、治疗与科研提供技术支持,例如病历及影像学报告的归档、医学实验室数据的处理以及临床资料的快速查询等。下面将介绍 Hadoop 的概念、实现方法及其在医学领域中的应用。

4.1 Hadoop 简介

4.1.1 Hadoop 的概念及核心组成

Hadoop 是使用 Java 编写的,在分布式服务器集群上,利用并行处理技术,存储海量数据并运行分布式分析应用的开源框架,即平台。Hadoop 主要由两个核心子项目组成:MapReduce 与 HDFS。除此之外,Hadoop 的核心架构还包括 Common 与 YARN 两个模块,如图 4-1 所示。

(1) MapReduce。MapReduce 是一种计算模型及软件架构,用于编写在 Hadoop 上运行的应用程序。这些 MapReduce 程序能够对大型集群结点上的海量数据进行并行计算。

(2) HDFS。HDFS 负责 Hadoop 应用程序

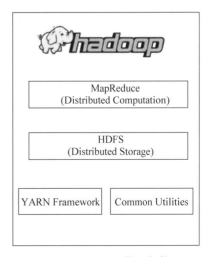

图 4-1　Hadoop 核心架构

的存储部分,其创建数据块的多个副本,并集群分发它们到计算结点,这种分配确保数据存储可靠并能够实现快速的 MapReduce 计算。

（3）Common。Common 包含 Java 库和其他 Hadoop 组件所需的实用工具。

（4）YARN。YARN 是 Hadoop 资源管理器,可以为 Hadoop 应用提供统一的集群资源管理和调度。

4.1.2　Hadoop 的数据处理流程

Hadoop 数据处理是在分布式计算环境中执行与数据有关应用程序的过程。数据保存在分布式文件系统 HDFS 中,处理数据时使用多台机器集群执行。Hadoop 数据处理流程核心任务包括：①将数据分为目录和文件；②将这些文件分布在不同结点,以便进行下一步处理；③在 HDFS 中对文件进行监管及处理；④检查代码是否已成功执行；⑤将结果输出到某一计算机；⑥为每个作业编写调试日志。Hadoop 的数据处理流程如图 4-2 所示。

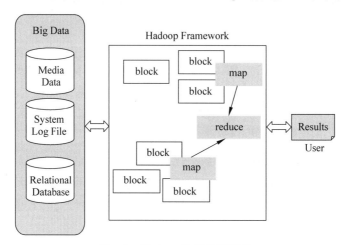

图 4-2　Hadoop 数据处理流程

在该流程中,首先将大文件按默认 64MB 大小被划分为数据块,并且分布存储在集群中；其次由 Hadoop 开始调用 Map 对这些数据块进行计算,然后 Hadoop 负责将 Map 的输出进行整理并作为 Reduce 的输入,接下来 Reduce 将多个任务的输出作为整个作业的输出,保存在 HDFS 上,最后得到 Results,Results 为大数据通过 Hadoop 集群处理后得到的结果。

4.2　Hadoop 的功能

Hadoop 功能不仅仅是对海量数据的处理,其真正的价值体现在其具备对多样化数据处理的能力。而且 Hadoop 的数据处理范围远远大于传统的数据库,除了结构化数据,它还能更高效地存储并管理半结构化与完全非结构化的数据。Hadoop 的主要功能体现在以下3 个方面。

1. 大数据高效分析

Hadoop 利用并行机制,能够有效地自动分配数据和工作,提高大数据分析效率。

2. 可扩展性

Hadoop 会将输入的数据备份到集群其他结点,服务器可以随时添加或从集群中动态删除数据,在这一过程中 Hadoop 可持续不中断地运行。

3. 容错性

当在 Hadoop 集群中某一结点发生故障的情况下,可以使用备份在其他结点上的数据对故障结点进行数据处理与恢复。

4.3 Hadoop 的实现方法

4.3.1 Hadoop 环境配置

处理大数据时,使用高端服务器是相当昂贵的,但是作为替代,可以将许多 PC 关联在一起,作为一个分布式系统的机器集群。机器集群可以并行读取海量数据,并提供高吞吐量。这样构建集群的价格要远远低于购买高端服务器,因此使用 Hadoop 构建集群是非常好的选择。下面介绍 Hadoop 集群的安装步骤。

1. 搭建环境

本章将使用 4 台机器来搭建 Hadoop 分布式环境,4 台机器的拓扑图如图 4-3 所示。

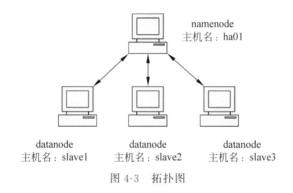

图 4-3 拓扑图

Hadoop 集群中每个结点的角色如表 4-1 所示。

表 4-1 结点角色

主机名	角色	IP 地址	Hadoop 安装目录
ha01	namenode	219.216.32.252	/hadoop
slave1	datanode	219.216.32.1	/hadoop
slave2	datanode	219.216.32.2	/hadoop
slave3	datanode	219.216.32.3	/hadoop

2. 安装 Hadoop

Hadoop 可以在 Linux 或 Windows 环境下安装。在 Windows 环境下安装 Hadoop,通常有两种方式:第一种方式是用虚拟机方式安装一个 Linux 操作系统;第二种方式是使用 Cygwin 实现类似 Linux 的模拟环境。在搭建好 Linux 环境后,Hadoop 的安装包可以从 Apache Hadoop 网站进行下载,其下载地址是 http://hadoop.apache.org/releases.html。

本例中,将介绍在 Windows 环境中配置 Hadoop 的操作步骤。

Hadoop 启动时,要通过读取 xml 配置文件,使配置在集群运行时生效。Hadoop 使用了一套独有的配置文件管理系统,以 xml 文档格式进行保存。Hadoop 3.0 需要配置的主要文件包括 core-site. xml、hdfs-site. xml、mapred-site. xml 等。

(1) core-site. xml 配置文件中,fs. defaultFS 描述的是集群中 NameNode 结点的 URL (包括协议、主机名称、端口号);hdfs://ha01:9000 是 hdfs 的文件路径,其中 ha01 表示主机名,9000 表示端口号;hadoop. tmp. dir 是 hadoop 文件系统的基本目录,如图 4-4 所示。

(2) hdfs-site. xml 配置文件用于设置系统里面的文件块的数据备份个数。其中 dfs. replication 表示缺省的块复制数量,示例中其值为 1,但对于一个实际的应用,它应该被设为 3,少于 3 个的备份,可能会影响到数据的可靠性(系统故障时,也许会造成数据丢失),如图 4-5 所示。

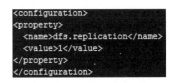

图 4-4 core-site. xml 配置文件   图 4-5 hdfs-site. xml 配置文件

(3) mapred-site 配置文件用于设定 MapReduce 的执行框架。其中 mapreduce. framework. name 设置了执行框架为 yarn,即使用 yarn 来实现资源的分配。mapreduce. admin. user. env 和 yarn. app. mapreduce. am. env 为环境配置参数,如图 4-6 所示。

```
<configuration>
<property>
  <name>mapreduce.framework.name</name>
  <value>yarn</value>
</property>
<property>
  <name>mapreduce.admin.user.env</name>
  <value>HADOOP_MAPRED_HOME=$HADOOP_COMMON_HOME</value>
</property>
<property>
  <name>yarn.app.mapreduce.am.env</name>
  <value>HADOOP_MAPRED_HOME=$HADOOP_COMMON_HOME</value>
</property>
</configuration>
```

图 4-6 mapred-site 配置文件

3. 验证 Hadoop 安装

在进行具体应用之前,可以通过浏览器访问 ha01 来验证 Hadoop 是否成功启动,若安装成功,则显示界面如图 4-7 所示。

在当今的数据化时代,实现机器学习、知识发现、预测分析等功能都必须基于大规模的数据,而面对大数据的分布式存储与计算,构建 Hadoop 集群就具有了重要意义。

Overview 'ha01:9000' (active)

Started:	Mon Oct 17 16:35:47 +0800 2016
Version:	3.0.0-alpha1, ra990d2ebcd6de5d7dc2d3684930759b0f0ea4dc3
Compiled:	Tue Aug 30 15:02:00 +0800 2016 by andrew from branch-3.0.0-alpha1
Cluster ID:	CID-20b9c4cd-3196-4b5e-a3b5-ea7bac36b7b2
Block Pool ID:	BP-1133760327-192.168.21.214-1476693337943

图 4-7　使用浏览器访问 Hadoop

4.3.2　HDFS 操作命令

HDFS 具有高容错的特点,并且可以部署在廉价的通用硬件上,提高吞吐率的数据访问,适合那些需要处理海量数据集的应用程序。它提供了一套特有的、基于 Hadoop 抽象文件系统的 API,支持以流的形式访问文件系统中的数据。本篇主要介绍 HDFS 的命令基本操作。

1. -help:显示帮助信息

hadoop fs -help ls,见图 4-8。

```
D:\jdk-hadoop-pack\hadoop-2.7.2\bin>hadoop fs -help ls
-ls [-d] [-h] [-R] [<path> ...] :
  List the contents that match the specified file pattern. If path is not
  specified, the contents of /user/<currentUser> will be listed. Directory entri
es
  are of the form:
       permissions - userId groupId sizeOfDirectory(in bytes)
  modificationDate(yyyy-MM-dd HH:mm) directoryName

  and file entries are of the form:
       permissions numberOfReplicas userId groupId sizeOfFile(in bytes)
  modificationDate(yyyy-MM-dd HH:mm) fileName


  -d  Directories are listed as plain files.

  -h  Formats the sizes of files in a human-readable fashion rather than a numbe
r
      of bytes.

  -R  Recursively list the contents of directories.
```

图 4-8　查看 help 命令的使用

2. -ls:显示目录信息

hadoop fs -ls/,见图 4-9。

```
D:\jdk-hadoop-pack\hadoop-2.7.2\bin>hadoop fs -ls /
D:\jdk-hadoop-pack\hadoop-2.7.2\bin>
```

图 4-9　使用 ls 命令查看根目录

3. -mkdir：在 HDFS 上创建目录

hadoop fs -mkdir -p /home/test，见图 4-10。

```
E:\ProgramFiles\jdk-hadoop-pack\hadoop-2.7.2\bin>hadoop fs -mkdir -p /home/test

E:\ProgramFiles\jdk-hadoop-pack\hadoop-2.7.2\bin>hadoop fs -ls /
Found 2 items
drwxr-xr-x   - Administrator supergroup          0 2020-11-30 15:01 /home
drwx------   - Administrator supergroup          0 2020-11-30 14:43 /tmp

E:\ProgramFiles\jdk-hadoop-pack\hadoop-2.7.2\bin>hadoop fs -ls /home
Found 1 items
drwxr-xr-x   - Administrator supergroup          0 2020-11-30 15:01 /home/test

E:\ProgramFiles\jdk-hadoop-pack\hadoop-2.7.2\bin>
```

图 4-10　使用 mkdir 命令创建多级目录

4. -moveFromLocal：从本地剪切粘贴到 HDFS

hadoop fs -moveFromLocal　d:/test. txt /home/test/，见图 4-11。

```
E:\ProgramFiles\jdk-hadoop-pack\hadoop-2.7.2\bin>hadoop fs -moveFromLocal d:\tes
t.txt /home/test

E:\ProgramFiles\jdk-hadoop-pack\hadoop-2.7.2\bin>hadoop fs -ls /home/test
Found 1 items
-rw-r--r--   1 Administrator supergroup         12 2020-11-30 15:08 /home/test/t
est.txt

E:\ProgramFiles\jdk-hadoop-pack\hadoop-2.7.2\bin>
```

图 4-11　使用 moveFromLocal 命令从本地剪切粘贴到 HDFS

5. -appendToFile：追加一个文件到已经存在的文件末尾

hadoop fs -appendToFileD:/test2. txt /home/test/test. txt，见图 4-12。

```
E:\ProgramFiles\jdk-hadoop-pack\hadoop-2.7.2\bin>hadoop fs -appendToFile D:\test
2.txt /home/test/test.txt

E:\ProgramFiles\jdk-hadoop-pack\hadoop-2.7.2\bin>hadoop fs -cat /home/test/test.
txt
这是测试文件这是一个test2文本文件。
E:\ProgramFiles\jdk-hadoop-pack\hadoop-2.7.2\bin>
```

图 4-12　查看 appendToFile 命令的使用

6. -cat：显示文件内容

hadoop fs -cat /home/test/test. txt，见图 4-13。

```
E:\ProgramFiles\jdk-hadoop-pack\hadoop-2.7.2\bin>hadoop fs -ls /home/test
Found 1 items
-rw-r--r--   1 Administrator supergroup         35 2020-11-30 15:20 /home/test/t
est.txt

E:\ProgramFiles\jdk-hadoop-pack\hadoop-2.7.2\bin>hadoop fs -cat /home/test/test.
txt
这是测试文件这是一个test2文本文件。
E:\ProgramFiles\jdk-hadoop-pack\hadoop-2.7.2\bin>
```

图 4-13　查看 cat 命令的使用

7. -chmod、-chown：修改文件权限及修改文件的所有者

hadoop fs -chmod 777 /home/test/test. txt，见图 4-14。

```
E:\ProgramFiles\jdk-hadoop-pack\hadoop-2.7.2\bin>hadoop fs -ls /home/test
Found 1 items
-rw-r--r--   1 Administrator supergroup         35 2020-11-30 15:20 /home/test/t
est.txt

E:\ProgramFiles\jdk-hadoop-pack\hadoop-2.7.2\bin>hadoop fs -chmod 777 /home/test
/test.txt

E:\ProgramFiles\jdk-hadoop-pack\hadoop-2.7.2\bin>hadoop fs -ls /home/test
Found 1 items
-rwxrwxrwx   1 Administrator supergroup         35 2020-11-30 15:20 /home/test/t
est.txt

E:\ProgramFiles\jdk-hadoop-pack\hadoop-2.7.2\bin>
```

图 4-14 查看 chmod 命令的使用

hadoop fs -chown admin:test /home/test/test. txt，见图 4-15。

```
E:\ProgramFiles\jdk-hadoop-pack\hadoop-2.7.2\bin>hadoop fs -ls /home/test
Found 1 items
-rwxrwxrwx   1 Administrator supergroup         35 2020-11-30 15:20 /home/test/t
est.txt

E:\ProgramFiles\jdk-hadoop-pack\hadoop-2.7.2\bin>hadoop fs -chown admin:test /ho
me/test/test.txt

E:\ProgramFiles\jdk-hadoop-pack\hadoop-2.7.2\bin>hadoop fs -ls /home/test
Found 1 items
-rwxrwxrwx   1 admin test          35 2020-11-30 15:20 /home/test/test.txt

E:\ProgramFiles\jdk-hadoop-pack\hadoop-2.7.2\bin>
```

图 4-15 查看 chown 命令的使用

8. -copyFromLocal：从本地文件系统中复制文件到 HDFS 中

hadoop fs -copyFromLocal d:\test3. txt/home/test，见图 4-16。

```
E:\ProgramFiles\jdk-hadoop-pack\hadoop-2.7.2\bin>hadoop fs -ls /home/test
Found 2 items
-rwxrwxrwx   1 admin         test               35 2020-11-30 15:20 /home/test/t
est.txt
-rw-r--r--   1 Administrator supergroup         23 2020-11-30 15:29 /home/test/t
est3.txt

E:\ProgramFiles\jdk-hadoop-pack\hadoop-2.7.2\bin>hadoop fs -copyFromLocal  d:\te
st4.txt  /home/test

E:\ProgramFiles\jdk-hadoop-pack\hadoop-2.7.2\bin>hadoop fs -ls /home/test
Found 3 items
-rwxrwxrwx   1 admin         test               35 2020-11-30 15:20 /home/test/t
est.txt
-rw-r--r--   1 Administrator supergroup         23 2020-11-30 15:29 /home/test/t
est3.txt
-rw-r--r--   1 Administrator supergroup         23 2020-11-30 15:31 /home/test/t
est4.txt

E:\ProgramFiles\jdk-hadoop-pack\hadoop-2.7.2\bin>
```

图 4-16 查看 chown 命令的使用

9. copyToLocal：从 HDFS 复制到本地

hadoop fs -copyToLocal/home/test/test. txt d:/，见图 4-17。

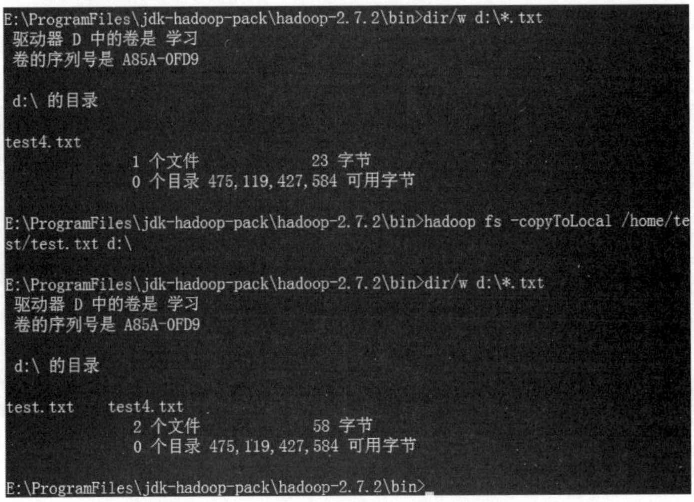

图 4-17　查看 copyToLocal 命令的使用

10. -cp：在 HDFS 中复制文件

hadoop fs -cp /home/test/test.txt /home/user/，见图 4-18。

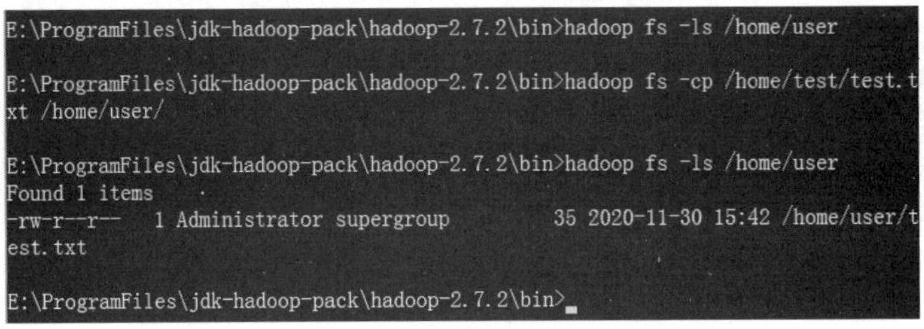

图 4-18　查看 cp 命令的使用

11. -mv：在 HDFS 目录中移动文件

hadoop fs -mv /home/test/test3.txt /home/user/，见图 4-19。

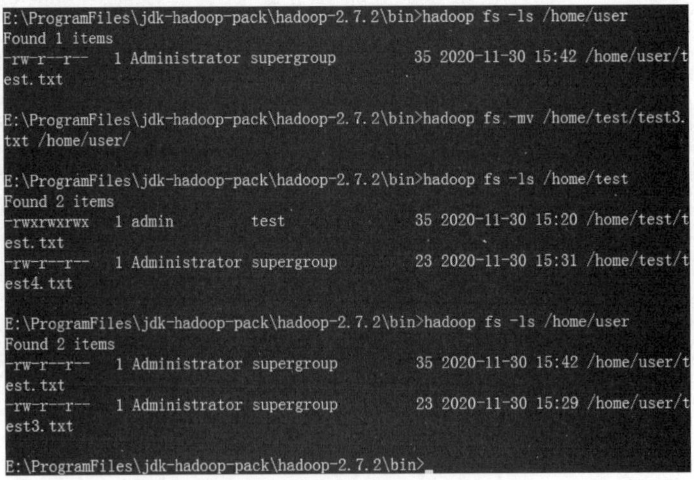

图 4-19　查看 mv 命令的使用

12．-get：从 HDFS 中复制到本地，等同于 copyToLocal

hadoop fs -get /home/test/test.txt　d:\test.txt，见图 4-20。

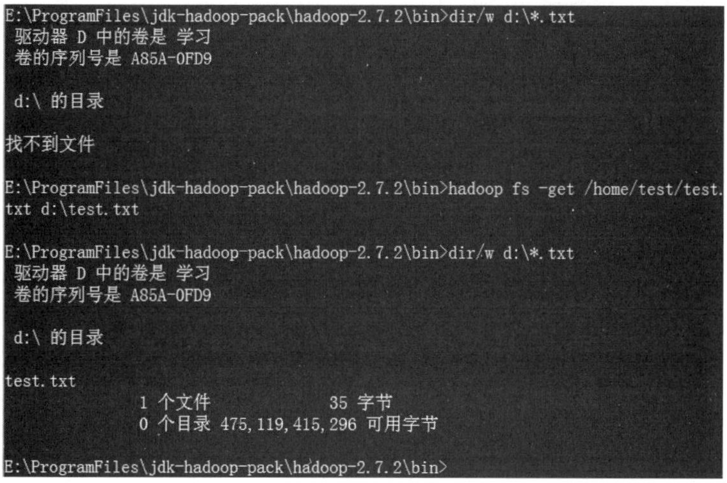

图 4-20　查看 get 命令的使用

13．-put：将本地文件上传到 HDFS，等同于 copyFromLocal

hadoop fs -putd:\test.txt /home/user/，见图 4-21。

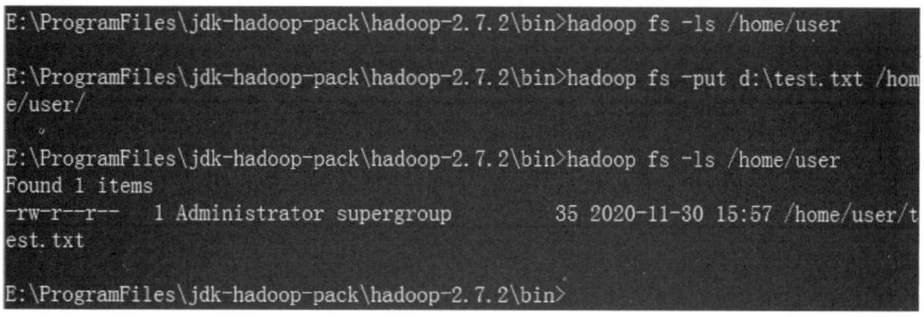

图 4-21　查看 put 命令的使用

14．-tail：显示文件末尾的内容

hadoop fs -tail /home/user/test.txt，见图 4-22。

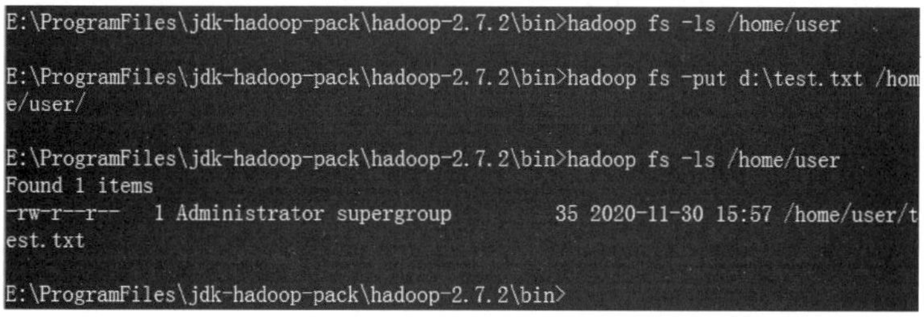

图 4-22　查看 tail 命令的使用

15．-rm：删除文件夹或者文件

hadoop fs -rm /home/user/test.txt，见图 4-23。

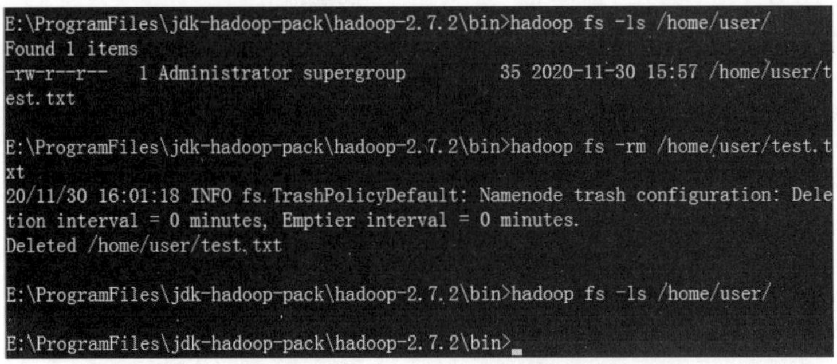

```
E:\ProgramFiles\jdk-hadoop-pack\hadoop-2.7.2\bin>hadoop fs -ls /home/user/
Found 1 items
-rw-r--r--   1 Administrator supergroup         35 2020-11-30 15:57 /home/user/t
est.txt

E:\ProgramFiles\jdk-hadoop-pack\hadoop-2.7.2\bin>hadoop fs -rm /home/user/test.t
xt
20/11/30 16:01:18 INFO fs.TrashPolicyDefault: Namenode trash configuration: Dele
tion interval = 0 minutes, Emptier interval = 0 minutes.
Deleted /home/user/test.txt

E:\ProgramFiles\jdk-hadoop-pack\hadoop-2.7.2\bin>hadoop fs -ls /home/user/

E:\ProgramFiles\jdk-hadoop-pack\hadoop-2.7.2\bin>
```

图 4-23　查看 rm 命令的使用

16. -rmdir：删除空目录

hadoop fs -rmdir /home/user/，见图 4-24。

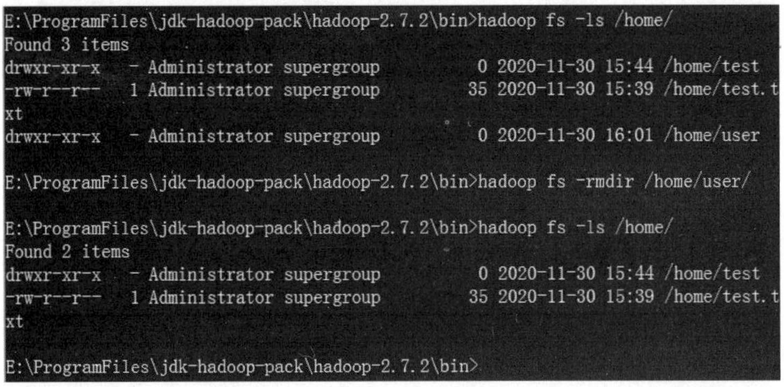

```
E:\ProgramFiles\jdk-hadoop-pack\hadoop-2.7.2\bin>hadoop fs -ls /home/
Found 3 items
drwxr-xr-x   - Administrator supergroup          0 2020-11-30 15:44 /home/test
-rw-r--r--   1 Administrator supergroup         35 2020-11-30 15:39 /home/test.t
xt
drwxr-xr-x   - Administrator supergroup          0 2020-11-30 16:01 /home/user

E:\ProgramFiles\jdk-hadoop-pack\hadoop-2.7.2\bin>hadoop fs -rmdir /home/user/

E:\ProgramFiles\jdk-hadoop-pack\hadoop-2.7.2\bin>hadoop fs -ls /home/
Found 2 items
drwxr-xr-x   - Administrator supergroup          0 2020-11-30 15:44 /home/test
-rw-r--r--   1 Administrator supergroup         35 2020-11-30 15:39 /home/test.t
xt

E:\ProgramFiles\jdk-hadoop-pack\hadoop-2.7.2\bin>
```

图 4-24　查看 rmdir 命令的使用

17. -du：统计文件夹的大小信息

hadoop fs -du -s -h /home，见图 4-25。

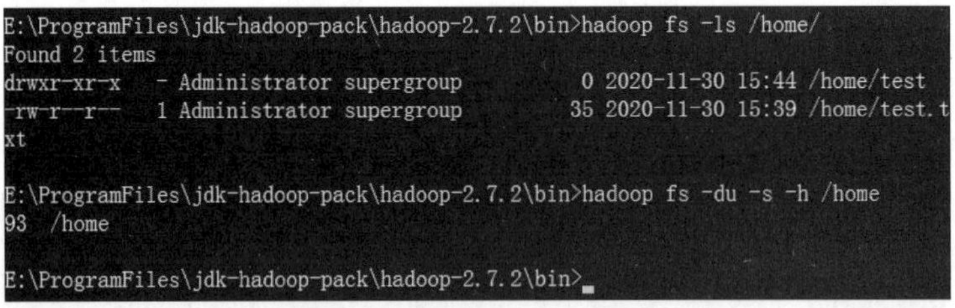

```
E:\ProgramFiles\jdk-hadoop-pack\hadoop-2.7.2\bin>hadoop fs -ls /home/
Found 2 items
drwxr-xr-x   - Administrator supergroup          0 2020-11-30 15:44 /home/test
-rw-r--r--   1 Administrator supergroup         35 2020-11-30 15:39 /home/test.t
xt

E:\ProgramFiles\jdk-hadoop-pack\hadoop-2.7.2\bin>hadoop fs -du -s -h /home
93  /home

E:\ProgramFiles\jdk-hadoop-pack\hadoop-2.7.2\bin>
```

图 4-25　查看 du 命令的使用

4.3.3　Hadoop 操作实例

1. 准备环境

jdk1.8.

eclipse4.7.3

hadoop2.7.2 包

hadoop-eclipse-plugin-2.7.3.jar

2．配置 java 和 hadoop 的编译目录

操作步骤详见图 4-26～图 4-32。

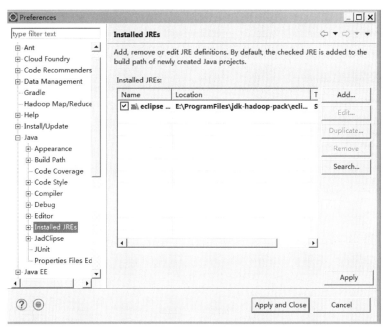

图 4-26　在 eclipse 中配置 JRE

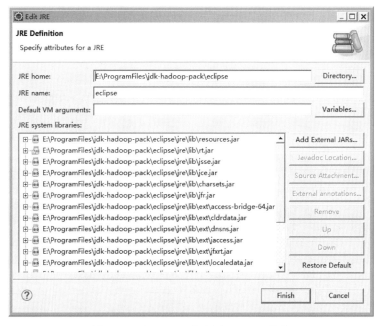

图 4-27　在 eclipse 中配置 Hadoop 类库

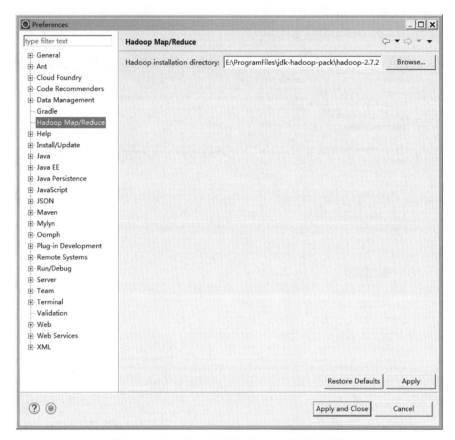

图 4-28　在 eclipse 中配置 Hadoop 根目录路径

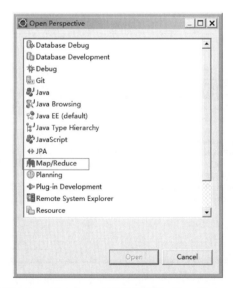

图 4-29　在 eclipse 中切换视图为 Map/Reduce

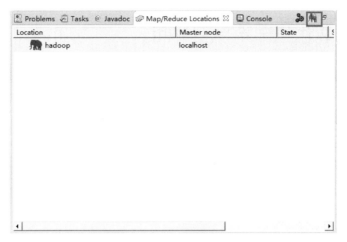

图 4-30　在 eclipse 中新建本地 Hadoop 连接

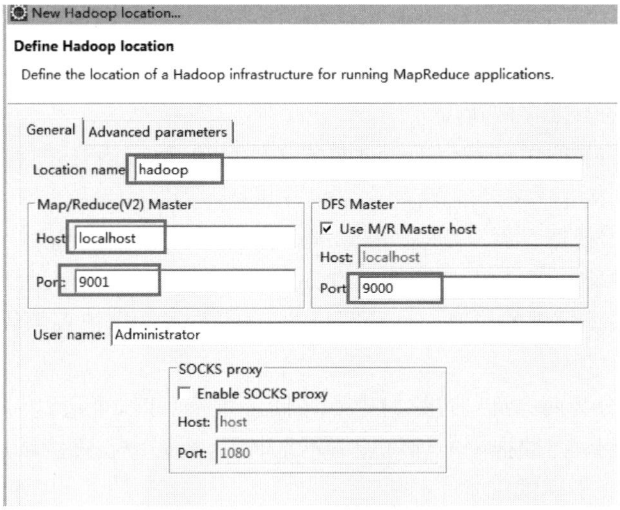

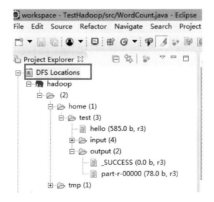

图 4-31　在 eclipse 中配置本地 Hadoop 连接

图 4-32　在 eclipse 中连接本地 HDFS 连接

4.4　Hadoop 在医学领域的应用

4.4.1　Hadoop 在医学领域的应用场景

Hadoop 是为大规模数据分析而设计的平台,当前许多领域的分布式计算解决方案都是基于 Hadoop 平台构建的。Hadoop 在医学相关领域也有许多应用案例,包括提高海量医学图像检索效率、辅助医生进行诊断、构建医疗平台和疾病的预测等。

其中医疗平台的功能是采集临床诊疗数据、翔实记录全面的病种与随访数据资料,为临床观察疾病的发生、发展、诊断、治疗全过程提供了有利的客观条件。随着医疗信息化的发展,居民健康档案数据已呈现大数据特征,利用 Hadoop 平台强大的计算能力,挖掘数据背后的信息,为医生提供临床决策支持。

1. 基于 Hadoop 的医疗平台的设计目标

(1) 实现数据安全、可靠的存储

存储主要在 HDFS 中进行,在开发过程中,针对医疗平台的实际需求,对 Hadoop 做出个性化改进,以更好地适应医院数据存储。

(2) 提供更快的数据存储速度

基于 Hadoop 构建的医疗平台采用分布式文件系统,数据读写并行执行,提高数据读写速度,提升医生工作效率。

(3) 实现大数据处理

基于 Hadoop 框架构建的医疗平台具有分布式计算的能力,使大数据的挖掘更加高效,同时,分布式文件系统提供的快速文件读写特性,也提高了数据挖掘的效率。

(4) 易扩展

易扩展性主要分为两方面:当数据中心存储容量不足时,可通过为每一个结点的计算机添加存储容量即可;当数据中心计算能力不足时,为数据中心直接添加普通计算机即可,并对新添加计算机做简单的配置工作。

2. 以某中心医院为例,详细介绍基于 Hadoop 构建医疗平台的过程

1) 环境搭建方法

硬件环境:采用一台 8 核 CPU,32GB 内存,1TB 存储空间的服务器作为 namenode;5台 4 核 CPU,16GB 内存,1TB 存储空间服务器作为 datanode。网络传输采用千兆网络。

软件环境:64 位 CentOs 7、64 位 JDK1.8 版。

Hadoop 集群配置步骤如下:

(1) 文件准备,如图 4-33 所示。jdk、hadoop 和 CentOs 均可从官网下载。

jdk-8u101
-linux-x64.
rpm

hadoop-3.
0.0-alpha1
.tar.gz

CentOS-7-
x86_64-DV
D-1511
.iso

图 4-33　文件准备

(2) 将这 5 台机器配置成一样的环境并作为虚拟机,通过内网的一个 DNS 服务器,指定 5 台虚拟机所对应的域名。

(3) 为 Hadoop 集群创建访问账号 Hadoop,创建访问组 Hadoop,创建用户目录,把账号、组和用户目录绑定。

(4) 为 Hadoop 的 HDFS 创建存储位置,授予 Hadoop

用户权限。

（5）设置 SSH 自动登录，使 5 台机器都有 SSH 自动登录配置。在服务器上安装
JDK1.8。

（6）在各台服务器上做好免密码验证。

（7）关闭防火墙和 Selinux。

（8）在相应的服务器上依次对 NameNode、DataNode、Zookeeper、Hive、JobTracker 和
TaskTracker 等 Hadoop 组件进行配置。

（9）格式化分布式文件系统。

（10）启动 Hadoop 集群；查看 Master 和 slave 的运行状态。在 NameNode 与
DataNode 上，通过查看相应的服务状态查看其运行状态。

2）系统总体设计

医疗平台的 Hadoop 集群中，一台计算机作为 master 结点，管理其他计算机，其他计算
机作为 slave 结点，负责数据存储。其系统总体设计如图 4-34 所示。

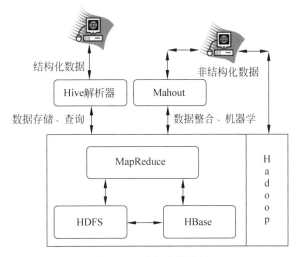

图 4-34　系统总体设计

其中，电子病历系统中数据以结构化数据为主，包括病人基本信息、就诊信息、诊断信
息、医嘱信息和文书报告。在传统电子病历中，这些信息均在关系型数据库中存储。要在
Hadoop 中存储以上结构化数据，要通过 Hive 对代码进行解析、编译、执行，最后数据通过
MapReduce 将数据存储到 HDFS。

PACS 中除了病人基本信息、检查医嘱信息这些结构化数据之外，还包括检查报告和映
像文件这些非结构化数据，以映像文件为例，单个病人每次检查会有数百张不等的映像文
件。针对 PACS 中的结构化数据，可以直接从 Hadoop 中获取，从而实现 PACS 与电子病历
系统的信息集成；对于非结构化数据，则可以通过 HBase 接口，存储到 HBase 数据库中，这
样，对历史数据的查询也可以通过 HBase 接口进行数据库查询而得到，提高了数据的查询
速度。Mahout 提供的机器学习算法可以进行机器学习开发，对数据库中的数据进行整合
之后，使用 Mahout 进行编程实现机器学习，根据机器学习的结果，为电子病历系统提供辅
助诊断和决策支持。

3）系统体系结构

针对医院内部医疗数据信息化建设的实际运行情况，以 Hadoop 技术框架为基础，将医疗平台的框架设计为数据层、控制层和应用层三个部分。

（1）最底层是数据层，负责将现有的医院信息系统提交的各类医疗数据文件通过切割分块的形式保存至 Hadoop 集群数据结点，实现文件的分片管理。数据层是由一系列安装了 Linux 操作系统的普通 PC 和现有医院信息系统的医疗数据库构成，HDFS 运行在众多 PC 构成的数据结点集群中，主要负责对原始医疗数据进行导入和分布式存储管理。

（2）控制层是中间层，管理各文件块和数据结点的对应关系。

（3）应用层是系统的最高层，为用户提供了操作界面接口，用户可以通过该接口进行辅助诊断和数据统计分析。系统体系结构如图 4-35 所示。

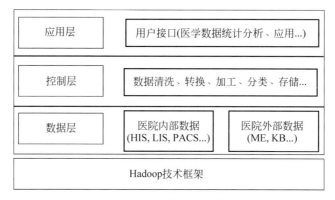

图 4-35　系统体系结构

4）数据处理流程

基于 Hadoop 的医疗平台的数据处理流程由数据采集、数据清洗、数据汇聚、数据备份、数据导出 5 部分组成。其数据处理流程如图 4-36 所示。

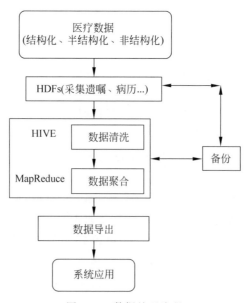

图 4-36　数据处理流程

（1）数据采集。数据采集时将数据导入 Hadoop 的 HDFS 中，采集的数据主要包含电子病历，财务和运营数据，临床资料和基因组数据等。

（2）数据清洗。由于采集到的数据类型包含结构化、半结构化及非结构化，种类繁多，所以平台需要对数据进行清洗后存储到分布式数据库中。使用 Hive 工具对不规则的医疗数据进行清洗，清洗的目的主要是为了提高数据质量，例如可以在 Hive 中使用 collect_set()函数，将一列多行转换成一行多列，可以实现删除重复用户名的功能。

（3）数据聚合。Hive 包含内建的一些基本聚合函数，如 MAX()、MIN()、AVG()等，同时也通过 ROLLUP()、CUBE()等函数支持更高级的聚合。聚合的海量数据，通过 MapReduce 进行分布式计算，得到的计算结果保存在 HDFS 中，供应用程序使用。

（4）数据备份。对于分布式文件系统来说，为了保证数据的高可用性和系统容错能力，往往会把同一数据块在多个结点上进行备份。

（5）数据导出。为了保证数据的完整性与安全性，将数据按照规定的数据格式要求进行处理后，定时导出。

5）应用现状

该医院已将近 5 年的历史数据全部导入 Hadoop 平台，数据总量约为 3.8TB，数据条数约为 2.8 亿条，后续每天数据增量约为 2GB、数据条数约为 14.7 万。在基于 Hadoop 的医疗平台基础上，数据均来源于该平台的定时传输，目前运行稳定，将 Hadoop 技术引入医疗行业可以解决更多数据共享与分析的问题。图 4-37 所示为平台应用示意图。

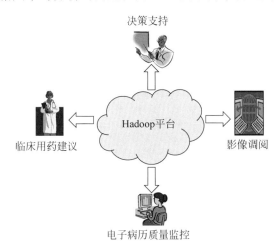

图 4-37　平台应用示意图

综上所述，Hadoop 是一个功能强大的平台，随着医疗相关领域的拓展，在此平台上处理并分析医疗相关的大数据，分析结果势必能够为人类的健康做出不可估量的贡献。

4.4.2　使用 Java 语言开发 Hadoop 医学病例数据统计

提前准备运行环境：

在 Hadoop 的 bin 目录下存放 winutils. exe，

在环境变量中配置 HADOOP_HOME，

将 hadoop. dll(hadoop2.7.3\bin)复制到 C:\Windows\System32 下面即可。

1. 准备测试数据

可以用爬虫去抓取,也可以自己手动添加测试数据。

这里以手动添加测试数据为例操作步骤见图 4-38~图 4-40。

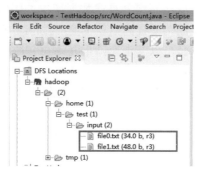

图 4-38　在 HDFS 中导入测试文件

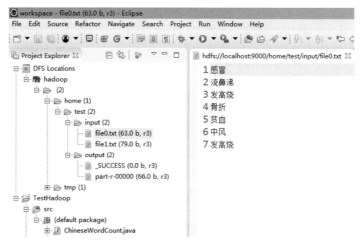

图 4-39　在 HDFS 中构造测试文件 file0.txt

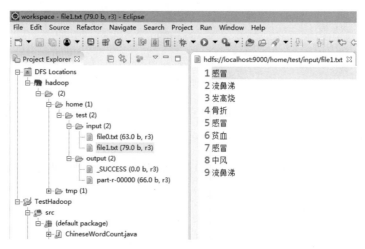

图 4-40　在 HDFS 中构造测试文件 file1.txt

2. 代码

在 Eclipse 中新建 Map/Reduce Project，如图 4-41 所示。

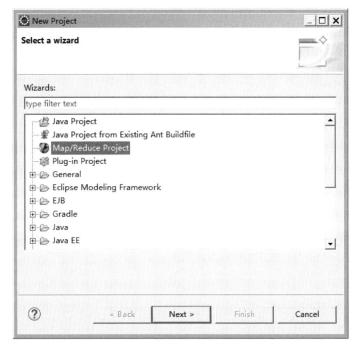

图 4-41　在 Eclipse 中新建 Map/Reduce 项目

测试代码如下：

```java
import java.io.IOException;
import java.io.InputStream;
import java.io.InputStreamReader;
import java.io.Reader;
import java.io.ByteArrayInputStream;
import org.wltea.analyzer.core.IKSegmenter;
import org.wltea.analyzer.core.Lexeme;
import org.apache.hadoop.conf.Configuration;
import org.apache.hadoop.fs.Path;
import org.apache.hadoop.io.IntWritable;
import org.apache.hadoop.io.Text;
import org.apache.hadoop.mapreduce.Job;
import org.apache.hadoop.mapreduce.Mapper;
import org.apache.hadoop.mapreduce.Reducer;
import org.apache.hadoop.mapreduce.lib.input.FileInputFormat;
import org.apache.hadoop.mapreduce.lib.output.FileOutputFormat;
import org.apache.hadoop.util.GenericOptionsParser;
public class ChineseWordCount {
    public static class TokenizerMapper extends
            Mapper<Object, Text, Text, IntWritable> {
        private final static IntWritable one = new IntWritable(1);
```

```
        private Text word = new Text();
        public void map(Object key, Text value, Context context)
                throws IOException, InterruptedException {
            byte[] bt = value.getBytes();
            InputStream ip = new ByteArrayInputStream(bt);
            Reader read = new InputStreamReader(ip);
            IKSegmenter iks = new IKSegmenter(read, true);
            Lexeme t;
            while ((t = iks.next()) != null) {
                word.set(t.getLexemeText());
                context.write(word, one);
            }
        }
    }
    public static class IntSumReducer extends
            Reducer < Text, IntWritable, Text, IntWritable > {
        private IntWritable result = new IntWritable();
        public void reduce(Text key, Iterable < IntWritable > values,
                Context context) throws IOException, InterruptedException {
            int sum = 0;
            for (IntWritable val : values) {
                sum += val.get();
            }
            result.set(sum);
            context.write(key, result);
        }
    }
    public static void main(String[] args) throws Exception {
        Configuration conf = new Configuration();
        String[] otherArgs = new GenericOptionsParser(conf, args)
                .getRemainingArgs();
        Job job = new Job(conf, "word count");
        job.setJarByClass(ChineseWordCount.class);
        job.setMapperClass(TokenizerMapper.class);
        job.setCombinerClass(IntSumReducer.class);
        job.setReducerClass(IntSumReducer.class);
        job.setOutputKeyClass(Text.class);
        job.setOutputValueClass(IntWritable.class);
        FileInputFormat.addInputPath(job, new Path("hdfs://localhost:9000/home/test/input/
* .txt"));
        FileOutputFormat.setOutputPath( job, new Path ( " hdfs://localhost:9000/home/test/
output"));
        System.exit(job.waitForCompletion(true) ? 0 : 1);
    }
}
```

3. 运行结果

测试数据完成后,可在 Eclipse 中查看运行结果,如图 4-42 所示。

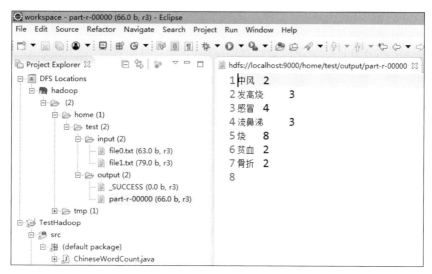

图 4-42　在 Eclipse 中查看运行结果

本章小结

本章对 Hadoop 的发展、架构与组成以及医学应用进行了简要的介绍。通过本章的学习，读者将会对 Hadoop 有初步的认知，并且能够了解基于 Hadoop 技术，可以在多方面分析医疗行业的信息，在临床以及科研上实现对医学大数据的探索。

【关键词注释】

1. 分布式文件系统：是指文件系统管理的物理存储资源不一定直接连接在本地结点上，而是通过计算机网络与结点相连。

2. 序列化：即 Serialization，是将对象的状态信息转换为可以存储或传输的形式的过程。在序列化期间，对象将其当前状态写入到临时或持久性存储区。以后，可以通过从存储区中读取或反序列化对象的状态，重新创建该对象。

3. 抽象文件系统：与实体对应，它是由概念、原理、假说、方法、计划、制度、程序等非物质实体构成的系统，实体与抽象两类系统在实际中常结合在一起，以实现一定功能。抽象文件系统往往对实体系统提供指导和服务。

4. API：Application Programming Interface，应用程序编程接口。是一些预先定义的函数，目的是提供应用程序与开发人员基于某软件或硬件得以访问一组例程的能力，而又无须访问源码，或理解内部工作机制的细节。

5. CentOS：Community Enterprise Operating System，社区企业操作系统。是 Linux 发行版之一，它是来自于 Red Hat Enterprise Linux 依照开放源代码规定释出的源代码所编译而成。

习题 4

一、填空题

1. Hadoop 是＿＿＿＿＿＿＿＿＿。

2. Hadoop 架构由多个模块组成,其中最核心的设计_____。

3. Hadoop 架构图中,最下面一层是_____。

4. Hadoop 功能不仅仅是对海量数据的处理,其真正的价值是_____。

5. YARN 是_____。

二、简答题

1. 简述 Hadoop 的核心模块。

2. 简述 Hadoop 的功能。

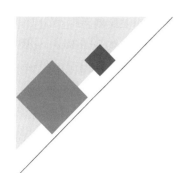

第5章

Spark

导学

Spark 是一个围绕速度、易用性和复杂分析构建的大数据处理框架,在近两年内已发展成为大数据处理领域最炙手可热的开源项目。

了解:Spark 的发展现状;Spark 的应用场景与 Spark 的医学应用案例。

掌握:Spark 的概念;Spark 有哪些优点(对比 Hadoop);Spark 速度比 Hadoop 快的原因;Spark 生态系统的组成;Spark 生态系统中的 Runtime、Spark SQL、MLlib、GraphX、Spark Streaming 的概念。

在大数据领域,Apache Spark(以下简称 Spark)通用并行分布式计算框架越来越受人瞩目。Spark 适合各种迭代算法和交互式数据分析,能够提升大数据处理的实时性和准确性,能够更快速地进行数据分析。

5.1 Spark 平台

Spark 和 Hadoop 都属于大数据的框架平台,而 Spark 是 Hadoop 的后继产品。由于 Hadoop 设计上只适合离线数据的计算以及在实时查询和迭代计算上的不足,已经不能满足日益增长的大数据业务需求。因而 Spark 应运而生,Spark 具有可伸缩、在线处理、基于内存计算等特点,并可以直接读写 Hadoop 上任何格式的数据。

5.1.1 Spark 简介

Spark 是一个开源的通用并行分布式计算框架。2009 年由加州大学伯克利分校的 AMP 实验室开发,是当前大数据领域最活跃的开源项目之一。Spark 也称为快数据,与 Hadoop 的传统计算方式 MapReduce 相比,效率至少提高 100 倍。比如通过对比逻辑回归算法在 Hadoop 和 Spark 上的运行时间,可以看出 Spark 的效率有很大的提升,如图 5-1 所示。

Spark 编程非常高效、简洁,支持多种语言的 API,如 Scala、Java、Python 等。例如在基

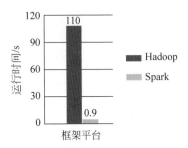

图 5-1　逻辑回归算法在 Hadoop 和
Spark 上的运行时间对比

于 MapReduce 开发的 WordCount 示例程序中,用户需要重写 Map 类和 Reduce 类,虽然 MapReduce 类似八股文的程序编写模式极大地简化了并行程序开发过程,但是程序代码至少几十行。若基于 Spark 开发同样的 WordCount 程序,仅需短短的几行代码,就可以对单词个数进行统计。

5.1.2　Spark 发展

Spark 的发展速度非常迅速。2009 年,Spark 诞生;2010 年,Spark 正式开源;2013 年成为 Apache 基金项目;2014 年成为 Apache 基金的顶级项目,整个过程不到五年时间。

从 2013 年 6 月到 2014 年 6 月,Spark 的开发人员从原来的 68 位增长到 255 位,参与开发的公司也从 17 家上升到 50 家。在这 50 家公司中,有来自中国的阿里巴巴、百度、网易、腾讯、搜狐等公司。当然,代码库的代码行也从原来的 63 000 行增加到 75 000 行。图 5-2 所示为截至 2014 年 Spark 的开发人员数量每年的增长曲线。

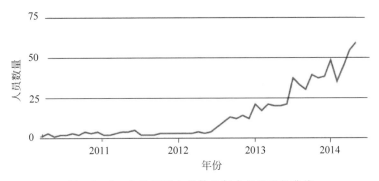

图 5-2　Spark 的开发人员数量每个月的增长曲线

Spark 广泛应用在国内外各大公司,比如国外的谷歌、亚马逊、雅虎、微软和国内的百度、腾讯、爱奇艺、阿里等公司。近两年,Spark 在中国的发展达到了一个前所未有的状态和高度。其中阿里巴巴的搜索和广告业务,最初使用 Mahout 和 MapReduce 来解决复杂的机器学习问题,但是在效率和代码维护方面并不理想,现已转向 Spark 框架。淘宝技术团队使用 Spark 实现了多次迭代的机器学习算法和一些高计算复杂度的算法,并将其运用在推荐系统上;同时还利用 Spark 中的一系列组件解决了基于最大连通图的社区发现、基于三角形计数的关系衡量、基于随机游走的用户属性传播等许多生产问题。此外,腾讯也是最早使用 Spark 的应用之一。借助 Spark 快速迭代的优势,腾讯提出了大数据精准推荐,并采用"数据-算法-系统"这套技术方案支持每天上百亿的请求量。随着各行业数据量的与日俱增,相信 Spark 会应用到越来越多的生产场景中去。

5.1.3　Spark 的优点

与 Hadoop 相比,Spark 真正的优势在于速度,除了速度之外,Spark 还有很多的优点,如表 5-1 所示。

表 5-1　Hadoop 与 Spark 的对比

对比项	Hadoop	Spark
工作方式	非在线、静态	在线、动态
处理速度	高延迟	比 Hadoop 快数十倍至上百倍
兼容性	开发语言：JAVA 语言	开发语言：以 Scala 为主的多语言
	最好在 Linux 系统下搭建，对 Windows 的兼容性不好。	对 Linux 和 Windows 等操作系统的兼容性都非常好
存储方式	磁盘	既可以在内存上存储，也可以在磁盘上存储。
操作类型	只提供 Map 和 Reduce 两个操作，表达力欠缺。	提供很多转换和动作，很多基本操作如 Join、Group By 已经在 RDD 转换和动作中实现。
数据处理	只适用数据的批处理，实时处理非常差。	除了能够提供交互式实时查询外，还可以进行图处理、流式计算和反复迭代的机器学习等。
逻辑性	处理逻辑隐藏在代码细节中，没有整体逻辑。	代码不包含具体操作的实现细节，逻辑更清晰。
抽象层次	抽象层次低，需要手工编写代码来完成。	Spark 的 API 更强大，抽象层次更高。
可测试性	不容易	容易

5.1.4　Spark 速度比 Hadoop 快的原因

1. Hadoop 数据抽取运算模型

使用 Hadoop 处理一些问题诸如迭代式计算，每次对磁盘和网络的开销相当大。尤其每一次迭代计算都将结果写到磁盘以后再读回来，另外计算的中间结果还需要三个备份。Hadoop 中的数据传送与共享、串行方式、复制以及磁盘 I/O 等因素都使得 Hadoop 集群在低延迟、实时计算方面表现有待改进。Hadoop 的数据抽取运算模型如图 5-3 所示。

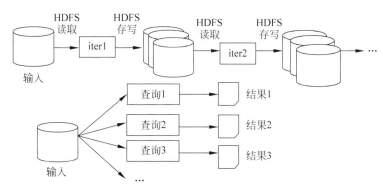

图 5-3　Hadoop 数据抽取运算模型

从图 5-3 中可以看出，Hadoop 中数据的抽取运算是基于磁盘的，中间结果也存储在磁盘上。所以，MapReduce 运算伴随着大量的磁盘的 I/O 操作，运算速度严重受到了限制。

2. Spark 数据抽取运算模型

Spark 使用内存（RAM）代替了传统 HDFS 存储中间结果，Spark 的数据抽取运算模型如图 5-4 所示。

从图 5-4 中可以看出，Spark 这种内存型计算框架比较适合各种迭代算法和交互式数

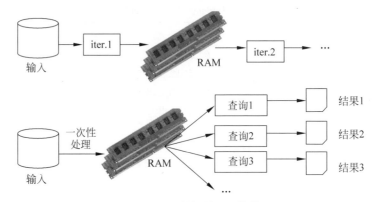

图 5-4　Spark 数据抽取运算模型

据分析。可每次将操作过程中的中间结果存入内存中，下次操作直接从内存中读取，省去了大量的磁盘 I/O 操作，效率也随之大幅提升。

5.2　Spark 生态系统

Spark 整个生态系统分为三层，如图 5-5 所示。

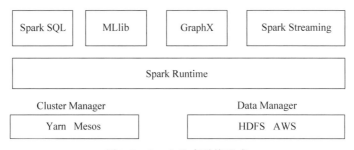

图 5-5　Spark 生态系统组成

从底向上分别为：

（1）底层的 Cluster Manager 和 Data Manager：Cluster Manager 负责集群的资源管理；Data Manager 负责集群的数据管理。

（2）中间层的 Spark Runtime，即 Spark 内核。它包括 Spark 的最基本、最核心的功能和基本分布式算子。

（3）最上层为四个专门用于处理特定场景的 Spark 高层模块：Spark SQL、MLlib、GraphX 和 Spark Streaming，这四个模块基于 Spark RDD 进行了专门的封装和定制，可以无缝结合，互相配合。

5.2.1　底层的群集管理器和数据管理器

Cluster Manager 负责集群的资源管理；Data Manager 负责集群的数据管理。

1. 集群的资源管理可以选择 YARN、Mesos 等

Mesos 是 Apache 下的开源分布式资源管理框架，它被称为分布式系统的内核。Mesos

根据资源利用率和资源占用情况,在整个数据中心内进行任务的调度,提供类似于 YARN 的功能。Mesos 内核运行在每个机器上,可以通过数据中心和云环境向应用程序(Hadoop、Spark 等)提供资源管理和资源负载的 API 接口。

2. 集群的数据管理则可以选择 HDFS、AWS 等

Spark 支持两种分布式存储系统:HDFS 和 AWS。亚马逊云计算服务 AWS(Amazon Web Services,AWS)提供全球计算、存储、数据库、分析、应用程序和部署服务;AWS 提供的云服务中支持使用 Spark 集群进行大数据分析。Spark 对文件系统的读取和写入功能是 Spark 自己提供的,借助 Mesos 分布式实现。

5.2.2　中间层的 Spark Runtime

Spark Runtime 包含 Spark 的基本功能,这些功能主要包括任务调度、内存管理、故障恢复以及和存储系统的交互等。Spark 的一切操作都是基于 RDD 实现的,RDD 是 Spark 中最核心的模块和类,也是 Spark 设计的精华所在。

1. RDD 的概念

RDD(Resilient Distributed Datasets,RDD)即弹性分布式数据集,可以简单地把 RDD 理解成一个提供了许多操作接口的数据集合,和一般数据集不同的是,其实际数据分布存储在磁盘和内存中。

对开发者而言,RDD 可以看作是 Spark 中的一个对象,它本身运行于内存中。如读文件、写文件、数据之间的依赖、Key-Value 类型的 Map 数据都可以看作 RDD。RDD 是一个大的集合,将所有数据都加载到内存中,方便进行多次重用。

2. RDD 的操作类型

RDD 提供了丰富的编程接口来操作数据集合,一种是 Transformation 操作,另一种是 Action 操作。

(1) Transformation 的返回值是一个 RDD,如 Map、Filter、Union 等操作。它可以理解为一个领取任务的过程。如果只提交 Transformation 是不会提交任务来执行的,任务只有在 Action 提交时才会被触发。

(2) Action 返回的结果把 RDD 持久化起来,是一个真正触发执行的过程。它将规划以任务(Job)的形式提交给计算引擎,由计算引擎将其转换为多个 Task,然后分发到相应的计算结点,开始真正的处理过程。

Spark 的计算发生在 RDD 的 Action 操作,而对 Action 之前的所有 Transformation,Spark 只是记录下 RDD 生成的轨迹,而不会触发真正的计算。

Spark 内核会在需要计算发生的时刻绘制一张关于计算路径的有向无环图(Directed Acyclic Graph,简称 DAG)。举个例子,在图 5-6 中,从输入中逻辑上生成 A 和 C 两个

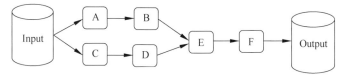

图 5-6　有向无环图 DAG 的生成

RDD,经过一系列 Transformation 操作,逻辑上生成了 F。注意,这时候计算没有发生,Spark 内核只是记录了 RDD 的生成和依赖关系。当 F 要进行输出(进行了 Action 操作)时,Spark 会根据 RDD 的依赖生成 DAG,并从起点开始真正的计算。

5.2.3　高层的应用模块

1. Spark SQL

Spark SQL 作为 Spark 大数据框架的一部分,主要用于结构化数据处理和对 Spark 数据执行类 SQL 的查询,并且与 Spark 生态的其他模块无缝结合。Spark SQL 兼容 SQL、Hive、JSON、JDBC 和 ODBC 等操作。Spark SQL 的前身是 Shark,而 Shark 的前身是Hive。Shark 比 Hive 在性能上要高出一到两个数量级,而 Spark SQL 比 Shark 在性能上又要高出一到两个数量级。

2. MLlib

MLlib 是一个分布式机器学习库,即在 Spark 平台上对一些常用的机器学习算法进行了分布式实现,随着版本的更新,它也在不断扩充新的算法。MLlib 支持多种分布式机器学习算法,如分类、回归、聚类等。MLlib 已经实现的算法如表 5-2 所示。

表 5-2　MLlib 已经实现的算法

算　　法	功　　能
Classilication/Clustenng/Regressionilree	分类算法、回归算法、决策树、聚类算法
Optimization	核心算法的优化方法实现
Stat	基础统计
Feature	预处理
Evaluation	算法效果衡量
Linalg	基础线性代数运算支持
Recommendation	推荐算法

3. GraphX

GraphX 是构建于 Spark 上的图计算模型,GraphX 利用 Spark 框架提供的内存缓存RDD、DAG 和基于数据依赖的容错等特性,实现高效健壮的图计算框架。GraphX 的出现,使得 Spark 生态系统在大图处理和计算领域得到了更加的完善和丰富,同时其与 Spark 生态系统其他组件进行很好的融合,以及强大的图数据处理能力,使其广泛地应用在多种大图处理的场景中。

GraphX 实现了很多能够在分布式集群上运行的并行图计算算法,而且还拥有丰富的API 接口。因为图的规模大到一定的程度之后,需要将算法并行化,以方便其在分布式集群上进行大规模处理。GraphX 优势就是提升了数据处理的吞吐量和规模。

4. Spark Streaming

Spark Streaming 是 Spark 系统中用于实时处理流数据的分布式流处理框架,扩展了Spark 流式大数据处理能力。流数据的例子有生产环境的 Web 服务器生成的日志文件,用户向一个 Web 服务请求包含状态更新的消息。

Spark Streaming 将数据流以时间片为单位进行分割形成 RDD,能够以相对较小的时间间隔对流数据进行处理。Spark Streaming 还能够和其余 Spark 生态的模块,如 Spark

SQL、GraphX、MLlib 等进行无缝的集成，以便联合完成基于实时流数据处理的复杂任务。

如果要用一句话来概括 Spark Streaming 的处理思路的话，那就是"将连续的数据持久化、离散化、然后进行批量处理"。

（1）数据持久化

将从网络上接收到的数据先暂时存储下来，为事件处理出错时的事件重演提供可能。

（2）数据离散化

数据源源不断的涌进，永远没有尽头。既然不能穷尽，那么就将其按时间分片。比如采用一分钟为时间间隔，那么在连续的一分钟内收集到的数据就集中存储在一起。

（3）批量处理

将持久化下来的数据分批进行处理，处理机制套用之前的 RDD 模式。

5.3　Spark 的实现方法

5.3.1　Spark 环境配置

Spark 环境配置如图 5-7 和图 5-8 所示。

```
📁 hadoop2.7.2
📁 jdk1.8.0_231
📁 python37-64
📁 scala-2.11.4
📁 spark-2.4.4-bin-hadoop2.7
```

```
@rem 环境变量的配置和初始化:
set JAVA_HOME=%~dp0%jdk1.8.0_231
set HADOOP_HOME=%~dp0%hadoop2.7.2
set SPARK_HOME=%~dp0spark-2.4.4-bin-hadoop2.7
set path=%~dp0python37-64;%path%
set pa=%~dp0%
```

图 5-7　Spark 环境配置软件　　　　　　图 5-8　Spark 环境变量配置

5.3.2　Spark 操作实例

测试文件 test.txt 内容，测试代码如图 5-9 所示。

```python
These examples give a quick
overview of the Spark API.
Spark is built on the
concept of distributed datasets,
which contain arbitrary
Java or Python objects.

from __future__ import print_function
import sys
from operator import add
from pyspark.sql import SparkSession
if __name__ == "__main__":
    if len(sys.argv) != 2:
        print("Usage: wordcount <file>", file=sys.stderr)
        exit(-1)
    spark = SparkSession.builder.appName("PythonWordCount").getOrCreate()
    lines = spark.read.text(sys.argv[1]).rdd.map(lambda r: r[0])
    counts = lines.flatMap(lambda x: x.split(' ')).map(lambda x: (x, 1)).reduceByKey(add)
    output = counts.collect()
    for (word, count) in output:
        print("%s: %i" % (word, count))
    spark.stop()
```

图 5-9　测试代码

5.4　Spark 在医学领域的应用

5.4.1　Spark 在医学领域的应用场景

　　Spark 能够满足医学信息处理中以交互式查询和迭代计算为代表的统计分析、数据挖掘、图形计算等各种数据处理需求,可用于临床转化医学研究、基于海量原始数据的实时卫生统计和辅助决策、文献挖掘、流行病预警和预测等。

　　Spark 可以解决医学大数据计算中的批处理、交互查询及流式计算等核心问题。Spark 的优势不仅体现性能的提升,Spark 框架还为批处理(Spark Core)、SQL 查询(Spark SQL)、流式计算(Spark Streaming)、机器学习(MLlib)、图计算(GraphX)等提供一个统一的数据处理平台,这相对于使用 Hadoop 有很大优势。表 5-3 列举了 Spark 在应用方面与其他大数据框架的对比。

表 5-3　Spark 的应用

应用场景	成熟的框架	Spark	时间对比
复杂的批量数据处理	MapReduce(Hive)	Spark Runtime	小时级,分钟级
基于历史数据的交互式查询	MapReduce	Spark SQL	分钟级,秒级
基于实时数据流的数据处理	Storm	Spark Streaming	秒级,秒级
基于历史数据的数据挖掘	Mahout	Spark MLlib	分钟级,秒级
基于增量数据的机器学习	无	Spark Streaming+ MLlib	分钟级
基于图计算的数据处理	无	Spark GraphX	分钟级

5.4.2　使用 Scala 语言开发 Spark 医学应用程序

　　本节将从实例出发,介绍如何使用 Scala 语言(Spark 框架的开发语言)开发 Spark 应用程序并且将其运行在 Spark 集群环境中。

ID	年龄
1	22
2	20
3	18
4	38
5	75
6	64
7	58
8	88
9	67
10	16
11	20
12	45

图 5-10　测试数据格式预览

　　医学应用案例描述:假设需要统计一个 1000 万患有糖尿病患者的平均年龄。假设这些年龄信息都存储在一个文件里,并且该文件的格式如下,第一列是 ID,第二列是年龄。测试数据格式预览如图 5-10 所示。

　　针对以上应用案例,使用 Scala 语言开发 Spark 应用程序,操作步骤如下:

　　(1) 在 Windows 环境下搭建 Spark 平台

　　Spark 平台的搭建主要包括四个步骤,分别是 JDK 的安装和配置、Scala 的安装、Intellij IDE 的安装和配置、Spark 的安装。详细的安装和调试方法可以参照网址:http://blog.csdn.net/ZHAOLEI5911/article/details/53138493。

　　(2) 启动 Intellij IDE(Scala 语言编辑器),选择 Scala,新建工程,如图 5-11 所示。然后在工程目录下创建一个 lib 文件夹,并且把 Spark 安装包下的 spark-assembly.jar 包复制到 lib 目录下,如图 5-12 所示。

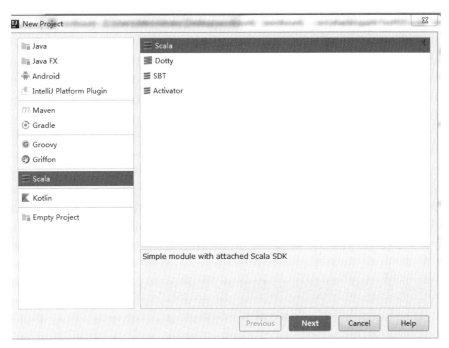

图 5-11　新建工程

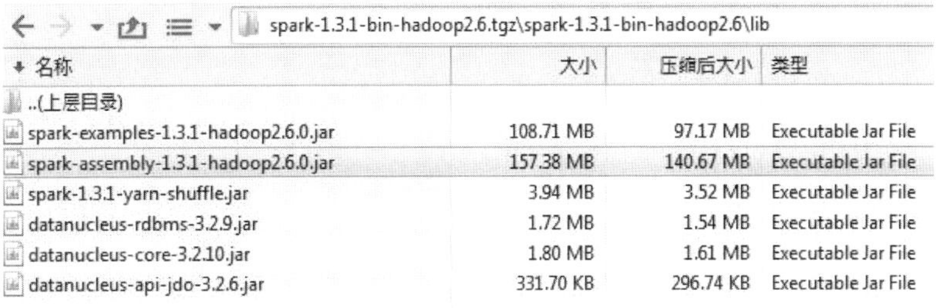

图 5-12　Spark 开发 jar 包

并且添加该 jar 包到工程的 classpath 中,并配置工程使用刚刚安装的 Scala2.10.4 版本,工程目录结构如图 5-13 所示。

（3）用 Scala 语言编写一个生成 1000 万患者年龄数据的程序文件,源程序如图 5-14 所示。

（4）案例分析与编程实现

案例分析:要计算 1000 万患者的平均年龄,那么首先需要对源文件对应的 RDD 进行处理,也就是将它转化成一个只包含年龄信息的 RDD,其次是计

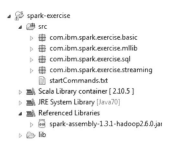

图 5-13　添加 jar 包到 classpath 中

算元素个数即为总人数,然后把所有年龄数加起来即为总年龄,最后平均年龄＝总年龄/人数。对于第一步需要使用 Map 算子把源文件对应的 RDD 映射成一个新的只包含年龄数据的 RDD,需要对在 Map 算子的传入函数中使用 Split 方法,得到数组后只取第二个元素即

```
1   import java.io.FileWriter
2   import java.io.File
3   import scala.util.Random
4
5   object SampleDataFileGenerator {
6
7   def main(args:Array[String]) {
8   val writer = new FileWriter(new File("C: \\sample_age_data.txt"),false)
9   val rand = new Random()
10  for ( i <- 1 to 10000000) {
11  writer.write( i + " " + rand.nextInt(100))
12  writer.write(System.getProperty("line.separator"))
13  }
14  writer.flush()
15  writer.close()
16  }
17  }
```

图 5-14　年龄信息文件生成类源码

为年龄信息；第二步计算数据元素总数需要对于第一步映射的结果 RDD，使用 Count 算子；第三步则是使用 Reduce 算子对只包含年龄信息的 RDD 的所有元素用加法求和；最后使用除法计算平均年龄即可。

编程实现：由于本例输出结果很简单，所以在控制台输出即可，用 Scala 语言编写 AvgAgeCalculator 类来实现平均年龄的计算，源码如图 5-15 所示。

```
1   import org.apache.spark.SparkConf
2   import org.apache.spark.SparkContext
3   object AvgAgeCalculator {
4    def main(args:Array[String]) {
5    if (args.length < 1){
6    println("Usage:AvgAgeCalculator datafile")
7    System.exit(1)
8    }
9    val conf = new SparkConf().setAppName("Spark Exercise:Average Age Calculator")
10   val sc = new SparkContext(conf)
11   val dataFile = sc.textFile(args(0), 5);
12   val count = dataFile.count()
13   val ageData = dataFile.map(line => line.split(" ")(1))
14   val totalAge = ageData.map(age => Integer.parseInt(
15                              String.valueOf(age))).collect().reduce((a,b) => a+b)
16   println("Total Age:" + totalAge + ";Number of People:" + count )
17   val avgAge : Double = totalAge.toDouble / count.toDouble
18   println("Average Age is " + avgAge)
19   }
20  }
```

图 5-15　AvgAgeCalculator 类源码

（5）提交到集群执行

要执行本实例的程序，需要将刚刚生成的年龄信息文件上传到 HDFS 上，假设刚才已经在目标机器上执行生成年龄信息文件的 Scala 类，并且文件被生成到了/home/fams 目录下。需要运行一下 HDFS 命令把文件复制到 HDFS 的/user/fams 目录下。

将年龄信息文件复制到 HDFS 目录下的命令为：

hdfs dfs － copyFromLocal /home/fams /user/fams.

在控制台执行 AvgAgeCalculator 类的命令如图 5-16 所示。

```
1   ./spark-submit \
2   --class com.ibm.spark.exercise.basic.AvgAgeCalculator \
3   --master spark://hadoop036166:7077 \
4   --num-executors 3 \
5   --driver-memory 6g \
6   --executor-memory 2g \
7   --executor-cores 2 \
8   /home/fams/sparkexercise.jar \
9   hdfs://hadoop036166:9000/user/fams/inputfiles/sample_age_data.txt
```

图 5-16　执行 AvgAgeCalculator 类的命令

执行完 AvgAgeCalculator 类的命令后,就可以在控制台看到程序的输出结果,如图 5-17 所示。

```
Total Age:494920921;Number of People:10000000
Average Age is 49.4920921_
```

图 5-17　程序的输出结果

通过本例题,目的是让大家对如何使用 Scala 语言编写 Spark 应用程序进行简单的了解。当然在处理实际问题时,情况可能比本例题复杂很多,但是解决问题的基本思想是一致的。在碰到实际问题的时候,首先要对源数据结构格式等进行分析,然后确定如何去使用 Spark 提供的算子对数据进行转化,最终根据实际需求选择合适的算法操作数据并计算结果。

本章小结

Spark 作为一个开源的大数据处理平台,以其内存计算、可伸缩及高效的容错特性,与分布式文件存储系统、分布式数据库结合使用,配合其丰富的生态系统,解决了数据增长和处理性能需求之间存在的瓶颈问题。可以预见 Spark 在医学领域中具有广阔的应用前景,将在医学大数据处理分析中得到更广泛和深入的应用。

【关键词注释】

1. 迭代:是重复反馈过程的活动,其目的通常是为了逼近所需目标或结果。每一次对过程的重复称为一次"迭代",而每一次迭代得到的结果会作为下一次迭代的初始值。

2. 流数据:流数据是一组顺序、大量、快速、连续到达的数据序列。一般情况下,数据流可被视为一个随时间延续而无限增长的动态数据集合。应用于网络监控、传感器网络、航空航天、气象测控和金融服务等领域。

3. R 语言:用于统计分析、绘图的语言和操作环境。R 语言是一个自由、免费、源代码开放的软件,它是一个用于统计计算和统计制图的优秀工具。

4. 逻辑回归:是一种广义的线性回归分析模型,常用于数据挖掘、疾病自动诊断、经济预测等领域。例如探讨引发疾病的危险因素,并根据危险因素预测疾病发生的概率等。

5. Python 语言:是一种面向对象、解释型计算机程序设计语言。Python 具有丰富和强大的库。它常被昵称为胶水语言,能够把用其他语言制作的各种模块(尤其是 C/C++)很轻松地联结在一起。

6. JSON:(JavaScript Object Notation,JSON)是一种轻量级的数据交换格式。JSON 采用完全独立于语言的文本格式,但是也使用了类似于 C 语言家族的习惯(包括 C、C++、C♯、Java、JavaScript、Perl、Python 等)。这些特性使 JSON 成为理想的数据交换语言。

7. JDBC:(Java Data Base Connectivity,Java 数据库连接)是一种用于执行 SQL 语句的 Java API,可以为多种关系数据库提供统一访问,它由一组用 Java 语言编写的类和接口组成。

8. ODBC:(Open Database Connectivity,开放数据库连接)是微软公司开放服务结构中有关数据库的一个组成部分,它建立了一组规范,并提供了一组对数据库访问的标准 API。这些 API 利用 SQL 来完成其大部分任务。ODBC 本身也提供了对 SQL 语言的支持,用户可以直接将 SQL 语句送给 ODBC。

9. 基于最大连通图:把图的所有结点用最少的边将其连接起来的子图,所以极大连通子图不为 1,因此可以说最大连通子图是一个累赘概念,因为任何一个极大连通子图,其实都可以叫作最大连通子图。

10. 持久化：把数据(如内存中的对象)保存到可永久保存的存储设备中(如磁盘)。持久化的主要应用是将内存中的对象存储在数据库中,或者存储在磁盘文件、XML数据文件中,等等。

11. iter：迭代器(iterator)有时又称游标(cursor),是程序设计的软件设计模式,可在容器(container,例如链表或阵列)上遍访的接口,设计人员无须关心容器的内容。

12. 算子：是一个函数空间到函数空间上的映射 O: X→X。广义地讲,对任何函数进行某一项操作都可以认为是一个算子,甚至包括求幂次、开方都可以认为是一个算子,只是有的算子用了一个符号来代替它所要进行的运算罢了,它和f(x)的f没区别,它甚至和加减乘除的基本运算符号都没有区别,只是它可以对单对象操作罢了(有的符号比如大于、小于号要对多对象操作)。

习题 5

一、填空题

1. Spark 大数据框架适合各种＿＿＿＿算法和交互式数据分析,能够提升大数据处理的实时性和准确性。

2. ＿＿＿＿也称为快数据,与 Hadoop 的传统计算方式 MapReduce 相比,效率至少提高 100 倍。

3. ＿＿＿＿语言是 Spark 框架的开发语言,是一种类似 Java 的编程语言。

4. Spark 是当前流行的＿＿＿＿大数据处理框架,具有快速、通用、简单等特点。

5. 与 Hadoop 相比,Spark 真正的优势在于＿＿＿＿。

6. Spark 使用＿＿＿＿代替了传统 HDFS 存储中间结果。

7. Spark 整个生态系统分为三层,底层的＿＿＿＿负责集群的资源管理。

8. Spark 整个生态系统分为三层,底层的＿＿＿＿负责集群的数据管理。

9. Spark 整个生态系统分为三层,中间层的＿＿＿＿包括 Spark 的最基本、最核心的功能和基本分布式算子。

10. RDD(Resilient Distributed Datasets,弹性分布式数据集)即＿＿＿＿。

11. 对开发者而言,＿＿＿＿可以看作是 Spark 中的一个对象,它本身运行于内存中。它是一个大的集合,将所有数据都加载到内存中,方便进行多次重用。

12. RDD 提供了丰富的编程接口来操作数据集合,一种是＿＿＿＿操作,另一种是 Action 操作。

13. RDD 的＿＿＿＿操作返回的结果把 RDD 持久化起来,是一个真正触发执行的过程。

14. Spark 内核会在需要计算发生的时刻绘制一张关于计算路径的＿＿＿＿,简称 DAG。

15. ＿＿＿＿作为 Spark 大数据框架的一部分,主要用于结构化数据处理和对 Spark 数据执行类 SQL 的查询。

16. ＿＿＿＿是一个分布式机器学习库,即在 Spark 平台上对一些常用的机器学习算法进行了分布式实现。

17. ＿＿＿＿是构建于 Spark 上的图计算模型,它利用 Spark 框架提供的内存缓存 RDD、DAG 和基于数据依赖的容错等特性,实现高效健壮的图计算框架。

18. _____是 Spark 系统中用于处理流数据的分布式流处理框架,扩展了 Spark 流式大数据处理能力。

19. Spark Streaming 将数据流以时间片为单位进行分割形成_____,能够以相对较小的时间间隔对流数据进行处理。

20. Spark Streaming 还能够和其余 Spark 生态的模块进行无缝的集成,以便联合完成基于_____处理的复杂任务。

二、简答题

1. 简述什么是 Spark。

2. 与 Hadoop 进行比较,Spark 在工作方式、处理速度、存储方式和兼容性等方面有哪些优点。

3. 从数据抽取运算模型进行分解,分析 Spark 速度比 Hadoop 快的原因。

4. 简述 Spark 整个生态系统分为哪三层。

5. 简述什么是 RDD。

6. 简述什么是 RDD 的 Transformation 操作和 Action 操作。

7. 通过下面的图,简述什么是 DAG,DAG 是如何生成的。

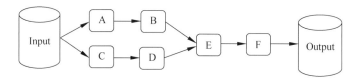

8. 简述什么是 Spark SQL

9. 简述什么是 GraphX。

10. 简述什么是 Spark Streaming 的数据持久化、离散化和批量处理。

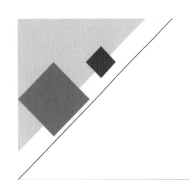

第6章

NoSQL概论

 导学

本章介绍 NoSQL 的基本概念和特点，并简单介绍支持 NoSQL 数据管理的技术基础；按照数据管理方式的不同，NoSQL 可以分成四种类型，包括键值存储、列存储、面向文档存储和图形存储；最后介绍几种典型的 NoSQL 工具及其医学应用。

了解：NoSQL 数据管理的技术基础；四种不同类型的数据管理方法的工作原理；几种典型工具及其医学应用。

掌握：NoSQL 的基本概念、特点及分类。

NoSQL 的概念在 2009 年第一次被提出，这个概念的提出对传统的数据管理方式来说是一次颠覆性的改变。不得不说，传统的关系型数据库具有卓越的性能，稳定性高，使用简便，功能强大。但随着大数据时代的到来及互联网 Web 2.0 网站的兴起，传统的关系型数据库暴露出很多难以克服的问题。

因此，许多新兴的打破关系模型的数据存储方案应运而生，人们将其称为 NoSQL。通常情况下，人们把 NoSQL 解释为非结构化或非关系数据管理方法，其实更加准确的解释应该是 NoSQL——Not Only SQL，即不仅仅是关系型数据。

6.1　NoSQL 概述

6.1.1　概念及特点

1. NoSQL 的概念

伴随着网络信息技术的迅猛发展，Web 网站的数据存储日益呈现出海量、高增长率和多样化的趋势。在当今数据量以指数级增长的大数据生产环境下，人们面临着数据管理挑战，例如如何存储和处理大数据、如何挖掘大数据的有效信息和传统的关系数据库由于需要保持严格的事务特性，很难以分布式方式进行数据的处理在应对海量数据的存储、分析计算等问题时出现瓶颈。为了提升大数据背景下数据处理的效率与质量，需要对传统关系数据库进行创新,于是 NoSQL(Not only SQL)数据库出现了。NoSQL 数据库对数据存储功能进行了精简,着重于分布式的数据处理,凭借易扩展、数据量大、性能高、数据模型灵活、可用性强,能够很好地满足大事务量、海量数据低延迟访问和高服务可用性的需求,受到越来越多数据库服务提供商的青睐,成为大数据场景下解决海量数据存储、维护以及管理问题的有效方式,在互联网领域显现出越来越广阔的应用前景[1-5]。

NoSQL 一词最早由 Carlo Strozzi 于 1998 年提出,当时,他将自己开发的轻量级、开源关系数据库管理系统命名为 NoSQL。NoSQL 数据库泛指非关系型数据管理技术,是对传统关系数据库(Relational Database Management System,RDBMS)的发展和补充,也是大数据时代的热点[6]。非关系数据库的数据模式并不固定,大多基于结构简单的键值对存储方式,因此非关系数据库具备良好的扩展性,可以解决海量数据的存储问题,实现高并发的读写操作。

NoSQL 数据库不但满足了由于数据的海量增长而提出的高并发处理请求的要求,也具备了比传统关系数据库更好的扩展性和可用性。与此同时,NoSQL 数据库也提升了数据的处理速度,并极大地增加了数据存储容量。它可以说是为了满足大数据时代的海量数据存储、更好的扩展性以及灵活的需求变化而生的新一代的数据库系统。这类数据库与传统的关系数据库在设计思想和数据结构方面有了很大的不同,最显著的特点就是抛弃了关系模型,更强调数据库数据的高并发读写和存储大数据[3,7-9]。虽然 NoSQL 数据库已经存在了很多年,但是随着云计算的兴起和大数据时代的来临,才得到大规模应用,因为它在规模、性能和易用性方面相比传统关系数据库有独特的优势,能够应对大数据提出的挑战,可以轻松处理大量数据和高用户负载[7]。在前面第 4 章,我们为大家介绍了 Hadoop。如果说 Hadoop 是一个产品,那么 NoSQL 就是一项技术。

2. NoSQL 的特点

(1)易扩展性

当前社会和科学飞速发展,为了支持日益增长的数据库存储需求必然要求数据库具有良好的扩展性能,并且要求数据库支持更多数据并发量,NoSQL 数据库与关系型数据库差别最大的地方是它的扩展方式。由于关系数据库以数据表的形式存储数据,多张数据表的操作中出现瓶颈问题,而且这个问题随着数据表的增加更加凸显。如果要缓解这个问题,只能提高数据的处理能力,也就是选择运算速度更快、性能更高的计算机,虽然这种方法可以在一定程度上拓展空间,但空间非常有限,即关系数据库仅具备纵向扩展能力。

虽然 NoSQL 数据库的种类众多,但是它们都有一个共同的特点,就是没有了关系数据库中的数据与数据之间的关系。NoSQL 数据库不遵循关系数据库的所有规则。关系数据库将数据安排在可以通过公用字段连接或关联的表中,与应用程序分离并使用 SQL 查询。换言之,关系数据库将数据放入表中,SQL 创建了一个与之交互的接口[7]。很显然,当数据之间不存在关系时,数据的可扩展性就变得可行了。由于 NoSQL 数据库以数据集的方式存储数据,它是分布式的存储方式,我们可以采取横向的方式来开展数据库,也就是添加更多数据库服务器到资源池中,而这些增加的服务器就来负担数据量增加的开销[8]。

(2)数据量大,性能高

NoSQL 数据库还具有非常优越的读写性能,尤其是在数据量很大的情况下,就表现得更为优秀。这一特点源于它的数据无关系性和数据结构简单。

（3）数据模型灵活

NoSQL无须在存储数据之前为数据建立相应的字段，所以在应用中随时可以存储自定义的数据格式。由于 NoSQL 模式结构更加灵活，可以管理高度非结构化的数据[6]。

（4）高可用性

NoSQL 数据库中的自动复制功能使其具有高可用性，因为在发生任何故障的情况下，数据都会将自身复制到以前的一致状态。NoSQL 也具有一些缺点：事务管理较弱，标准不统一，管理复杂，单对象数据量大[7]。

6.1.2　NoSQL 技术的基本原则

1. 一致性策略

在大数据管理的众多方面，数据的一致性理论是实现对海量数据进行管理的最基本理论。学习这部分内容有利于读者对本章内容的阅读和深化理解[3]。

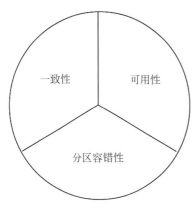

图 6-1　CAP 理论三个特性

分布式系统的 CAP 理论是构建 NoSQL 数据管理的基石。21 世纪初，Eric Brewer 教授在其发表的论文中首次提及了 CAP 概念，后来 CAP 理论的正确性被 Seth Gilbert 和 Nancy Lynch 论证，从而推进了 CAP 理论的广泛应用。CAP 理论分别代表一致性（Consistency）、可用性（Availability）和分区容错性（Partition Tolerance）三个特征，如图 6-1 所示。

（1）一致性

一致性指的是在分布式系统中所有数据备份，在同一时刻的值保持一致。也就是当数据执行更新操作时，要保证系统内的所有用户读取到的数据是相同的。

（2）可用性

可用性是指在任何条件下一直可以使用数据库对外提供的服务，即获取数据的能力[3]。在系统中任何用户的每一个操作均能在"预期的时间内"返回一个正常响应结果，即便当集群中的部分结点发生故障时，集群整体仍能响应客户端的读写请求。

（3）分区容错性

除非整个网络环境都发生了故障，否则任何一个子网络分区发生故障，分布式系统仍然能够保证对外提供满足一致性和可用性的服务，这也是分布式系统的重要特性。每个网络结点都可以看成是分布式系统中的一个对等的网络分区。

依据 CAP 理论，一个分布式系统无法同时满足一致性、可用性和分区容错性这三个需求，最多只能同时满足其中的两个特征，这就要求我们要根据实际需要作出取舍[3-4,10]。以实际情况而言，分区相当于对通信时限提出要求。如果系统无法在时限内达成数据一致性，就意味着发生了分区的情况，当前操作就必须在一致性和可用性之间做出抉择。

从上面的解释不难看出，系统不能同时满足一致性、可用性和分区容错性这三个特性，在同一时间只能满足其中的两个，如图 6-2 所示。

在 CAP 理论的三个特性中，由于分区容错性、可用性的要求要明显优于强一致性，且难

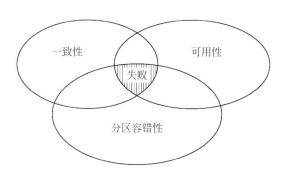

图 6-2　CAP 理论三个特性之间的关系

以满足要求的 ACID 特性(即关系数据库中的原子性、一致性、隔离性和持久性),因此 BASE 理论应运而生。BASE 理论简要概括为基本可用、软状态以及最终一致性。其中,基本可用表示系统能够长时间地维持基本可使用的状态,为用户提供长期的、稳定的服务;软状态表示系统不对强一致状态硬性要求,可异步;最终一致性表示系统在特定的一段时间内维持数据的一致性。BASE 理论在 CAP 理论的基础上演化而来,而与 ACID 特性有着非常显著的区别,两者毫无关联。BASE 理论放弃了强一致性,从而满足其基本的执行、柔性、可靠性的性能,进而实现最终一致性,实现系统性能的提升以及可用性的提升。NoSQL 系统则是遵循了 BASE 理论[4]。

2. 分区与放置策略

在大数据时代,如何有效地存储和处理海量的数据显得尤为重要。如果使用传统方法,所消耗的时间代价将十分巨大,该方法不可取,所以必须打破传统的将所有数据都存放在一处,每次查找、修改数据都必须遍历整个数据集合的方法。数据分区技术与放置策略的出现正是为了解决这一问题。

(1) 大数据分区技术

通俗地讲,数据分区其实就是"化整为零",通过遵循一定的规则,我们可以将超大型的数据表分割成若干小块分开处理。表使用分区键进行分区,分区键标志每一行属于哪一个分区,分区键以列的形式保存在表中。

(2) 大数据放置策略

为解决海量数据的放置问题,涌现了很多数据放置的算法,大体上可以分为两大类:顺序放置策略和随机放置策略。在顺序放置策略中,每个存储结点是逻辑有序的,在对数据副本进行分配时需要先为同一数据的所有副本编号,然后遵循一定的映射方式将各个副本与相应序号的结点对应放置。因此,顺序放置策略具有相对稳定、可量化的可靠性且容错性较强。随机放置策略放置数据的位置通常基于某一哈希函数,所以这里所谓的随机其实也是有规律的,很多时候称其为伪随机放置策略。随机放置策略使数据在系统中均匀分布,有利于均衡存储负载。

3. 复制及容错策略

在大数据环境下,每天都产生需要处理的大量数据,在处理数据的过程中,难免会有差错,这可能会导致数据的改变和丢失。为了避免这些数据错误的出现,必须对数据进行及时备份,通过已备份的数据,可以及时恢复原始数据,这就是数据复制的重要性。同时,一旦出现数据错误,系统还要具备发现故障、处理故障的能力。海量数据复制过程中,集群机器数较多,难免出现故障,数据容错技术可使数据的复制不受机器故障的影响,从而确保数据的正确处理。

按照故障的类型,系统故障主要可以分为以下几类,如表 6-1 所示。

表 6-1　分布式环境下的系统故障类型

故障类型	故障子类	故障语义
崩溃故障	失忆型崩溃	服务器崩溃(停机),但停机前工作正常
		服务器只能从初始状态启动,遗忘了崩溃前的状态
	中顿型崩溃	服务器可以从崩溃前的状态启动
	停机型崩溃	服务器完全停机
失职故障	接收型失职	服务器对输入的请求没有响应
		服务器无法接收信件
	发送型失职	服务器无法发送信件
应答故障	返回值故障	服务器对服务请求做出错误反应
		返回值出现错误
	状态变迁故障	服务器偏离正确的运行轨迹
时序故障		服务器反应迟缓,超出规定的时间间隔
随意故障		服务器在任意时间产生的随意错误

4. 缓存策略

分布式缓存技术应用于分布式数据管理系统,主要是增加一个缓存数据层,应用程序可直接从分布式缓存中获取需要的数据,还可以从分布式缓存中读取数据库需要写入的数据。其在提高数据读取速度的同时,通过一定机制保证系统的可用性和数据一致性,使系统具有更高的可扩展性。分布式缓存采用了以下数据处理机制。第一,生命期机制。生命周期是数据在缓存中存在一定时间后自动删除。分布式缓存提供两种生命周期机制,即绝对时间生命期和滑动时间生命期。绝对时间生命期用于数据的更新,滑动时间生命期用于不用的数据的及时清理。第二,一致性机制。分布式系统需要保持数据一致性,比如缓存数据之间的一致性、缓存数据和数据源文件之间的一致性、缓存数据和数据库之间的一致性等。第三,直读与直写机制。为缓存系统提供直接访问数据库的权限,提高用户读写数据库的速度。第四,查询机制。通过直接查询属性或设置属性标记查询。第五,事件触发机制。缓存中的某些操作会触发事件,这些事件由应用程序来响应[2]。

单机的数据库系统引入缓存技术是为了在用户和数据库之间建立一层缓存机制,把经常访问的数据常驻于内存缓冲区,利用内存高速读取的特点来提高用户查询数据的效率。与单机的缓存技术目的相同,分布式缓存技术的出现也是为了提高系统的数据查询性能。分布式缓存技术为整个系统建立一层缓冲,也便于数据交换在不同结点之间进行。此外,分布式缓存可以横跨多个服务器,从而可以灵活地进行扩展。

从图 6-3 中不难看出,如果各种.NET 应用、Web 服务和网格计算等应用程序在短时间内集中频繁地访问数据库服务器,很有可能会导致其瘫痪而无法工作。如果在应用程序和数据库之间加上一道缓冲屏障则可以解决这一问题。

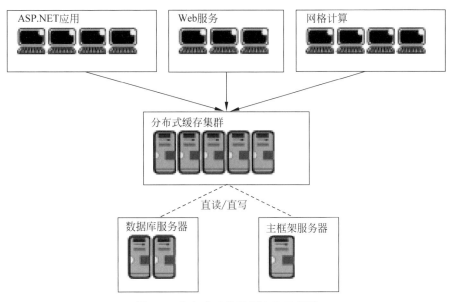

图 6-3　分布式系统数据读取示意图

6.2　NoSQL 的类型

为了解决传统关系型数据库无法满足大数据需求的问题,目前涌现出了很多种类型的 NoSQL 数据库技术。NoSQL 数据库通常分成四类:键值(Key-Value)存储、列存储 (Column-Oriented)、文档(Document-Oriented)存储和图形存储(Graph-Oriented)。表 6-2 列举出了四种类型 NoSQL 的特点及典型产品。

表 6-2　四种类型 NoSQL 的特点及典型产品

存储类型	数据模型	特　性	典型工具
键值存储	Key 指向 Value 的键值对,通常用 HASH table 来实现	可以通过键快速查询到值,值无须符合特定格式	Redis、Dynamo、Voldemort
列存储	以列簇式存储,将同一列数据存在一起	可存储结构化和半结构化数据,对某些列的高频查询有很好的 I/O 优势	Bigtable、HBase、Riak、Cassandra、OTS
文档存储	Key-Value 对应的键值对,Value 为结构化数据	数据以文档形式存储,没有固定格式	MongoDB、CouchDB
图形存储	图结构	以图形的形式存储数据及数据之间的关系	InfoGrid、Neo4J

以下对这四种不同类型的数据处理方法就原理、特点和使用方面分别做出比较详细的介绍。

6.2.1 键值存储

键值存储数据模型是在大数据、云计算时代兴起的 NoSQL 数据库中最基本的、最常用的数据存储模型。键值数据模型的思想来源于哈希表,它使用简单的键值方法来存储数据,把数据存储为键值对(Key-Value)集合,其中键作为唯一标识符。键和值都可以是从简单对象到复杂复合对象的任何内容。Key-Value 的基本原理是在 Key(键通常是一个简单的字符串)和 Value(值是一系列对数据库不透明的字节)之间建立一个映射关系。键值存储数据模型中,数据根据 Key-Value 的形式实现组织、存储以及索引。在 Key-Value 模型中,只要制定好 Key 与 Value 之间的映射,当遇到一个 Key 值时,就可以根据映射关系找到与之对应的 Value 值,其中 Value 的类型和取值范围等属性都是任意的,这一特点决定了其在处理海量数据时具有很大的优势。

数据存储系统中,数据的量非常庞大,键值存储模型有助于简化数据的结构,从而增强其实用性,实现其读写的性能需求。Key-Value 模型简单、快速,易部署,易使用,高并发,可扩展,可移植,特别适用于内存数据库中,以满足实时应用高性能数据处理需求。运用键值存储数据模型的数据库系统有 Redis、Dynamo、Voldemort 等[4,7,11]。

6.2.2 列存储

列式数据模型适合于二维表存储结构,主要特点是按"列"的方式实现数据存储,列式存储尽量将同一列的数据存在硬盘的同一页中,且支持多个列合并为一个组(列族)的特征,进而提升存储空间的利用率以及查询的效率,可减少较多的 I/O 操作内容。列存储要借助关系数据库中的表模型(Table),但它并不提供关系模型中类似 Join 这样多表连接操作。其设计思想是,用户在存储数据时,以"列(Column)"作为存储关注点,这与关系数据库中以"行"(Row)为单位有着显著不同。从物理存储角度说,由于硬盘的最小存储单位为页(Page),关系型数据库中会把表中同一记录的数据存储在硬盘的同一个页中,而列存储则是把属于同一列的数据放在硬盘同一个页中。这种做法非常适用于包含较少列的查询操作[3]。

列存储数据库的灵活性在于列不必在记录之间保持一致,可以将列添加到特定行,而不必将它们添加到每条记录[7]。在对数据进行查询(Select)的过程中非常有利,与传统的关系数据库相比,可以在查询效率上有很大的提升。

列存储通常将数据存储在列族中。存储在一个列族中的数据通常是经常被关联查询的相关数据。例如有一个"住院患者"类,人们通常会同时查询患者的住院号、姓名和性别,而不是他们的过敏史和主治医生。这种情况下,住院号、姓名和性别就会被放入一个列族中,而过敏史和主治医生信息则不应该包含在这个列族中。

列存储的数据模型支持不完整的关系数据模型,适用于规模巨大的海量数据,支持分布式并发数据的处理等。总体而言,列存储数据库的模式灵活、修改便捷、可用性高、可扩展性强。运用列式存储数据模型的数据库系统有 Bigtable、HBase、Riak、Cassandra、OTS 等[4,7,9,11]。

6.2.3 文档存储

面向文档存储最早由 IBM 提出,是一种专门用来存储管理文档的数据库模型。文档类型数据库的设计灵感源于 Lotus Notes 办公软件,其也是基于 key 进行存储,不过相应的 value 值不再是任意数值,而是一个结构化的文档[3]。在面向文档数据库中,所有数据都存储在文档中,而不是存在表中。因为,面向文档的数据库中根本不存在表、行、列或关系,所以不需要在实际使用数据库之前对模式进行严格的定义。

在面向文档数据库中,数据存储在类似于 JSON(JavaScript 对象符号)对象的文档中。每个文档包含成对的字段和值。这些值通常可以是多种类型,包括字符串、数字、布尔值、数组或对象之类[7]。文档数据库可以看成是 Key-Value 数据库的升级版,其允许在文档内嵌套键值,实现复杂存储[3]。文档被看作是数据处理的基本单位。文档不必受到结构的约束,可以很长也可以很短,可以复杂也可以简单。但是,这两者之间并不相互排斥,它们之间可以交换数据,从而实现相互补充和扩展。

文档存储数据模型能够满足用户以复杂的查询条件进行数据查询,进而获取数据。在一些应用领域中,文档数据库与键值数据库相比有着更高的查询率,使用难度也较低,同时还能够支持嵌套结构,具备较强的扩展性能力[4]。采用文档存储模型的数据库系统有 MongoDB 和 CouchDB 等[1,7]。

例如,如果某个文档需要添加一个新字段,那么在文档中仅需包含该字段即可,而不需要对数据库中的结构做出任何改变。所以,这样的操作丝毫不会影响到数据库中其他任何文档。因此,文档不必为没有值的字段存储空数据值。

假如在关系数据库中,需要三张表来存储数据:一个"patient"表、一个"patibed"表、一个"expense"表。这些表中的列和键均有严格的定义,并使用一系列的连接(Join)组装数据。虽然这样做的优势是每段数据都有一个唯一真实的版本,但这为以后的修改带来不便。此外,也不能修改其中的记录以用于不同的情况。例如一名患者可能有电子邮箱的联系方式,也可能没有。当某位患者没有电子邮箱时,那么在患者信息上不应该显示"电子邮箱:没有",而是忽略任何关于电子邮箱的细节。这就是面向文档存储和传统关系数据库在处理数据上的不同。显然,由于没有固定模式,面向文档存储显得更加灵活。

6.2.4　图形存储

图形存储基于网格结构的图理论,将数据以图形的方式进行存储。在构造的图形中,实体被表示为结点,即结点通常存储有关人物、地点和事务的信息,实体与实体之间的关系则被表示为边,而边则存储有关结点之间的关系的信息。简单地讲,在图形存储的数据模型中就只有结点和边,此数据库类型对可视化,分析或帮助人们查找不同数据之间的关系特别有用。如图 6-4 所示。其中最简单的图形就是一个结点,也就是一个拥有属性的实体。关系可以把结点连接成任意的结构。那么,对数据的查询就转化成了对图的遍历。研究实体与实体间的关系是图形存储最显著的特点,所以图形存储中有丰富的关系表示,这在 NoSQL 成员中是独一无二的。

就具体情况而言,可以根据算法从某个结点开始,按照结点之间的关系找到与之相关联的结点。例如想要在住院患者的数据库中查找"负责外科 15 床患者的主治医生和主管护士是谁?",这样的问题在图形数据库中就很容易得到解决。

下面,我们利用一个实例来说明在关系复杂的情况下,图形存储较关系型存储的优势。在一所医院中,人物角色不仅包括患者,还应该有医生和护士、检验员、药剂师等。在关系模

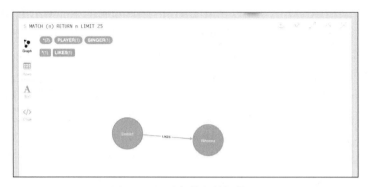

图 6-4　图形存储的数据模型

型中,这些都被抽象为 Person 类型,存放在同一个数据表中。但是,现实的情况是,一名医生可能为多名患者治疗,甚至一名医生自己也可能在某个时间结点上成为一名患者。在这个实例中,实体和实体间存在多个不同的关系,如图 6-5 所示。

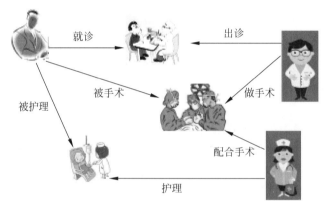

图 6-5　实体及实体间关系

6.3　典型工具及医学应用

6.3.1　典型工具

当前,基于各类数据模型开发的数据库系统层出不穷,各个公司机构之间的竞争十分激烈。在 NoSQL 中文网中,我们能看到大量的 NoSQL 数据管理工具,如图 6-6 所示。这一节将介绍目前实际应用中比较典型的三个 NoSQL 工具。

1. Redis

Redis 是一个典型的开源 Key-Value 数据库。目前 Redis 的最新版本为 3.2.0,如图 6-7 所示。用户可以在 Redis 官网 http://redis.io/download 上获取最新的版本代码。

（1）Redis 的运行平台

Redis 可以在 Linux 和 Mac OS X 等操作系统下运行使用,其中 Linux 为主要推荐的操作系统。虽然官方没有提供支持 Windows 的版本,但是微软开发并维护一个 Win-64 的

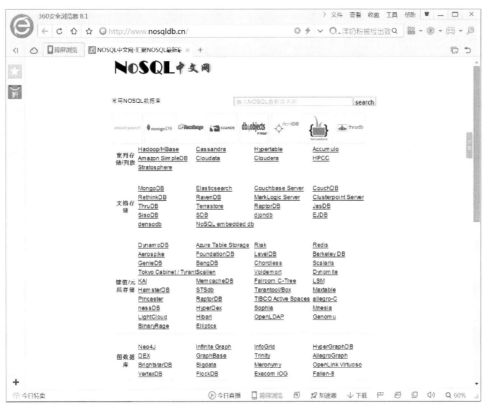

图 6-6　NoSQL 中文网站

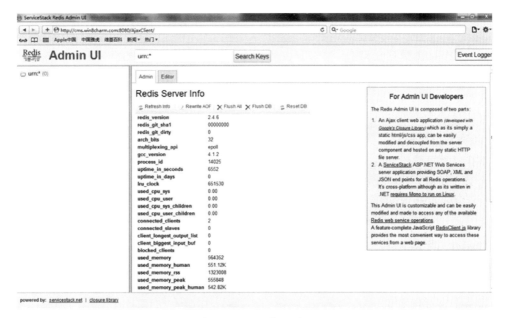

图 6-7　Redis 使用界面

Redis 端口。

（2）Redis 的特点

① 支持存储的 Value 类型多样

与传统的关系型数据库或是其他非关系型数据库相比，Redis 支持存储的 Value 类型是非常多样的，不仅限于 String（字符串），还包括 Hash（哈希）、List（链表）、Set（集合）和 Zset（有序集合）等。

② 存储效率高，同步性好

为了保证效率，Redis 将数据缓存在内存中，周期性地将更新的数据写入磁盘中或者把修改操作写入追加的记录文件中，并基于此实现主从同步。

2. HBase

HBase（Hadoop database，Hadoop 数据库）是一个建立在 Hadoop 文件系统之上的分布式的、面向列的开源数据库，它是 Hadoop 的生态系统，利用了 Hadoop 的文件系统（HDFS）提供的容错能力，提供对数据的随机实时读/写访问。我们使用 HBase 在 HDFS 读取消费/随机访问数据，数据的读/写如图 6-8 所示。HBase 是一个适合存储非结构化数据的数据库，其工作模式基于列而不是行。

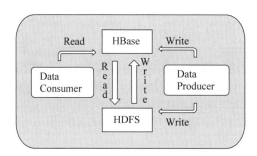

图 6-8　HBase 和 HDFS 之间的数据读/写

（1）HBase 的数据模型

HBase 是面向列的，且模式灵活，列可以动态增加，同一张表中不同的行可以有截然不同的列。数据可以有多个时间戳，每张数据表的数据量都可以非常大，这些特点决定它在存储数据的过程中具有方便横向扩展的优势，非常适合海量存储。HBase 的逻辑模型由行键、时间戳和列族构成。其中，行键（RowKey）是表的主键，以字符串表示，主要作用是方便快速查找；时间戳（Timestamp），用于区分数据版本，默认为系统时间戳，但同时也支持用户自定义时间戳；列族（Column Family），包含一个或多个相关列。

（2）HBase 的系统架构

HBase 的系统架构如图 6-9 所示。

Master：为 Region Server（域服务器）分配 region；负责 Region Server 的负载均衡；发现失效的 Region Server 并重新分配其上的 region；管理用户对 table 的增、删、改、查操作。

Region Server：Region Server 负责维护 region，即处理对这些 region 的 I/O 请求；在运行过程中变得过大的 region，Region Server 负责将其切分。

Zookeeper：通过选举，保证任何时候，集群中只有一个 Master，Master 与 Region Server 启动时会向 ZooKeeper 注册；存贮所有 Region 的寻址入口；实时监控 Region

Server 的上线和下线信息,实时反馈给 Master;存储 HBase 的 schema 和 table 元数据。

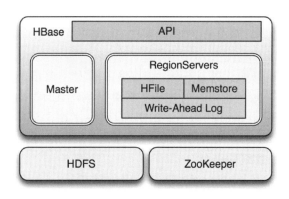

图 6-9　HBase 的系统架构

3. MongoDB

MongoDB 是一个基于分布式文件存储,使用 C++编写的开源、跨平台、面向文档的数据库,旨在为 Web 应用提供可扩展的高性能数据存储解决方案。

MongoDB 介于关系数据库和非关系数据库之间,是非关系数据库当中功能最丰富的,又与关系数据库最相似。它支持松散的数据结构,因此可以存储比较复杂的数据类型。MongoDB 最大的特点是拥有强大的查询语言,其语法与面向对象的查询语言类似,不仅可以实现类似关系数据库中单表查询的绝大部分功能,而且还支持对数据建立索引。

1) MongoDB 的运行平台

MongoDB 服务端可在 Linux、Windows 或 Mac OS X 平台上运行,支持 32 位和 64 位应用,默认端口为 27017。

2) MongoDB 的设计特点

MongoDB 的设计目标为性能高、可扩展、易部署、易使用,存储数据快捷方便。其主要功能特性如下。

(1) 面向集合存储,容易存储对象类型的数据。在 MongoDB 中数据被分组存储在集合中,集合类似于 RDBMS 中的表,每个集合可以存储无限多的文档。

(2) 模式自由,存储方式采用无模式结构。MongoDB 集合中存储的数据是无模式的文档,无模式存储数据是集合与 RDBMS 中的表相区别的一个重要特征。

(3) 支持完全索引,在任意属性上都可以建立索引,包含内部对象。MongoDB 的索引和 RDBMS 的索引基本一样,可以在指定属性、内部对象上创建索引以提高查询的速度。另外,MongoDB 还可以创建基于地理空间的索引。

(4) 支持查询。MongoDB 支持丰富的查询操作,MongoDB 支持 SQL 中的大部分查询操作。

(5) 强大的聚合工具。MongoDB 除了提供丰富的查询功能,还拥有强大的聚合工具,比如 count、group 等,支持使用 MapReduce 完成复杂的聚合任务。

(6) 支持复制和数据恢复。MongoDB 支持主从复制机制,可以实现数据的备份、故障的恢复和读扩展等功能。

(7) 使用高效的二进制数据存储,包括大型对象(如视频)。使用二进制格式存储数据,可以保存任何类型的数据对象。

（8）自动处理分片，以支持云计算层次的扩展。MongoDB 支持集群自动切分数据，对数据进行分片可以将更多的数据存储在集群中，实现更大的负载，也能确保存储的负载均衡。

（9）支持 Perl、PHP、Java、C♯、JavaScript、Ruby、C 和 C++语言的驱动程序，MongoDB基本上提供了当前所有主流开发语言的数据库驱动包，基于任何一种主流开发语言开发人员都可以轻松编程，实现 MongoDB 数据库的访问。

（10）文件存储格式为 BSON(JSON 的一种扩展)。BSON 是对二进制格式的 JSON 的简称，BSON 支持文档和数组的嵌套。

（11）可以通过网络访问。可以通过网络远程访问 MongoDB 数据库。

3）MongoDB 的工作原理

MongoDB 采用面向集合的文档存储形式。"面向集合"(Collection-Oriented)，指的是将数据分组存储在数据集中，即称为一个集合(Collection)。每个集合在数据库中都仅有唯一的标识名，并且它可以包含无限数目的文档。集合的概念与关系型数据库(RDBMS)里的表(table)相类似，不同的是它不需要定义任何模式(schema)。

模式自由(schema-free)，意味着对于存储在 MongoDB 数据库中的文件，我们不需要知道它的任何结构定义。如果需要，完全可以把不同结构的文件存储在同一个数据库中。

存储在集合中的文档，以键值对的形式存储。键用于文档的唯一标识，通常为字符串类型，而值则可以是各种复杂的文件类型。这种存储形式我们称之为 BSON(Binary Serialized Document Format)。

4）MongoDB 医学图像管理

医学图像文件，特别是 DICOM 文件中会包含部分的患者信息，并且数据库也会记录下医生的关注点，甚至是诊断结果。因此，DICOM 文件中的患者信息就是患者一部分的医疗数据文档。使用 MongoDB 保存文档可以记录包含图像信息、各种患者信息与医生诊断等。也为医疗数据的知识发现提供数据支撑和快速的并行化处理。这里介绍一种基于 DICOM文件的医学数字图像数据管理系统，系统可分为五层架构，如图 6-10 所示。

医学数据层：医学数据主要以 DICOM 文件、文件和元数据文件为主，但也包括其他结构性和非结构性文件。

数据存储层：以 MongoDB 为数据存储方式。

数据操作层：数据操作中主要包括文件处理模块，DICOM 文件处理主要处理 DICOM文件，并将 DICOM 文件中含有的病人信息存储在 MongoDB 数据库中。NRRD 处理则是进行分段处理，以方便上传。而 MongoDB 数据操作以及 GridFS 操作则是基于 MongoDB提供的 MongoDB Driver 库来进行实现。

业务逻辑层：业务逻辑主要包括文件操作逻辑以及 MongoDB 数据操作逻辑，并且添加 MQ 服务，使其能够在不同平台上调用该层逻辑。

表示层：表示层主要包括 WinForm 以及医学图像软件。其中医学图像软件是使用MQ 进行通信，将医学图像传输至医学图像软件所在的地址，方便医学图像软件进行操作。

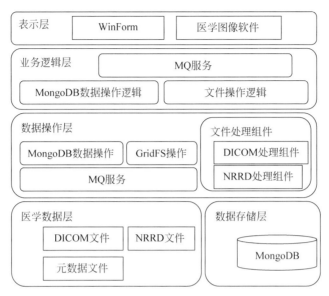

图 6-10　基于 MongoDB 存储的医学图像系统架构

6.3.2　医学应用案例

1. Redis 的医学应用

Redis 具有发布-订阅的机制,利用这一点可以将其应用在医疗、金融等很多行业中,下面就介绍一个 Redis 在移动医疗中的应用。

在 Redis 中,设定某一个 key 进行消息发布及消息订阅,当在这个 key 上发布消息后,订阅该 key 的所有客户端都会收到发布的消息。这种实时性在即时通信方面的使用非常便捷。如果将 Redis 的发布订阅机制的实时提醒功能应用到移动门诊输液系统中,可以用图 6-11 表示移动门诊输液系统架构图。

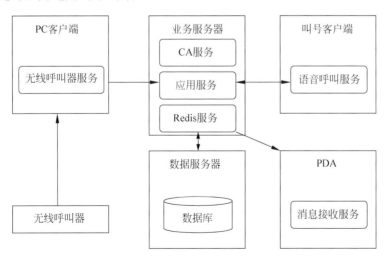

图 6-11　基于 Redis 服务的移动门诊输液系统架构

PC-客户端是系统的主要操作端,用户通过客户端,对患者的处方进行登记、打印条码、查询历史记录等一系列操作。无线呼叫器接收服务用于接收无线呼叫接收器传来的数据，对数据进行解码后，发送请求给应用服务，应用服务生成消息，保存到数据库并发布到相应的频道上。

CA 服务是对用户的登录进行密码验证的独立服务。应用服务是整个系统的业务逻辑处理层，包括逻辑运算、形成消息、发布消息、操作数据等。Redis 服务对消息发布者以及消息订阅者提供媒介作用。

叫号客户端将接收到的数据显示在电视上，并通过语音呼叫将音频传给音响进行信息的播报（此处的信息是应用服务生成的信息，不是 Redis 发布的信息）。

PDA 是护士手持设备，主要用于日常核对工作，同时也是消息的订阅者，当应用服务通过 Redis 发布消息后，PDA 会获取该消息，依据消息的所属频道来决定是否需要对护士进行消息提醒。

数据服务器用来保存由 Redis 服务生成的各种中间数据以及消息。

2. HBase 的医学应用

为了便于数据的存储，不同的应用场景下，我们可以选择不同的 NoSQL 数据库。比如，在医疗监护过程中，根据健康监护数据的应用需求，一般情况下多为业务逻辑简单的数据写操作，但是，其数据量达到了上亿、上十亿级，非常适用于列存储数据库。

作为一个可靠性高、性能好、面向列存储的分布式存储系统，HBase 能够对大型数据提供随机、实时的读写访问，目标是存储并处理大型的数据。可以说，HBase 是目前安全性最完善的 NoSQL 数据库产品之一，因其支持面向列（族）的存储和权限控制这一特性而非常适合对患者的医疗健康数据进行基于权限控制的隐私保护。

基于 HBase 的医疗健康监护数据的预处理流程可以用图 6-12 表示。

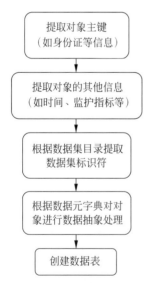

图 6-12　基于 HBase 的医疗监护数据预处理流程

3. MongoDB 的医学应用

在非关系型数据管理中，MongoDB 是最接近关系型数据库的，所以它在很多方面都得到了实际应用。在医学方面也有数量可观的应用。比如在电子病历及健康档案存储、医学图像存储、中医养生文档存储、心电数据存储等很多类型的临床大数据存储中都被广泛地接受和利用。

医疗文档数据量大，且通常有比较固定的格式。而 MongoDB 正是一种面向文档的数据库，其自定义数据存储模式，支持面向对象和嵌套，这些特点特别适合存储数量巨大且格式较规范的临床数据。在使用的过程中，只需要将保存临床数据的文档转换成 MongoDB 文档即可。下面举两个例子。

1）MongoDB 病历文档

将病历文档中的信息，如："姓名：刘中华；住院号：20170085236；性别：男；年龄：62；住院科室：骨科"转换成 MongoDB 文档的形式，可以表示如下：

```
{"住院号":"20170085236",
            "患者基本信息"{
                    "姓名":"刘中华",
"性别":"男",
"年龄":62,
"住院科室":"骨科",} }
```

从上述的转换结果中,可以看到 MongoDB 支持多个嵌套,且在文档转换中形成了多个 Key-Value,实现了对普通文档的规范化处理。

2) MongoDB 电子健康档案 EHR(Electronic Health Record)

CDA(Clinical Document Architecture)是用于居民电子健康档案、实现医疗信息存储和交换的国际标准。CDA 采用 XML 格式,数据内容具有半结构化特征,而 MongoDB 是面向非结构化数据的文档数据库。结合 CDA 文档特点和 MongoDB 优势,可以设计出基于 MongoDB 的 CDA 存储方案,以实现存储效率的提高和查询速度提升。平台架构如图 6-13 所示。

基于健康档案的区域卫生信息平台构建组成主要包括注册、术语服务,电子健康档案服务,MPI(master patient index)患者主索引服务,EHR 数据存储服务和云服务,各大医疗机构通过卫生信息专网以 SaaS 方式接入获取各种服务。EHR 数据存储服务是区域卫生信息平台的基础,居民健康状况的信息资源库,实现安全存储和传输,以供各级授权用户访问。这里主要研究和探讨 EHR 的存储模型,实现 EHR 的高效存储和检索。

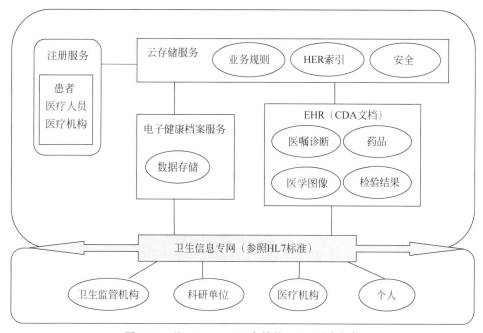

图 6-13 基于 MongoDB 存储的 EHR 平台架构

本章小结

在 20 世纪,各网站的访问量还较小,其数据量的处理使用单个数据库完全可以轻松应付。那时的网页大多数都是静态的,动态交互类型的网站并不多。近十年,各类型网站快速发展,受到网友广泛热捧的论坛、博客、微博等逐渐开始引领 Web 领域的潮流。NoSQL 数据库的出现,弥补了关系数据在某些方面的不足,在某种程度上可以极大地节省开发和维护成本。越来越多的 Web 站点都在追求高效、高性能、高可靠性,因此纷纷选择了 NoSQL 技术。

　　本章首先对 NoSQL 的含义、产生与特点作简要介绍;接着从技术基础方面进一步介绍 NoSQL,并通过与传统数据库的比较指导读者理解;第三部分介绍了四种主流 NoSQL 数据库的基本工作方式;最后介绍了各种类型 NoSQL 数据库的典型产品及其医学应用实例。

【关键词注释】

　　1. Web 2.0:Web 2.0 是相对于 Web 1.0 的概念而来的。为了区别于传统的由网站雇员主导生成内容的 Web 1.0 时代,将由用户主导而生成内容的新互联网产品模式定义为第二代互联网,即 Web 2.0。

　　2. 哈希(Hash):一般译为"散列",也可以直接音译为"哈希",就是把任意长度的输入(又称为预映射,pre-image),通过散列算法,变换成固定长度的输出,该输出就是散列值。这种转换是一种压缩映射,即散列值的空间通常远小于输入的空间,不同的输入可能会散列成相同的输出,所以不可能从散列值来唯一地确定输入值。简单地说就是一种将任意长度的消息压缩到某一固定长度的消息摘要的函数。

　　3. DICOM:Digital Imaging and Communications in Medicine,即医学数字成像和通信,是医学图像和相关信息的国际标准(ISO 12052),定义了质量能满足临床需要的可用于数据交换的医学图像格式。

　　4. NRRD:是一种支持可视化和多维栅格数据图像处理的文件格式。

　　5. GridFS:是一种将大型文件存储在 MongoDB 的文件规范。所有官方支持的驱动均实现了 GridFS 规范。

　　6. WinForm:是.Net 开发平台中对 Windows Form(Windows 窗体)的一种称谓。

【参考文献】

[1]　刘淼.非关系型加密数据库的核心技术研究[D].成都:电子科技大学,2020.

[2]　唐婷.大数据环境下 NoSQL 数据库技术[J].信息与电脑(理论版),2019(15):142-144.

[3]　仝野.基于 NoSQL 数据库的系统设计与开发[D].南京:南京邮电大学,2018.

[4]　杨岚.大数据环境下 NoSQL 数据库查询技术应用研究[J].湖北第二师范学院学报,2020,37(8):36-41.

[5]　卢万杰,徐青,蓝朝桢,等.基于 SQL/NoSQL 的空间目标光学特性数据混合存储策略[J].天文学报,2020,61(1):59-69.

[6]　范三龙,秦成虎.NoSQL 数据库技术在嵌入式装置中的应用[J].工业仪表与自动化装置,2020(5):16-20.

[7]　陈忠菊.NoSQL 数据库的研究和应用[J].电脑编程技巧与维护,2020,(9):81-83.

[8]　郎云海.NoSQL 数据库与关系型数据库对比[J].低碳世界,2019,9(5):323-324.

[9]　郎云海.大数据下的 NoSQL 数据库安全策略的改进[J].通讯世界,2019,26(8):29-30.

[10]　戴牡红.大数据时代数据库系统课程建设研究与实践[J].软件工程,2019,22(7):44-46.

[11]　宋俊苏.大数据环境下基于 NoSQL 数据库的查询技术研究与应用[J].电脑编程技巧与维护,2019(2):76-77,116.

习题 6

一、填空题

1. Hadoop 中起到 NoSQL 作用的模块是_____。

2. NoSQL 可以处理的数据类型有＿＿＿＿＿＿＿＿。

3. NoSQL 具有＿＿＿＿＿＿＿＿、数据量大且性能高、＿＿＿＿＿＿＿＿和＿＿＿＿＿＿＿＿等特点。

4. CAP 理论中的 C 是＿＿＿＿＿＿的缩写,其中文含义是＿＿＿＿＿＿。

5. Key-Value 的基本原理是在 Key 和 Value 之间建立一个＿＿＿＿＿＿＿＿,类似于哈希函数。

6. 传统关系型数据库是按照行对数据进行查询的,与其不同的是,列存储是按照＿＿＿＿＿＿实现数据查询的。

7. 数据以文档形式存储,无须固定格式的数据存储方法为＿＿＿＿＿＿。

8. 侧重于描述实体间相互关系的数据存储方法为＿＿＿＿＿＿。

二、简答题

1. NoSQL 的概念及特点,与传统关系型数据库相比在处理大数据时的优势。

2. 简述 CAP 理论的含义,并解释为什么在 CAP 三个特性中只能同时满足其中的两个。

3. 简述 Hbase 在 Hadoop 中的作用。

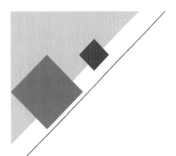

第7章

云计算与大数据

 导学

大数据与云计算是目前信息技术应用的热点,云计算需要大数据,大数据更离不开云计算。云计算的具体内容是就是大数据,具体讲就是能实现海量、多类型、高负载、高性能、低成本需求的数据处理技术。

本章界定了云计算的定义;介绍了云计算处理大数据的核心技术;最后介绍了云计算技术在医学大数据的应用领域。

海量数据的分析、挖掘以及处理,仅凭借单台的计算机是无法完成的,需要依靠分布式计算机架构实现云计算的分布式处理、分布式存储和虚拟化技术。大数据自身存在的价值和规律以及隐含的价值和规律都能够使云计算与行业应用相结合而彰显其价值。首先,云计算将计算资源以服务的方式支撑着海量数据的分析与挖掘,进而大数据可以为实时交互的海量数据查询、分析提供其所需的价值与信息。其次,云计算与大数据的结合为人类深层次的认识世界提供了可能以及新的途径。由此可知,大数据技术需要通过云计算方法来实现。

7.1 云计算

从广义上来说,云计算(cloud computing)是通过网络整合的可伸缩、廉价的分布式计算资源。云计算是以虚拟化技术为核心,以分布式计算作为动态可扩展网络应用的基础设施资源,以解决用户因自身资金及实际需要带来的存储、计算资源不足的问题。

云是网络、互联网的一种比喻。每一个云计算就像一个云朵,一个云朵就像存放和处理大数据的容器,表示互联网和底层基础设施的抽象。云就是互联网连接的另一端,用户可以从云端(底层基础设施的抽象)访问各种应用程序和服务,并且也可以在云端安全地存储数据。

7.1.1　云计算简介

云计算的"云"就是存在于互联网上的服务器集群中的资源,它以数据为中心,以虚拟化技术的方法来整合廉价的、分布的服务器、存储、网络、应用等各种资源,形成资源池并实现对物理设备集中管理、动态调配和按需使用。通过这种方式,可以实现对大数据的统一管理、高效流通和实时分析,挖掘大数据潜在价值。可以从以下几个方面理解云计算的概念。

1. 云计算的"云"是一种资源

云计算是存在于互联网上的服务器集群分布的软件资源和硬件资源。云计算是一种商业计算的模型,它将计算任务分散到云端由多台计算机组成的资源池中,将大数据计算任务分解为多个单独的小任务,并将其分配给多个计算结点进行分布式计算,将计算扩展到多台计算机,甚至扩展到多个网络,在网络上按顺序执行共同任务,以便用户可以根据需要获得计算能力、存储空间和信息服务。

2. 本地计算机通过互联网的方式与远端计算机相结合,通过互联网发送需求信息。

本地计算机发送需求信息,通过网络互联的方式,远端计算机根据需求信息提供用户所需要的计算或存储资源,并将结果返回给本地计算机。通过这种方式,几乎所有的工作处理都在云计算提供商提供的计算机集群中完成,而本地计算机仅需少量的工作量,以减少自身的负荷量。

3. 云计算主要有六大组成部分,它们自上而下分别是基础设施、数据存储、平台、应用、服务和客户端。

(1) 云基础设施(Infrastructure as a Service,IaaS),是虚拟化硬件资源和相关管理功能的集合,通过虚拟化技术在内部抽象物理资源,在外部提供动态灵活的资源服务。

(2) 云存储涉及提供数据存储作为一项服务,包括类似于数据库的相关服务,一般情况下是以使用的存储量计费。

(3) 云平台(Platform as a Service,PaaS),直接提供计算平台和解决方案作为促进应用程序部署的服务,从而节省了购买和管理底层硬件和软件的成本。

(4) 云应用利用云软件架构,用户通常不需要在自己的计算机上安装和运行应用程序,从而降低软件维护、操作和售后支持的负担。

(5) 云服务是指在互联网上实时交付和使用的产品、服务和解决方案。这些服务可以通过访问其他云计算组件(例如软件)直接与最终用户通信。

(6) 云客户端包括专为提供云服务的计算机硬件和电脑软件终端。

云计算是可配置共享资源池(网络、服务器、存储、应用程序和服务)的模型,可通过网络方便地按需使用。以这种方式,云用户使用的云资源用最少的管理成本或服务提供商的最少的参与,并能够快速部署和释放。一般云计算架构具有 3 种服务模式、4 种部署模式与 5 个关键功能,如图 7-1 所示。

未来 IT 世界只有两种角色:云的提供者与云的消费者,前者像发电厂,后者像用电者,人们简单地打开开关,就可以方便地使用 IT,并且按需使用,按量计费。

7.1.2　云计算基本特征

云计算的最主要的特征在于高灵活性、可扩展性和高性比这三种特性,但与传统的网络

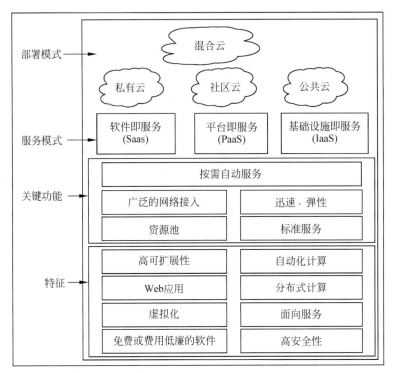

图 7-1　NIST 的云计算基本架构

应用模式相比,不仅仅具有这三种特性。具体而言,其具有如下优势或者是特征[5]。

1. 超大规模

"云"的规模弹性可扩展,规模超大。例如 Google Cloud Computing 已经拥有超过 100 万台服务器,亚马逊、IBM、Microsoft 和 Yahoo 等公司的"云"也有数百万服务器。"云"可以为用户提供前所未有的计算能力。

2. 虚拟化

云计算允许用户使用各种终端在网络上的任何位置获取服务。请求的资源来自"云",而不是固定的有形实体,并且应用程序在"云"的某处运行。用户不需要知道应用程序正在运行的特定位置,并且可以通过网络服务获得各种能力的服务。虚拟机已成为一种标准部署对象并通过虚拟化进一步增强了扩展弹性和部署灵活性;在硬件上面,可以在不需要连接具体物理服务器的情况下部署。虚拟化使得应用程序与计算、存储和网络资源的关系可动态弹性变化,以适应工作负荷和业务需求。

3. 可靠性

"云"使用分布式存储来实现多个数据副本和可互换计算结点的容错,以确保高可靠性。使用云计算比使用本地计算机更安全且更可靠。

4. 通用性

云计算不是针对特定应用程序的目标。通过支持"云",可以构建不断变化的应用服务,同一"云"可以同时支持不同应用程序的操作。服务能力通过网络和标准的机制提供,促进瘦或胖客户端异构平台(如移动电话、笔记本电脑和 PDA),以及其他传统的或基于云的软件服务的使用。

5. 快速弹性拓展

服务能力可以快速和弹性地供应,在某些情况下能自动地实现快速扩展、快速释放和回收。对于用户来说,云可提供根据用户需求购买弹性可扩展的云服务。

6. 通过互联网提供服务

云计算扩大了通过互联网提供服务的已有优势。共享的软硬件资源和信息可与其应用程序连接的基于 Web 接口的价值呈现。当然,基于互联网的服务提供的优势就是可以随时随地使用应用程序,这也是使用互联网的美妙之处。

7. 软件和硬件的资源池化

按需购买的云端资源形成相应的资源池,通过网络以服务的方式提供给用户,并且可以根据需要来进行动态扩展和配置。这些资源以分布式方式实际存在,并由云用户共享,但它们最终在逻辑上整体呈现。将提供商的计算资源汇集到资源池中,并且采用多租户模型动态地将不同的物理和虚拟资源分配给多个消费者。

8. 按需服务

"云"是一个巨大的资源池。用户在需求下购买并使用云中的资源,并支付实际使用率,而无须管理它们。通过可衡量的服务交付,可以监控和控制服务使用情况,可为消费者量身定制云服务。

9. 基础设施可以编程

在过去,架构设计师设计一个应用程序首先要设计各个组件在各个服务器上的布局,即对这些组件进行连接、固定、管理和扩展。而现在,开发人员通过云提供商的云平台的 API 接口,直接在虚拟机搭建应用程序的初始架构,通过管理服务平台监控工作负荷的变化进行对应用程序的扩展和演进。开发人员很容易地发现和连接一项服务,使它们可以将一个应用程序扩展到这样一个高度,该应用程序可使用成千上万个虚拟机来适应需求激增情况。但是开放的平台、动态的编写应用程序架构使开发人员不仅仅拥有了巨大权力,与此同时也承担相应的责任。

10. 极其廉价

"云"的资源池化技术(及其特殊容错机制)采用极其廉价的结点来构成"云";云的资源公用性和通用性使资源的利用率大幅提升;"云"基础设施可以建在电力资源丰富及土地资源相对廉价的地区,从而大幅降低能源成本,因此"云"具有前所未有的性能价格比。

7.1.3　云计算服务模式

云计算以其基于面向服务的理念和技术,将计算资源和应用变成各种服务,通过用户体验的方式可将云计算服务模式分为三种:基础设施即服务(Infrastructure as a Service,IaaS)、平台即服务(Platform as a Service,PaaS)、软件即服务(Software as a Service,SaaS)。云计算服务体系如图 7-2 所示。

1. 基础设施即服务(IaaS)

IaaS 针对的是开发者,云服务提供商把多台物理服务器组成的"云端"基础设施作为服务提供给用户。

IaaS 将内存、存储、I/O 设备以及计算等各类资源集成到虚拟资源池中,为客户提供各种服务,常见的就是虚拟化服务器及云存储。其主要功能有:

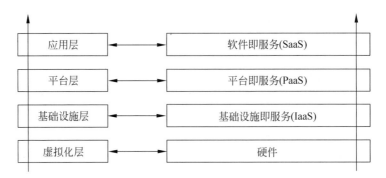

图 7-2　云计算服务模式

（1）资源抽象：使用资源抽象的方法，能更好地计划、调度以及管理物理资源。

（2）负载管理：通过负载管理，使部署在基础设施架构上的应用能更好地响应突发紧急情况，并更好地利用资源。

（3）数据管理：云计算对 IaaS 的数据管理要求数据的完整性、可靠性和可管理性。

（4）资源部署：将整个过程即资源的创建到使用的全流程自动化。

（5）安全管理：确保合法的访问和使用基础设施和其提供的资源。

（6）计费管理：通过计费管理，用户可以根据自己实际的经济能力更灵活地使用资源。

IaaS 的最大优点就是用户按需租用相应的计算服务和存储服务，从而大大降低了客户在硬件方面的支出。目前以华为、阿里、腾讯、亚马逊为代表的云服务提供商，它们提供基于硬件基础的基础设施的服务，通过云计算的相关技术，把内存、I/O 设备、存储和计算能力集中起来成为一个虚拟的资源池，开展为最终用户和 SaaS、PaaS 提供商提供云服务。

2. 平台即服务

PaaS 针对开发者，把开发环境作为一种服务提供给客户。PaaS 可为企业或个人提供研发平台，并提供应用程序开发、应用服务器、数据库、软件测试、服务器托管及应用服务等。用户无须维护或者是花费人力物力去管理底层云基础架构（如网络、服务器、操作系统、存储等），但是用户可以部署应用程序并为应用程序配置环境。在云计算应用越来越广泛的大环境下，PaaS 的优势就格外明显：

（1）开发简单：开发人员能够限定应用自带的操作系统、中间件和数据库等相应版本软件，这样将非常有效地缩小开发和测试的范围，从而极大地降低开发测试的难度和复杂度。

（2）部署简单：首先，如果使用虚拟设备部署，几天时间的工作量可以缩短至几分钟甚至更少的时间，并且可以简化几十个步骤到单击一下鼠标即可完成。其次，将应用部署到或者迁移至公有云上，可以更好地应对紧急突发情况。

（3）维护简单：因为整个虚拟器件都是来自同一个 ISV（Independent Software Vendors，独立软件商），所以相应软件的升级和技术服务只要和一个 ISV 联系就可以了，从而简化了相关流程。

PaaS 的主要功能有：

（1）提供较好的开发环境：通过 SDK 和 IDE 等工具让用户能在本地方便地进行应用的开发和测试。

（2）提供丰富的服务：PaaS 平台会开放 API 的形式将各种各样的服务提供给上层应用。

（3）资源调度自动化：它不仅可以优化系统资源，还可以自动调整资源以帮助运行的应用程序更好地处理突发流量。

（4）精细的管理和监控：PaaS 可以提供应用层的管理和监视。例如，可以观察到运行的应用程序的运行状态和特定值（例如吞吐量和响应时间）以更好地测量应用程序的运行状态。它还可以准确地测量应用程序所消耗的资源。结算良好。

PaaS 服务模式向下根据业务需要测算基础服务能力，调用硬件资源；向上提供业务调度中心服务，实时监控平台的各种资源，并将这些资源通过应用程序编程接口（Application Programming Interface，API）开放给 SaaS 用户。目前 PaaS 的典型服务有 Microsoft 的 Windows Azure 平台、Facebook 的开发平台等。

3. 软件即服务

SaaS 针对的是终端用户，是通过互联网提供软件的服务模式，即服务提供商将应用软件统一部署在其服务器上，客户可以根据自己的实际需求，通过互联网向服务提供商订购所需要的应用软件服务，按照订购服务数量的多少和时间的长短支付相应费用。

SaaS 的主要功能有：

（1）随时随地访问：在任何时候、任何地点，只要接上网络，用户就能访问这个 SaaS 服务。

（2）支持公开协议：通过支持公开协议（例如 HTML4、HTML5），能够方便用户使用。

（3）安全保障：SaaS 供应商需要提供一定的安全机制，不仅要使存储在云端的用户数据处于绝对安全的境地，而且也要在客户端实施一定的安全机制（例如 HTTPS）来保护用户。

（4）多租户：Multi-Tenant 机制，通过多租户机制，不仅能更经济地支持庞大的用户规模，而且能提供一定的可指定性，以满足用户的特殊需求。

SaaS 的典型应用包括在线邮件服务、网络会议、网络传真、在线杀毒等各种工具型服务，在线客户关系管理系统、在线人力资源系统、在线项目管理等各种管理型服务及网络搜索、网络游戏、在线视频等娱乐型应用。SaaS 是未来软件业的发展趋势，目前已吸引了众多厂商的参与，包括 Microsoft、百度等国内外软件巨头都推出了自己的 SaaS 应用。

7.1.4 云计算部署模式

云计算按照其资源交付的范围，有三种部署模式，即公有云、私有云和混合云，如图 7-3 所示。

公有云是云计算服务提供商为公众提供服务的云计算平台，理论上任何人都可以通过授权接入该平台。公有云可以充分发挥云计算系统的规模经济效益，但其开放性的平台也增加了安全风险。私有云则是云计算服务提供商为企业在其内部建设的专有云计算系统。私有云系统存在于企业防火墙之内，只为企业内部服务。与公有云相比，私有云的安全性更好，但管理复杂度更高，云计算的规模经济效益也受到了限制，整个基础设施的利用率远低于公有云。混合云则是同时提供公有和私有服务的云计算系统，它是介于公有云和私有云之间的一种折中方案。

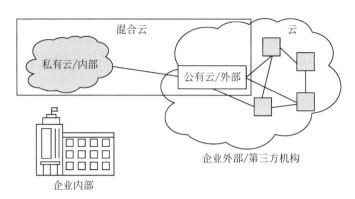

图 7-3　云计算部署模式

1. 公有云

公有云是指云服务提供商为外部客户提供服务的一种商业模型。它所有的服务是供别人使用的,而不是自己用的。公有云的主要组成部分主要有三类:公有云接入、公有云平台、公有云管理。

公有云接入是指个人或企业可以通过普通的互联网来获取云计算服务,公有云中的"服务接入点"负责对接入的个人或企业进行认证,判断权限和服务条件等,通过"审查"的个人和企业,就可以进入公有云平台并获取相应的服务了。公有云平台负责组织协调计算资源,并根据用户的需要提供各种计算服务。公有云管理则是对"公有云接入"和"公有云平台"进行管理监控,它面向的是端到端的配置、管理和监控,为用户可以获得更优质的服务提供了保障。

在公有云的模式下,应用程序、资源、存储和其他服务都是由云服务供应商提供给用户,这些服务是大多都是计费服务,这种模式只能使用互联网来访问和使用。目前,典型的公有云有 Microsoft 的 Windows Azure Platform、Amazon 的 AWS 及国内的华为、阿里巴巴等。

对于用户来说,公共云的最大优点是应用程序、服务和相关数据存储在云提供商中,并且无须进行相应的投资和构造。目前最大的问题是,因为数据未存储在其自己的数据中心,其安全性具有一定的风险;与此同时,公共云的可用性不受用户控制,而这方面也存在某些不确定性。

2. 私有云

私有云是指企业自己使用的云。所有服务都不是为了其他人使用,而是适用于内部人员或分支机构。由于私有云的成本投入巨大,私人云部署更适合拥有许多分支机构的大型企业或政府部门。随着这些大型企业数据中心的集中化,私有云将成为部署 IT 系统的主流模型。私有云的主要优点有以下四个方面。

(1) 数据安全

虽然每个公有云的提供商都对外宣称,其服务在各方面都是非常安全,特别是对数据的管理。但是对企业而言,特别是大型企业而言,和业务有关的数据是其生命线,是不能受到任何形式的威胁。一旦受到影响,后果不堪设想,因此在近期内,大型企业是不会将其 Mission-Critical(任务关键即核心)的应用放到公有云上运行的。而私有云在这方面是非常有优势的,因为它一般都构筑在防火墙之后。

（2）SLA（Service Level Agreement，服务等级质量）

因为私有云一般在防火墙之后，在企业内部，而不是在距离很遥远的数据中心中，所以当公司员工访问内部私有云的应用时，它的 SLA 应该会非常稳定，一般不会受到网络或者其他相对不稳定的影响。

（3）充分利用现有硬件资源和软件资源

一般而言，企业都会有很多 legacy application，而且 legacy 大多都是其核心应用。由于私有云为企业内部使用，其规划者必定会使其实现最大的价值而充分地利用已有的资源包含硬件资源和软件资源。

（4）不影响现有 IT 管理的流程

对大型企业而言，流程是其管理的核心，公有云注重资源配置，而个性化流程设置功能局限，对企业用户而言，由于公有云的特征，考虑到数据安全以及数据管理等多方原因，IT管理流程必然会受到影响。而在私有云，它处于企业内部，在企业内部的防火墙之内，相对安全，所以对 IT 部门流程冲击不大。

相对于公有云，私有云在企业内部部署，因此其数据安全性、系统可用性都可由企业控制。但其缺点是投资较大，尤其是一次性的建设投资较大。

3. 混合云

混合云是指不仅为自己使用，还要为客户共同使用的云服务。混合云所提供的服务既可以供自己使用，也可以供别人使用。相比较而言，混合云的部署方式对提供者提出了更高的要求。

混合云提供了许多重要的功能，这些功能使企业灵活使用混合云，根据业务需要的便利方式扩展 IT 基础架构。一般而言，混合云有五大优点。

（1）降低成本

混合云可以帮助企业降低成本，不仅融合了私有云的安全性，还利用公有云的"即用即付"云计算资源来消除购买本地资源的需求。

（2）增加存储和可扩展性

公有云具有高扩展性，混合云也必定具有该特性。

（3）提高可用性和访问能力

所有的服务安全都不是绝对的，云计算也是一样。云计算当然不能保证自己的服务永远可以正常不出现任何事故，但是公有云通常会比大多数本地基础设施具有更高的可用性，混合云当然也具备此特性。云计算还提供了几乎无处不在的连接，使全球组织可以从几乎任何位置通过网络访问云服务。

（4）提高敏捷性和灵活性

混合云最大的优点之一就是灵活性。混合云能够将资源和工作负载从本地迁移到云，也可从云端迁移至本地。混合云使开发人员能够在没有 IT 运营和维护人员的帮助下轻松获得新的虚拟机和应用程序。开放人员还可以利用具有弹性伸缩的混合云，将部分应用程序扩展到云中完成峰值处理需求。云提供了各种各样的服务，如生物信息学分析、大数据挖掘、物联网数据处理等，根据业务需求随时购买使用这些服务，而不是需要自己构建，从而提高了业务的敏捷性和灵活性。

（5）获得应用集成优势

许多应用程序都提供了内置的混合云集成功能。例如，Hyper-V 副本和 SQL Server Always On 可用性组都具有内置的云集成功能。SQL Server 的 Stretch Databases 功能等新技术也能够将数据库从内部部署到云端。

云计算代表着未来信息技术的发展方向，在理念和模式上给传统的软硬件行业带来了巨大的变革。随着云计算技术的进步，其应用服务模式也将不断地丰富和发展，将为大数据分析计算提供更加便捷的服务，进一步满足信息技术应用的需要。

7.1.5　云计算与大数据的关系

云计算是大数据分析与处理的一种重要方法，云计算强调的是计算，而大数据则是计算的对象。两者的关系密不可分，如果把数据比作财富，那么大数据就是宝藏，而云计算就是挖掘宝藏的利器。

云计算是大数据成长的驱动力。互联网时代，数据越来越多、数据来源越来越多，这使得数据也越来越实时、越来越复杂，这就需要新技术的加入，云计算的加入就必不可少，所以二者之间是相辅相成的。"云计算和大数据是一个硬币的两面，"百度的张亚勤说；云计算是大数据的 IT 基础，而大数据是云计算的一个深度挖掘分析的内容。

目前，云计算变得流行，已成为 IT 行业的主流技术。其本质是在增加计算能力和增加数据类型，增加动态以及增加实时需求的背景下产生的基础设施架构和商业模式。个人用户将文件、照片、视频和游戏上传到"云"以进行存储和处理。企业客户根据自身需求可以搭建自己的"私有云"，可以托管、租用"公有云"上的 IT 资源与服务，形象地说，云是一棵挂满了大数据的树。

本质上，如果把云计算和大数据以形态比较，它们的关系就是静与动的关系，云计算强调的是计算，这是动的概念；而数据则是计算的对象，是静的概念。结合实际应用，云计算强调的是计算能力，数据就是被用来存储的对象。云计算需要处理大数据的能力（数据获取、清洗、转换、统计等），其实就是强大的计算能力。但是，云计算的动也是相对而言的，以云计算中的基础设施为例，基础设施中的存储设备对数据的存储就是一种静的状态，可谓是动中有静。

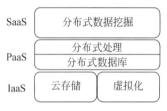

图 7-4　云计算与大数据的关系

总而言之，云计算为大数据提供了有力的工具和途径，大数据为云计算提供了有价值的用武之地。将云计算和大数据结合，人们不仅可以利用高效、低成本的计算资源分析海量数据的相关性，还可以帮助人们快速找到数据的共性规律，加速人们对于客观世界有关规律的认识。云计算和大数据关系密不可分，相辅相成，如图 7-4 所示。

7.2　云计算核心技术

随着云计算与大数据技术的发展，虚拟化与资源池化是云计算中的核心技术，它们整合各种计算以及存储资源，使其得到充分高效的利用。云计算利用虚拟化手段将系统中各种异构的硬件资源转换成灵活统一的虚拟资源池,进而形成云计算基础设施,为上层云计算平台和云服务提供相应的支撑。除虚拟化技术及资源池技术外,分布式数据存储技术、大数据规模处理技术也是云计算的核心技术。

7.2.1 虚拟化技术

大数据逐步"云"化,纵观历史,过去的数据中心无论是应用层次还是规模大小,都仅仅是停留在过去有限的基础架构之上,虚拟化是指计算在虚拟的基础上运行。虚拟化技术是指把有限的、固定的资源根据不同需求进行重新规划以达到最大利用率的技术。

云计算基础架构广泛采用计算虚拟化、存储虚拟化、网络虚拟化等虚拟化技术。并通过虚拟化层,屏蔽了硬件层自身的差异和复杂度,向上呈现为标准化、可灵活扩展和收缩、弹性的虚拟化资源池,如图 7-5 所示。

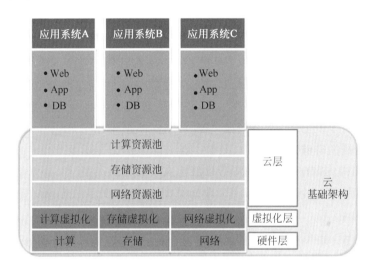

图 7-5　云计算虚拟化部署架构图

与传统 IT 基础架构相比,云计算通过虚拟化,集成和自动化与应用程序系统共享基础架构资源池来实现高利用率、高可用性、低成本和低能耗。通过云平台层的自动化管理,可以构建易于扩展和智能管理的云服务模型。云计算的虚拟化技术按其应用可分为以下几类:

1. 服务器虚拟化

服务器虚拟化是指将虚拟化技术应用于服务器上,将一台或多台服务器虚拟化为若干服务器使用。通常,一台服务器只能执行一个任务,导致服务器利用率低下。在采用服务器虚拟化技术之后,可以在一台服务器上虚拟化多个虚拟服务器,每个虚拟服务器运行不同的服务,这可以提高服务器的利用率并节省物理存储空间和电量。

2. 桌面虚拟化

桌面虚拟化是指将计算机的终端系统(也称为桌面)进行虚拟化,以达到桌面使用的安全性和灵活性。桌面虚拟化可以使用户通过任何设备,在任何地点、任何时间通过网络访问属于个人的桌面系统,获得与传统 PC 一致的用户体验。

3. 应用虚拟化

应用虚拟化是指将各种应用发布在服务器上,客户通过授权之后就可以通过网络直接使用,获得如同在本地运行应用程序一样的体验。

4. 存储虚拟化

存储虚拟化是指运用技术手段将整个系统的存储资源进行统一整合管理,为用户提供一个统一的存储空间。存储虚拟化在满足各类不同应用在性能和容量等方面需求的情况下,提高利用率,提升工作效率降低成本。

5. 网络虚拟化

网络虚拟化是指运用技术手段让一个物理网络支持多个逻辑(虚拟)网络,虚拟化保留了网络设计中原有的层次结构、数据通道和所能提供的服务,使得最终用户的体验和独享物理网络一样,与此同时网络虚拟化技术还可以高效地利用空间、能源、设备容量等网络资源。

7.2.2 分布式数据存储技术

不同于当前常用的集中存储技术,分布式存储技术不会在一个或多个特定结点上存储数据,而是通过网络使用企业中的每台机器上的磁盘空间,并将这些分散的存储资源构成一个虚拟的存储设备,数据分散地存储在云端,海量的数据按照结构化程度来分,可以大致分为结构化数据、非结构化数据、半结构化数据。

1. 结构化数据的存储及应用

简单而言,结构化数据就是一种用户已经定义了的数据类型。具体来讲,结构化数据包含了一系列的属性,每一个属性都有一个数据类型,存储在关系数据库里,可以运用二维表结构来表达数据。

日常应用的各类系统中都包含着大量的结构化数据,一般存储在 Oracle 或 MySQL 等关系数据库中。但是,随着业务的增加,系统规模不断扩大,单一结点的数据库无法支撑系统时,通常有两种方法解决:垂直扩展与水平扩展。

大多数系统都有大量的结构化数据,一般存储在 Oracle 或 MySQL 等关系数据库中,当系统规模大到单一结点的数据库无法支撑时,一般有两种方法:垂直扩展与水平扩展。

(1)垂直扩展:垂直扩展比较好理解,简单来说就是按照功能切分数据库,根据不同的功能属性的各类数据,切分到不同的数据库中,这样一个大数据库就被切分成多个小数据库,从而达到数据库的扩展。一个架构设计良好的应用系统,其总功能模块必定是由多个功能模块松耦合组成,每一个功能模块所包含的数据对应到数据库中是一张或多张表。各个功能模块之间交互越少,越统一,系统的耦合度越低,这样的系统就越容易实现垂直切分。

(2)水平扩展:简单来说,可以将数据的水平切分理解为按照数据行来切分,也就是将表中的某些行切分到一个数据库中,而另外的某些行又切分到其他的数据库中。但是切分必定按照某种特定的规则来进行,首先是为了更容易判断数据切分到的具体数据库,再者根据一定的规则才更好地执行切分。如按照某个数字字段的范围,某个时间类型字段的范围,或者某个字段的 hash 值。

垂直扩展与水平扩展各有各的优缺点,一般一个相对大型的应用系统会将水平与垂直扩展结合使用。

2. 非结构化数据的存储及应用

相对于结构化数据而言，不方便用数据库二维逻辑表来表现的数据即称为非结构化数据，包括所有格式的办公文档、文本、图片、XML、HTML、各类报表、图像和音频、视频信息等。

分布式文件系统是实现非结构化数据存储的主要技术。

3. 半结构化数据的存储及应用

半结构化数据是介于完全结构化数据(如已知的关系型数据库、面向对象数据库中的机构化数据)和非结构的数据(完全没有结构的数据，如声音、图像文件等)之间的数据，半结构化数据模型具有一定的结构性，但较之传统的关系和面向对象的模型更为灵活。半结构数据模型完全不基于传统数据库模式的严格概念，这些模型中的数据都是自描述的。

由于半结构化数据没有严格的数据库的组织和结构，所以不适合用传统的关系型数据库进行存储，适合存储这类数据的数据库被称作 NoSQL 数据库。

7.2.3 资源池化技术

大数据逐步"云"化，纵观历史，过去的数据中心无论是应用层次还是规模大小，都仅仅是停留在过去有限的基础架构之上，资源池是指云计算数据中心所涉及的各种硬件和软件的集合。云计算把所有计算的资源整合成计算资源池，所有存储的资源整合成存储资源池，把全部 IT 资源都变成一个个池子，再基于这些基础架构的资源池去建设应用，以服务的方式去交付资源。云计算资源池的结构如图 7-6 所示。

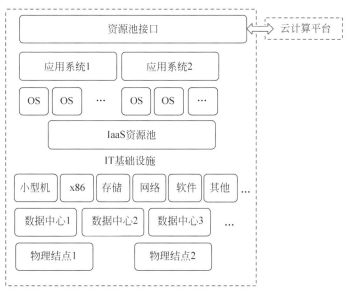

图 7-6　云计算资源池结构图

云计算资源池是通过虚拟化技术，将 IT 支撑系统的设备组成资源池系统，通过 IT 软硬件厂商提供的管理工具、协议和开放接口，实现对资源池中各种资源及设备的管理，并完成资源部署、配置、调度等操作任务。资源池是以资源种类为基础来进行划分的，管理需安全应用架因为企业环境中的硬件设备种类繁多、应用架构复杂，用户对于应用的可用性要求较高,在设计时需要充分考虑。资源池建设需要考虑以下 5 个因素[1]。

(1) 资源种类:企业内部存在多种异构资源,例如 x86 环境、小型机环境等,同一种类型中也存在很大差异,例如资源池化管理系统 x86 环境下的 Intel 和 AMD 处理器。在进行总体设计时,要合理规划不同种类的资源池。

(2) 应用架构:应用架构通常把应用分成多个层次,典型的格局如 Web 层、应用层、数据层和辅助功能层等,所以针对应用架构提出的层次化需求是总体设计中第二个需要考虑的因素。

(3) 应用等级保障:面对多样化的用户群体和需求,资源池需要提供不同服务等级的资源服务来满足不同的用户服务级别需求(例如金银铜牌服务)。

(4) 管理需求:从管理角度来说,存在多种管理需求,例如高可用管理需要划分生产区、同城灾备区和异地灾备区,应用的测试、开发、培训环境,监控和日常操作管理需要划分生产区和管理操作区。

(5) 安全域:应用环境在传统网络上有逻辑隔离或者物理隔离的需求,在资源池中,需要实现同样的安全标准来保证应用正常运行。

7.2.4　大规模数据处理技术

过去的数据中心无论是应用层次还是规模大小,都仅仅是停留在过去有限的基础架构之上,正朝向大数据云化处理。总体来说,对数据的处理可以分为两种场景:一种是 OLTP 场景,即事务处理;另一种是 OLAP 场景,即数据分析。

1. OLTP

OLTP 代表联机事务处理(On-Line Transaction Processing)。TP 的一个典型应用场景就是交易,例如淘宝购物、银行处理转账交易等,都属于事务型业务。数据库发展几十年来,其实最开始都是为了又快又好地实现事务(Transaction)。想要实现事务的 ACID 特性其实是很复杂的,复杂到可以认为是三大基础软件(操作系统、编译系统、数据库系统)之首(普遍认为,当然也存在少量争议)。

所谓事务的 ACID 特性,代表了:

(1) A:原子性,事务只能成功或失败,不能存在中间状态;

(2) C:一致性,与分布式系统中的一致性含义不同,表示一个事务处理完毕后只能从一个一致的状态转移到另外一个一致的状态,也可以认为是原子性的补充;

(3) I:隔离性,在并发事务时,要求保证每个事务必须是独立的,不能相互干扰,比较消耗性能的方法是通过锁来实现;

(4) D:持久性,表示事务完成后,数据应该能够持久化,不能存在数据丢失。

ACID 特性保证了交易能够成功进行而不出错,如果某一个数据处理系统不能实现 ACID,那么,后果是不堪设想的。例如你选择了一家银行,它们采用的数据库不支持完全的 ACID,那么你的银行账户的余额将会神秘消失或增加。由此可见,对于传统的事务型业务来讲,对事务的支持至关重要,这是一个系统性的风险,重要程度远高于系统宕机。

2. OLAP

OLAP 代表联机分析处理(On-Line Analysis Processing)。如果问当前信息技术最火热的话题是什么,那毫无疑问应该是 ABC(Artificial Intelligence, Big Data, Cloud

Computing)。而其中的大数据(Big Data)便是数据库技术与分布式技术结合在一起的产物,或者说是适应新时代发展而产生的一种数据库形式。

虽然传统的关系数据库听起来似乎是多数情况下用在增删改上,其实我们真正使用的业务场景中,很大程度上是读多于写的。但是不要小看"读"这个操作,要想实现"读"得更快,可比"写"得更快要麻烦得多。

7.3　云计算在医学领域的应用

近年来,医疗卫生数据和其他相关数据迅速扩大,呈几何级数增长。在云计算技术的支撑下,充分利用包括图像数据、病历数据、检查结果数据、医疗费用数据等各种数据已经成为医疗工作的一个重要方向,以加快医疗信息资源池库建设,实现医疗信息资源共享,提高医疗质量、效率和服务水平。2017年,工业和信息化部中国信息通信研究院认为,我国医疗卫生行业云计算应用已经完成市场培育期,即将进入快速发展阶段。

云计算在医学领域的应用可分为医疗信息化、互联网医疗健康信息化及医学科研计算分析服务,其相对应的云服务形式包括医疗云、移动医疗健康服务云、医学科研分析服务云。

7.3.1　医疗云

据移动信息中心统计,截至2016年11月,全国的三级医院部署云应用达到35.6%和二级医院部署云应用7.8%。医疗云的部署方式通常是区域医疗混合云和医疗机构私有云,其中区域医疗混合云由医院、政府管理部门和第三方机构共同投资,管理归政府管理部门和医院所有,第三方机构负责运维,向区域内医疗机构开放,为居民、药品生产企业和医学科研机构提供增值服务。医疗机构私有云是为医疗机构单独使用而创建的。医疗机构有基础设施,并在其上部署应用程序,其核心属性是医疗机构的专属资源。医疗云的部署架构如图7-7所示。

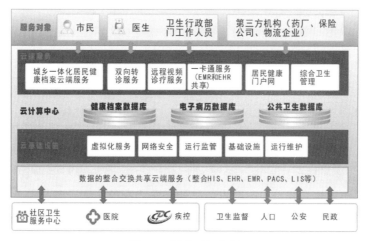

图 7-7　医疗云架构图

医疗云的建立可以有效解决传统问题,如基础医疗资源利用不均、数据中心管理复杂、经济以及技术等诸多问题,特别是通过虚拟化技术,可以解决医疗机构因空间、环境、硬件设施不足造成的资源短缺问题,可以有效提高工作效率;还可以整合医疗机构的信息系统,通过统一平台的统一管理,实现信息系统的互联互通,进而消除信息孤岛。

例如北京大学人民医院建立的信息集成云平台,实现了患者所有临床数据的集成、院内信息系统的高效互联,并帮助各业务系统实现了临床数据存储管理、实时查询、监控预警和数据挖掘等功能,目前已经整合 280 余万患者信息,1.9 亿条临床数据与 3.3 万条运营数据,支持了医院临床、教学、科研能力的提升。

医疗云平台的应用,将进一步帮助医疗机构提升科技创新能力,使其以数据创新为基础,引领互联网+医疗,并为患者带来更高效、更精准、低成本、个性化的就医体验。

7.3.2　移动医疗健康服务云

移动医疗健康服务云是利用中国移动、中国电信、中国联通等基础设施运营商提供的开放式公有网络来支撑,整合医疗服务提供商与使用者,通过 Internet 访问移动医疗健康云服务平台。

1. 移动医疗健康服务云平台架构

移动医疗健康服务平台是医疗服务提供商与普通用户之间交互信息的桥梁。普通用户通过注册登录 App 可以实现网上医学问题咨询、健康档案管理、网上购药、通知提醒等功能;医疗服务提供商可以通过平台实现反馈咨询问题、提供诊疗信息、查询用户健康档案以及实时健康信息推送提醒等功能。其云平台架构如图 7-8 所示。

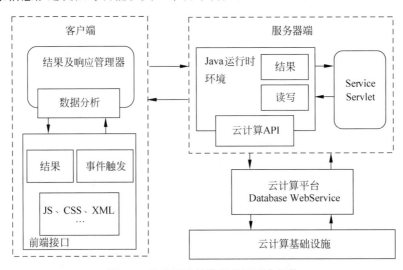

图 7-8　移动医疗健康服务云平台架构

其中,服务器端的任务是实现各种医疗服务功能,并且提供与云计算平台的接口与通信。服务器端应用系统的开发代码和资源文件分布式存储于云计算平台基础设施上,以充分利用云计算平台的高数据处理能力和存储能力。其中服务器 Servlet 负责监听客户端请求,同时将客户端请求交由云计算处理,最终将处理结果反馈至客户端。客户端作为医疗服务平台直接面向用户的交互接口,接收服务请求反馈结果并进行数据分析,将前端文件和数据一并呈现给使用者。

2. 移动医疗健康服务云平台应用案例

移动医疗健康服务发展十分迅速,如表 7-1 所示,将对百度、阿里、腾讯开发的 App 应用服务进行对比,其中参与比较的是百度医生、阿里健康与腾讯投资的丁香医生,其 App 展示界面如图 7-9 所示。

表 7-1　移动医疗健康 App 服务对比

软件	挂号	加号	药品电商	医生咨询	导诊	健康知识	其他功能
百度医生	√				√		无
阿里健康	√	√	√	√	√		眼科自测、中医脏腑辨识
丁香医生				√		√	用药提醒、虚假药品曝光、附近药店

其中百度医生的核心功能是挂号,其提供的导诊功能体现在单击人体的某个部位就可以出现相关疾病的就诊科室建议。阿里健康则几乎包含了所有互联网医疗功能。丁香医生是丁香园旗下的一款 App,具备医生群体的专业知识积累,强调的功能是"疫苗咨询"与"用药咨询"。

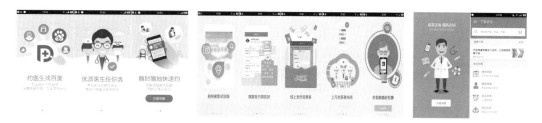

图 7-9　百度医生、阿里健康与丁香医生 App 展示页面

7.3.3　医学科研分析服务云

当前,海量生物医学数据为现代医学科学研究提供了前所未有的机遇。云计算分析服务可以对海量医学数据及信息进行深层次的数据挖掘与分析决策,通过数据的整合共享来挖掘其中的价值,促进医学研究效率的创新与提升。

当前常用的医学研究云平台包括百迈克云、Everlab 云端实验室等。以下将对这两个助力医学科研的云平台进行介绍。

1. 百迈克云

百迈克云是一个面向生物大数据分析的开放云平台,为用户提供完整的生物信息分析以及整合利用公共数据的解决方案,其网址是 http://www.biomarker.com.cn。

(1)百迈克云注册与登录

单击百迈克云"生物云平台"网页上的"在线注册"按钮,可弹出该网站的注册界面,如图 7-10 所示,在注册界面上填写完整信息后即可进入该网站。

(2)百迈克云生物云平台使用界面

百迈克云平台主界面上提供了包含医学与农学的 24 个分析平台、8 个数据库、101 个分析工具、3 个工具集和 11 个平台使用教学课程及 186 个教学视频,如图 7-11 所示。

百迈克云在线基因数据分析平台提供了千万级共享基因数据库与基因大数据的挖掘功能,包含了医学领域中的医学数字基因表达谱、医学长链非编码 RNA 测序、外显子组测序、

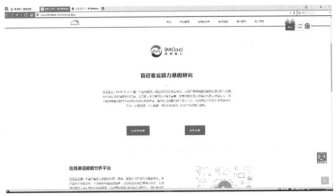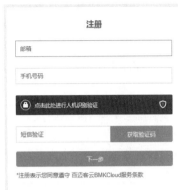

图 7-10   百迈克云的注册界面

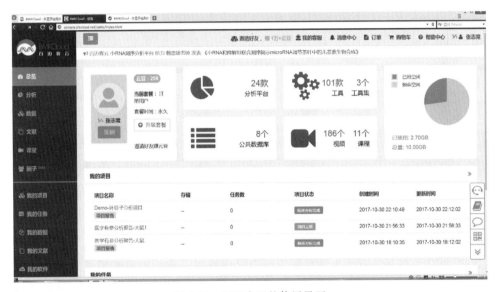

图 7-11   百迈克云的使用界面

医学 circRNA 测序、医学有参考基因组的转录组、人基因组重测序、外显子组肿瘤测序、医学小 RNA 测序、医学微生物多样性、医学甲基化 10 个分析平台,如图 7-12 所示。

该平台提供了包括绘图工具集、表格工具集、FASTA 文件工具集 3 个工具集与基因功能注释、相关性分析等 101 个分析工具,如图 7-13 所示。

该平台将 PB 级的高通量数据库、参考基因组数据库、功能基因数据库、变异数据库、医学数据库、肿瘤药物数据库、功能定位数据库、互作数据库共 8 个公共数据库资源共享,可以使科研工作者直接利用分析平台进行分析与对照,如图 7-14 所示。

除此,为了更好帮助科研工作者使用该平台,其平台提供了使用课程与教学视频,如图 7-15 所示。

(3) 百迈克云分析工具的使用

单击百迈克云左侧导航条上"分析"链接,即弹出建立分析界面,选择"医学"标签,选择外显子组测序分析平台,弹出分析界面如图 7-16 所示。

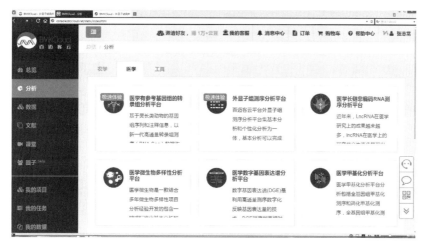

图 7-12　医学基因组分析平台

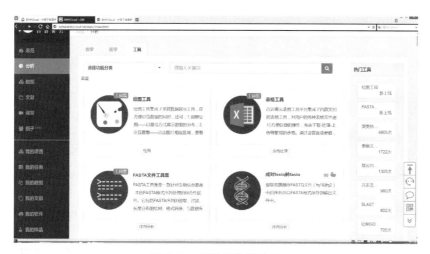

图 7-13　基因组分析工具

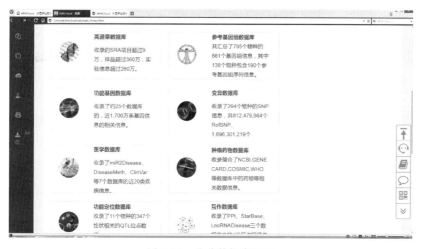

图 7-14　公共数据库界面

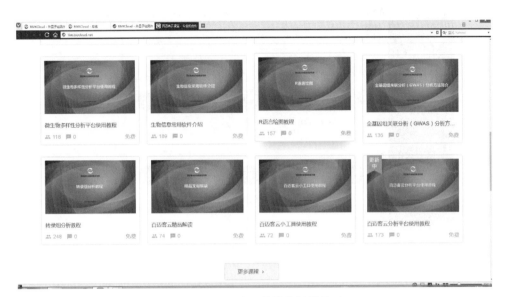

图 7-15　百迈克云的教学课程界面

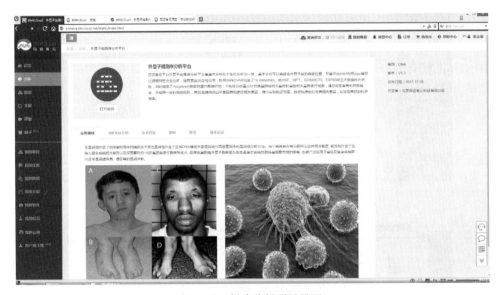

图 7-16　创建分析项目界面

单击"打开软件"按钮后,就可以进入到外显子组测序分析平台使用界面,在开始入门处提供了分析方法的简要叙述,可以在该界面进行分析方法的学习,如图 7-17 所示。

单击"基本分析"按钮后,就可以开始分析工作。本例中,选择快速添加示例数据进行演示,故选择 Demo—外显子分析项目,如图 7-18 所示。

单击"下一步"按钮后,将进入综合选项界面,在该界面可以对报告名称进行修改,也可以选择参考的基因组版本与试剂盒的选用,如图 7-19 所示。

确认该综合选项后,单击"下一步"按钮进入流程参数提交确认界面,并单击"提交"按钮,将分析数据提交给云平台进行分析与计算,如图 7-20 所示。

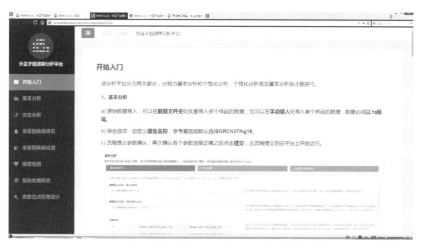

图 7-17　外显子组测序分析平台界面

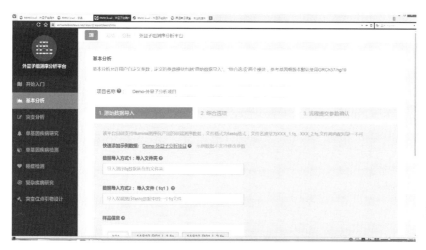

图 7-18　外显子组测序分析－演示数据的选择

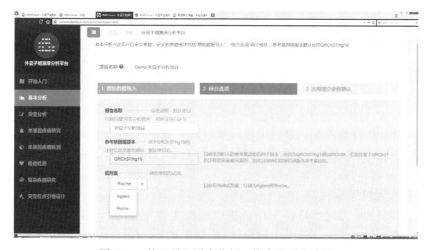

图 7-19　外显子组测序分析－综合选项的选择

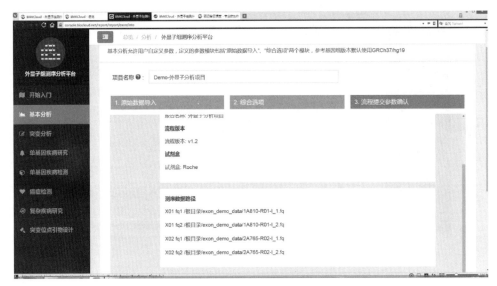

图 7-20　外显子组测序分析——流程参数提交确认

选择左侧导航条中"我的项目"选项,可以对已经提交和计算完毕的项目进行查看,如图 7-21 所示。

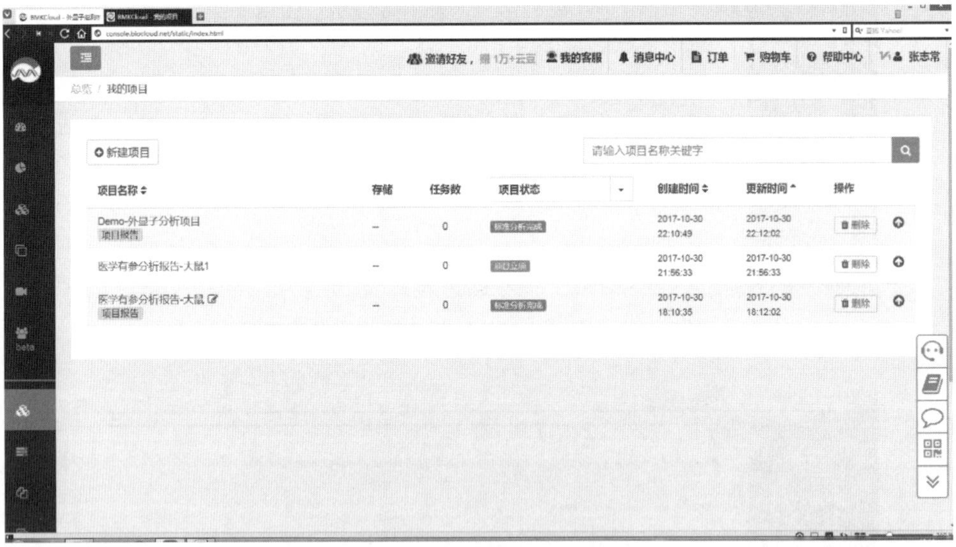

图 7-21　项目浏览界面

在项目名称中,看到外显子分析项目的项目状态显示为"标准分析完成",即可以通过单击该项目名称对已经提交和计算完毕的项目进行查看,查看时可以通过选择右侧摘要信息选择查看的项目内容,如图 7-22 所示。

2. Everlab 云端实验室

Everlab 云端实验室是为科研工作者提供的集实验室、实验设备与社交于一体的互动网络云平台,可以促进医学、药学、生物化学、化学实验、分子生物学等相关领域科研实验数据及科研工作管理规范化,提高科研效率,网址是 http://www.everlab.net。

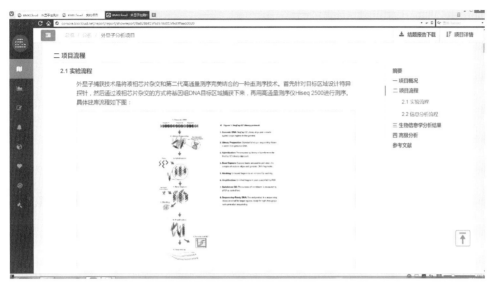

图 7-22 项目分析结果查看

（1）Everlab 云端实验室注册与登录

单击网站主页上的"立刻注册"按钮，可弹出该网站的注册界面，如图 7-23 所示，在注册界面上填写完整信息后，进入注册时使用的电子邮箱并激活后，即可进入该网站。其功能包括 E3 实验室管理、Catalog 采购助手、Note 云端实验记录平台、Protocol 实验方法聚合平台等功能。

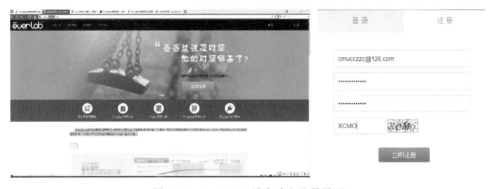

图 7-23 Everlab 云端实验室注册界面

（2）E3 实验室管理

E3 实验室管理功能提供了实验室内对实验记录模板、资料库、物料管理、仪器设备管理、采购管理、项目管理、人员管理等功能，如图 7-24 所示。

单击"开始使用"按钮后，在弹出的网页中选择"创建实验室"选项并填写实验室基本信息后，即完成实验室创建，如图 7-25 所示。

（3）Catalog 采购助手

Catalog 采购助手可以帮助科研人员快速获得采购实验试剂、耗材、仪器的产品信息、价格对比、厂商、官方代理商等信息并能够实现一键购买，生成实验室订单。使实验室的科研工作者能够更加快捷、高效地购买到安全、有保障的商品，如图 7-26 所示。

E3

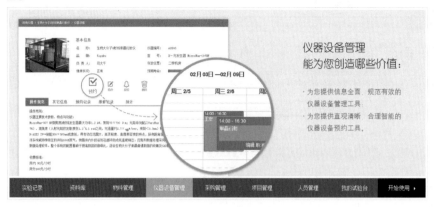

图 7-24　实验室管理功能

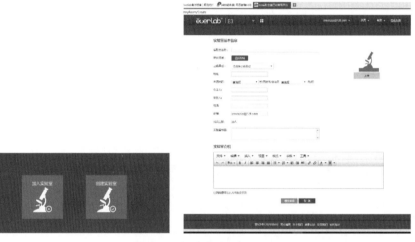

图 7-25　创建实验室界面

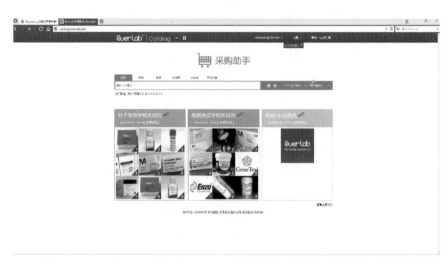

图 7-26　Catalog 采购助手界面

（4）Note 云端实验记录平台

Note 云端实验记录平台帮助科研人员建立电子化的实验记录，确保实验记录真实、可靠、及时和规范，并实现实验信息存储，如图 7-27 所示。

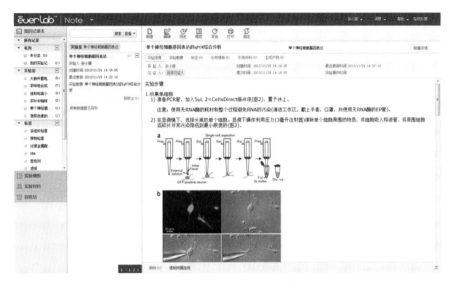

图 7-27　Note 云端实验记录平台界面

（5）Protocol 实验方法聚合平台

Protocol 实验方法聚合平台可以帮助科研人员构建一个标准规范的实验方法资料库，使其能基于此创建、共享并及时交流在科研工作中使用到的实验方法及相关信息，如图 7-28 所示。

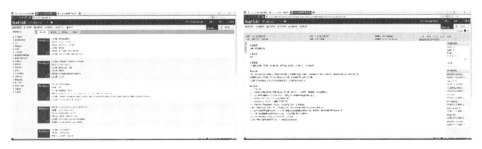

图 7-28　Protocol 实验方法聚合平台界面

由此可见，医疗领域云服务可在医疗应用扩展、整合医疗资源、扩大医疗范围以及降低技术建设成本等方面带来有效的解决方案。从发展的角度来看，医疗云既灵活又方便，是 IT 信息技术与医疗行业融合发展的必然方向。

本章小结

云计算是大数据分析与处理的一种重要方法，目前，云计算变得流行，已成为 IT 行业的主流技术。其本质是在增加计算能力和增加数据类型，增加动态以及增加实时需求的背景下产生的基础设施架构和商业模式。从技术的角度来讲，云计算是一种以数据和处理能力为中心的密集型计算模式,它融合了多项 ICT 技术,是传统技术"平滑演进"的产物,其中以虚拟化技术、资源池化技术、分布式数据存储技术、大数据规模处理技术最为关键。在实际应用中,云计算在医学领域也得到了广泛的应用。

【参考文献】

[1] 吕云翔,柏燕峥.云计算导论[M].2 版.北京:清华大学出版社,2020

[2] 李文军.计算机云计算及其实现技术分析[J].军民两用技术与产品,2018(22):57-58.

[3] 胡昌平,黄书书.公有云存储服务中的用户权益保障[J].情报理论与实践,2016,39(11):17-21.

[4] 朱智强.混合云服务安全若干理论与关键技术研究[D].武汉:武汉大学,2011.

[5] 余腊生.分布式系统与云计算——原理、技术与应用[M].长沙:中南大学出版社,2019.

[6] https://blog.csdn.net/wang7807564/article/details/97423136.

习题 7

一、填空题

1. 云计算服务体系中所提到的 IaaS 是_____。

2. PaaS 针对开发者,把_____作为一种服务来提供。

3. 虚拟化是指计算在_____的基础上运行。

4. 网络虚拟化是指让一个物理网络支持多个_____。

5. _____是指供自己和客户共同使用的云。

6. 云计算按照其资源交付的范围,有三种部署模式,即公有云、私有云和_____。

7. 云计算是一种用于对可配置共享资源池(网络、服务器、存储、应用和服务),通过网络方便的、_____的模型。

8. 云计算以数据为中心,以_____为手段来整合包括服务器、存储、网络、应用等在内的各种资源。

9. SaaS 针对的是_____,是通过互联网提供软件的服务模式。

10. 资源池是指云计算数据中心中所涉及的各种_____的集合。

二、简答题

1. 简述美国国家标准与技术研究所 NIST 对云计算的定义。

2. 简述云计算的基本特征。

3. 简述 IaaS、PaaS 和 SaaS 的含义。

4. 简述医疗领域中云计算的部署模式。

5. 简述云计算中的虚拟化技术。

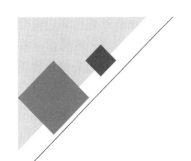

第8章

数据仓库Hive

导学

内容与要求

本章主要介绍了数据仓库 DW 及 Hive 的相关知识,数据仓库与操作型数据库的区别;数据仓库的架构;数据仓库 Hive;HiveQL 的数据定义、操作与查询等。使读者对数据仓库及 Hive 具有初步的了解,为后续的理论和实践学习奠定良好的基础。

重点、难点

本章的重点是数据仓库与操作型数据库的区别;数据仓库的架构。难点是 HiveQL 数据的定义与操作。

数据仓库是当代大数据应用的基石,是企业进行数据统一管理的方式,可以将不同应用中的数据汇聚、加工并进行多维度分析,为企业决策制定过程,并提供最准确的数据支持的战略集合,是企业大数据系统的重要组成部分,主要可用于数据挖掘和数据分析。因此,数据仓库是企业 IT 系统中的核心。

但是,在大数据时代,传统数据仓库遇到了巨大的挑战,无法满足快速增长的海量数据存储需求,无法同时处理不同类型的数据,当数据量达到 TB 级后基本无法获得良好的性能等。Hadoop 的诞生为大数据解决方案提供了强有力的技术保障,Hive 是建立在 Hadoop 上的数据仓库基础构架,可以对存储在 HDFS(Hadoop 分布式文件系统)上的文件中的数据集进行数据整理、特殊查询和分析处理,从而更好地适用于大数据时代。

本章主要对基于大数据平台 Hadoop 的数据仓库 Hive 系统进行介绍。

8.1 数据仓库概述

随着时代的发展,面对日益增多的、分布在不同系统或平台中的数据,人们开始思考,如何能从纷繁复杂、大量积聚的数据环境中得到有用的决策信息,从而为企业的生存和发展提供正确的决策? 在此背景下,数据仓库应运而生。

数据仓库(Data Warehouse),简称 DW 或 DWH。数据仓库不仅仅是一个概念,更是对数据进行管理和使用的方法论,包括如何高效地采集有效数据、如何规范地管理和转化数据、如何精准地分析和使用数据,以及任务调度、历史数据分析等一系列内容。在大数据时代,这些内容显得尤其重要。本节首先对数据仓库的基本概念进行简要介绍,然后提出传统数据仓库在大数据时代所面临的问题,最后阐述大数据时代的数据仓库解决方案。

8.1.1　数据仓库的定义

数据仓库创始人 W. H. Inmon 定义了数据仓库,"数据仓库是面向主题的、集成的、不可更新的,并随时间不断变化的数据集合,用以支持管理部门的决策分析过程"。数据仓库的定义主要包含两个方面:第一,数据仓库主要用于支撑决策,它不同于企业的操作型数据库,它是面向分析型的数据处理;第二,数据仓库是对多个异构的数据源的有效集成,集成后再根据主题进行分类重组(包含历史数据),并且存放在数据仓库中的数据一般不再进行修改。

根据数据仓库的定义,可以概括出如下四个基本特点。

1. 面向主题的(Subject-Oriented)

主题是用户使用数据仓库进行决策时关注的内容,即在一个较高的管理层次上将信息系统中的数据按照特定的对象进行综合和归类所形成的分析对象。在数据仓库中,一个主题是根据一个特定的主题域来组织的,一个主题通常与多个操作信息系统相关,比如体检是一个主题,那么体检里面包含用户、医院、检查项、检查结果等数据综合,对这些数据要进行归类并分析。在航空公司的业务中,更受关注的往往是乘客选用的航空公司、所乘坐的航班编号、登机时间等。在前台业务中,被查询最多的,也便是这些信息。但是在数据仓库中,这些信息的重要性往往不如作为主体的乘客更加重要。航空公司往往希望通过挖掘每个乘客的行为特征,来更加精准地为客户提供服务和推送广告。在这里,乘客便是一个主题。所以可以笼统地认为主题就是进行数据分类的方法。

2. 集成的(Integrated)

集成指的是将多个不同各类的数据源分别按照不同的主题集成在一起。数据仓库中的数据不是原有数据的简单复制,而是在原有分散数据库的基础上对数据进行提取和筛选、清洗,通过系统的转换、处理、汇总和整理而得到的,源数据中的不一致性必须消除,以确保数据仓库中的信息是一致的,并且是关于整个企业的全局信息。同时,还必须监视源数据的变化,以便定期向数据仓库中追加新数据。在业务数据库系统中,不同的业务系统往往使用不同类型和不同位置的数据库。但在数据仓库中,无论何种数据源,无论是 SQL Server、MySQL,还是 Oracle,甚至是系统访问日志中的数据,都会被统一装入同一个数据仓库系统,这便是数据仓库系统的集成特性。

3. 相对稳定的(Non-Volatile)

数据仓库中包含大量的综合性数据,这些数据主要供企业进行决策分析,所涉及的数据操作主要是查询操作。即数据仓库创建的是一个只读数据库系统,某个数据从进入数据仓库以后,一般情况下将被长久保留,也就是数据仓库中包含大量的查询操作,并进行定期地追加和更新,但很少进行修改和删除操作,所以数据仓库在某一个阶段内看来是保持不变的,数据仓库的这种相对稳定性可以支持不同的用户在不同的时间查询相同的问题时获得相同的结果,这对决策分析是非常重要的。

4. 反映历史变化（Time-Variant）

数据仓库大多关注的是历史数据，即数据仓库中的数据通常包含历史信息，历史变化性包含两重含义：

第一重含义是指数据仓库要随着时间的变化不断增加新内容，同时也会随着时间的推移删除（通常转存到大容量介质中）过于陈旧的数据。

例如产品属性的变化通常每周更新一次；地理位置上的变化通常一个月更新一次；销售数据每天都需要更新一次。这种由日常事务处理数据库向数据仓库追加数据的频率，一般情况下根据使用者的要求来定。

第二重含义是指数据仓库中的每一个数据结构都包含了时间要素，以此标明数据的历史时期。由于数据仓库存储如此众多、重要的数据，目的就是为了分析，因此数据仓库需要把不同时间段的业务情况记录下来，数据仓库中的关键结构隐式或显式地必须包含时间元素。

数据仓库不是静态的概念，只有把信息及时交给需要这些信息的使用者，供他们做出改善其业务经营的决策，信息才能发挥作用，信息才有意义。数据仓库的根本任务是把信息进行整理归纳和重组，并及时提供给相应的管理决策人员。因此，从产业界的角度来看，数据仓库的建设不仅仅是一项工程，也是一个严谨的过程，通过数据仓库中的这些信息，可以对医药企业、医药产品的发展方向和未来趋势做出定量分析和相对精准的预测。

8.1.2　数据仓库与操作数据库

当前的医药商业企业数据处理主要可分为两大类：操作型处理和分析型处理。操作型处理也叫事务处理，是指对数据库联机的日常操作，通常是对一个或一组记录的查询和修改，主要是为企业的特定应用服务的，人们关心的是响应时间、数据的安全性和完整性。分析型处理则用于医药商业企业管理人员进行决策分析。

数据库系统作为一种数据管理手段，主要被用于事务处理。传统的决策支撑系统一般都是直接建立在这种事务处理环境上的。尽管数据库在事务处理方面的应用中取得了巨大的成功，但在同一个数据库系统中同时存在以业务处理为主的联机事务处理应用和以分析处理为主的决策支持系统应用时，两种类型的处理会发生明显的冲突。因此可以得出，事务处理和分析处理具有截然不同的性质，直接使用事务处理环境来运行决策支撑系统是行不通的。具体来说，事务处理环境不适用于决策支持系统的原因主要有以下5个方面。

1. 事务处理和分析处理的性能特性不同

在事务处理环境中，用户的行为特点是数据的存取操作频率高而每次操作处理的时间短。因此，系统可以允许多个用户按分时方式使用系统资源，同时保持较短的响应时间，在线事务处理（Online Transaction Process，OLTP）是这种环境下的典型应用。

在在线分析处理（Online Analytical Process，OLAP）环境中，用户的行为模式与此完全不同，某个决策支持应用程序可能需要连续运行几个小时，从而消耗大量的系统资源。将具有如此不同处理性能的两种应用放在同一个环境中运行显然是不适当的。

2. 数据集成问题

OLAP需要集成数据，全面、准确的数据是第一个有效的分析和决策的先决条件，更完整的相关数据收集可以获得更可靠的结果。因此，OLAP不仅需要来自企业内部所有部门的相关数据,而且还需要来自企业外部、竞争对手等的相关数据。

事务处理的主要目的是使业务处理自动化,通常只需要与部门业务相关的当前数据。很少考虑企业级集成应用程序。当今大多数企业中数据的真实状态是分散的,而不是集成的。

企业业务数据分散的问题是事务处理环境固有的,尽管每个单独的事务处理应用程序可能是高效的,并产生丰富的详细数据,但这些数据不能集成到一个统一的整体中。对于需要集成数据的 OLAP 应用程序,这些杂项数据必须集成到应用程序中。然而,数据集成是一项非常繁重和复杂的工作,把它留给应用程序完成会极大地增加程序员的负担。而且,每次进行分析时,这样的集成都会导致处理效率极低。数据仓库技术出现的最重要原因之一就是 OLAP 中对数据集成的迫切需求。

3. 数据动态集成问题

如果每次分析都进行数据集成,则会导致开销太大,因此一些应用就仅在开始对所需数据进行了集成,以后就一直以这部分集成的数据作为分析的基础,不再与数据源发生联系,我们称这种方式的集成为静态集成。静态集成的最大缺点是如果数据集成后数据源中的数据发生了改变,这些变化将不能反映给决策者,导致决策者使用的是过时的、不完整的数据。对决策者来说,虽然并不要求随时准确地探知系统内的任何数据变化,但也不希望分析的是几个月前的数据情况。因此,集成数据必须以一定的周期(例如 24 小时)进行刷新,称其为动态集成。显然,事务处理系统不具备动态集成的能力。

4. 历史数据问题

企业的事务处理一般只需要当前数据,短期数据一般存储在数据库中,不同数据的存储周期也不同,即使保存了一些历史数据,也会被束之高阁,得不到充分利用。但对于决策分析来说,历史数据是非常重要的,许多分析方法都必须依赖大量的历史数据。没有对历史数据的详细分析,很难把握商业企业的发展趋势。OLAP 对数据的空间和时间的广度有更高的要求,而事务处理环境不能满足这些要求。

5. 数据的综合问题

在事务处理系统中积累了大量的细节数据,一般而言,OLAP 并不对这些细节数据进行分析。一是因为细节数据数量太大,会严重影响分析的效率;二是因为太多的细节数据将会占据分析人员的精力,不利于分析人员将注意力集中于有用的信息上。因此,在分析时,往往需要对细节数据进行不同程度的综合,而事务处理系统不具备这种综合能力。

数据仓库的主要驱动力是市场商业经营行为的改变,即市场竞争要求捕获和分析事务级的业务数据。上述问题表明,建立在事务处理环境上的分析系统无法达到这一要求。为了提高分析和决策的效率和效果,必须将分析型处理及其数据与操作型处理及其数据分开。必须从事务处理环境中提取分析数据并重新组织,以满足 OLAP 处理的需要,从而创建一个单独的分析处理环境。数据仓库是建立这种新的分析和处理环境的一种数据存储和组织技术。

数据仓库不同于操作数据库,操作数据库的主要任务是执行联机事务处理和查询处理,称作联机事务处理(OLTP)系统。数据仓库系统在数据分析和决策支持方面为用户或者机器学习提供服务,即联机分析处理(OLAP)。二者的区别主要表现五个方面,如表 8-1所示。

表 8-1　定义差别

序号	对比项	操作型（OLTP）	分析性（OLAP）
1	用户系统的面向性	面向客户	面向市场
2	数据内容	面向当前的业务	需要使用历史数据
3	数据库设计	根据实体关系进行设计	面向主题进行设计
4	视图	面向个别具体问题	要面向整个企业全景
5	访问模式	原子事务操作	只读操作

两者对比最直观的例子：我们去营业厅办理业务，营业员在作配置更新入库和查询操作，我们作为客户是无法接受查询套餐信息或话费单要等超过 1 分钟（当然有些环境较差的场景就特殊了），而且同时办理业务的量会很大，这就是典型的 OLTP 场景；OLAP 则通常是拿大量数据作关联计算分析，我们是能接受半小时甚至 1 小时后拿到分析结果，而且 BI 人员和营业员，并发数上显然不是一个量级。

8.1.3　数据仓库的架构

数据仓库主要由数据源、数据仓库服务器、OLAP 服务器和前端工具四部分组成，如图 8-1 所示。

1. 数据源

数据源是数据仓库系统的数据来源和基础，由多个业务系统的数据汇总而来，主要包括生产数据、内部数据、存档数据和外部数据四大类。生产数据来源于企业已有的各种操作型系统，需要将这些来自不同生产系统的多种格式的数据进行标准化处理，将它们转换、加工成数据仓库可以存储的有用数据。内部数据包括存放于关系数据库中的各种业务处理数据、文档数据和客户信息等。在每一个操作系统中，都需要定期地将旧数据存储到存档文件中，存档内容和存档频率可根据实际情况来定。外部数据包括各种法律法规、市场信息、竞争对手信息等。一般来说，企业管理者用于决策的数据信息大多是外部数据。

2. 数据仓库服务器

数据仓库服务器是整个数据仓库系统的核心，负责数据的清理和处理，以及构建数据仓库的基本元数据系统。数据仓库的真正关键是数据的存储和管理。数据仓库的组织和管理模式决定了它不同于传统数据库，也决定了它对外部数据的表现形式。需要分析数据仓库的技术特征，以决定使用什么产品和技术来建立数据仓库。从现有的业务系统中提取、清理和有效地集成数据，并按主题组织。根据数据的覆盖范围，数据仓库可分为企业级数据仓库和部门级数据仓库（通常称为数据集市）。

3. OLAP 服务器

通过多维模型对需要分析的数据进行有效集成和组织，以实现多角度、多层次分析和趋势定位。其具体实现可分为关系型在线分析、多维在线分析和混合型在线分析。关系型在线分析处理的基础数据和聚合数据存储在关系数据库中。多维在线分析的基础数据和聚合数据存储在多维数据库中。混合型在线分析与处理的基础数据存储在关系数据库中，聚合数据存储在多维数据库中。

4. 前端工具

前端工具主要包括各种查询工具、数据分析工具、报表工具、数据挖掘工具，以及基于数

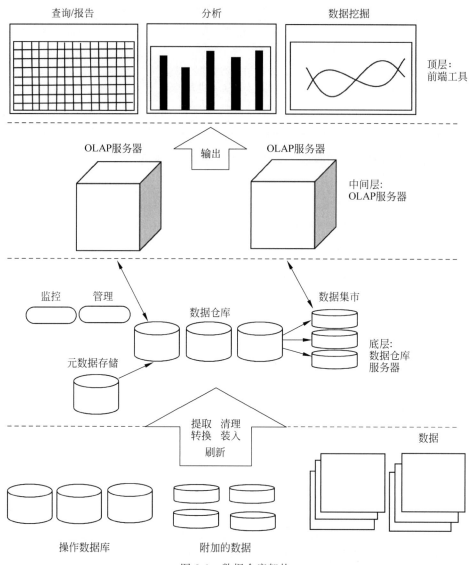

图 8-1　数据仓库架构

据仓库或数据集市的各种应用开发工具。其中,数据分析工具主要针对 OLAP 服务器,报表工具、数据挖掘工具主要用于数据仓库。

8.1.4　传统数据仓库的问题

进入大数据时代,传统架构的数据仓库遇到了非常多的挑战。

首先,它不能满足快速增长的海量数据存储需求。在大数据时代,数据量从 TB 级上升到 PB 级,并仍呈爆炸式增长。传统的数据仓库基于关系数据库,横向可扩展性差,纵向扩展受限。数据仓库在处理大量数据时存在一个体系结构问题,这是通过业务级优化无法解决的。对于大多数企业用户,数据量通常在几十 TB 或几百 TB 左右。如此庞大的数据量对于传统的仓库系统来说是一个巨大的负担。单个数据仓库无法处理如此庞大的数据量,因此需要新的技术,特别是使用分布式计算代替原来的单一计算方法进行横向扩展。集中式计算向分布式计算转变是一个必然趋势,新的数据仓库必须能够使用一些新的分布式数据库技术来提高性能,并能够处理数百 TB 或 PB 级的数据。

其次,不同类型的数据不能被处理。传统数据仓库只能存储结构化数据,但在大数据时代,企业业务数据源的格式越来越丰富。在许多行业,非结构化数据的生成速度非常快,传统的数据仓库无法很好地处理这些非结构化数据。现在,非结构化数据正在逐步上升,其中 80% 是非结构化数据和半结构化数据。对于企业来说,这些非结构化数据需要进行存储和分析。

第三,传统数据仓库建立在关系数据仓库的基础上,计算和处理能力不足。当数据量达到 TB 级时,基本无法获得良好的性能。

第四,过去的数据库没有提供企业急需的搜索和数据挖掘的功能。例如医药行业需要使用复杂的数据挖掘方法来代替传统的规则引擎进行风险控制和趋势预测,这在基于关系数据库的解决方案中是无法解决的。

8.2　数据仓库 Hive 简介

Hive 是一个基于 Hadoop 的分布式数据仓库工具,用于整合、转换、查询和分析存储在 HDFS 上的文件的数据集。因为 Hive 是建立在 Hadoop 之上的,所以它继承了 Hadoop 的高扩展性。而且由于 Hive 构建在集群上,可以使用 MapReduce 进行并行计算,因此可以支持大规模的数据。数据仓库存储的是静态数据,非常适合使用 MapReduce 进行批处理。Hive 允许开发人员开发定制的 Map 和 Reduce 程序来执行复杂的分析。Hive 还提供了一套工具,用于对存储在 HDFS 或其他与 Hadoop 集成的文件系统和数据库系统(如 Amazon S3、HBase、Cassandra)上的数据进行提取、转换、加载、存储、撤销和分析。因此,Hive 可以有效地解决传统数据仓库在大数据时代的问题和挑战。

为了方便习惯使用 SQL 语言进行操作的用户,Hive 提供了类似于 SQL 语言的查询语言——HiveQL。熟悉 SQL 的用户可以方便地使用 HQL 进行查询数据,Hive 将 HQL 语句转换成 MapReduce 任务进行执行,从而实现简单的 MapRedue 统计。所以,Hive 的学习成本低,不必开发专门的 MapReduce 应用,十分适合数据仓库的统计分析。传统数据仓库应用程序都是使用关系型数据库进行实现的,并使用 SQL 作为查询语言。Hive 降低了将这些应用程序转移到 Hadoop 系统上的难度。

Hive 是基于 HDFS 系统设计实现的,所以 Hadoop 及 HDFS 的设计约束和局限性也会限制 Hive 所能胜任的工作。其中最大的限制就是 Hive 不支持记录级别的更新、插入或者删除操作。同时,因为 Hadoop 是一个面向批处理的系统,而 MapReduce 任务的启动过程需要消耗较长的时间,所以 Hive 查询延时比较严重。传统数据库中在秒级别可以完成查询,在 Hive 中往往也需要更长时间,所以 Hive 并没有满足 OLAP 中的"联机"的实时要求。

1. Hive 与传统关系数据库

Hive 与传统关系数据库(Relational Database Management System,RDBMS)有很多相同的地方,包括查询语言与数据存储模型等。Hive 的 SQL 方言一般被称为 HiveQL,简称 HQL。HQL 并不完全遵循 SQL92 标准,比如 HQL 只支持在 From 子句中使用子查询,并且子查询必须有名字。最重要的是,HQL 须在 Hadoop 上执行,而非传统的数据库。在存储模型方面,数据库、表都是相同的概念,但 Hive 中增加了分区和分桶的概念。

Hive 与 RDBMS 也有其他不同的地方,如在 RDBMS 中,表的 Schema 是在数据加载时就已确定,如果不符合 Schema 则会加载失败;而 Hive 在加载过程中不对数据进行任何验证,只是简单地将数据复制或者移动到表对应的目录下。这也是 Hive 能够支持大规模数据的基础之一。

2. Hive 的特点与优势

Hive 提供了一种比 MapReduce 更简单、更优的数据开发方式,使得越来越多的人开始使用 Hadoop,甚至有很多 Hadoop 用户首选使用的大数据工具便是 Hive。Hive 具有以下特点。

HQL 与 SQL 有着相似的语法,大大提高了开发效率。

Hive 支持运行在不同的计算框架上,包括 YARN、Tez、Spark. Flink 等。

Hive 支持 HDFS 与 HBase 上的 ad-hoc。

Hive 支持用户自定义的函数、脚本等。

Hive 支持 Java 数据库连接(Java Database Connectivity,JDBC)与开放数据库连接(Open Database Connectivity,ODBC)驱动,建立了自身与 ETL、BI 工具的通道。

在生产环境中,Hive 具有以下优势。

可延展:Hive 支持用户自定义函数,用户可以根据自己的需要自定义函数。

可扩展:Hive 可以自由扩展集群的规模,一般情况下不需要进行重启。

可容错:结点出现问题时 SQL 语句仍可完成执行,体现了 Hive 良好的容错性。

总之,当我们使用 Hive 时,操作接口采用类 SQL 语法,提高了快速开发的能力,避免了编写复杂的 MapReduce 任务,减少了开发人员的学习成本,而且扩展很方便。

最适合 Hive 的应用场景是数据仓库应用程序,Hive 可以维护海量数据,并对这些数据进行挖掘,然后形成意见报告。

8.3 Hive 数据类型

Hive 支持基本数据类型和复杂类型,基本类型包括数值型、Boolean、字符串、时间戳。复杂类型包括数组、Map 和 Struct。本节介绍 Hive 不同的数据类型,用于创建表。

8.3.1 基本类型

Hive 的基本类型包括整数类型、小数类型、文本类型、Boolean、二进制字和时间类型。

1. 整数类型

Hive 有 4 种带符号的整数类型:TINYINT、SMALLINT、INT、BIGINT,分别对应 Java 中的 byte、short、int、long,字节长度分别为 1、2、4、8 字节。在使用整数类型时,默认情况下为 INT,如果要声明为其他类型,通过后缀来标识,如表 8-2 所示。

表 8-2 INT 数据类型

类 型	描 述	后缀	示例
TINYINT	1 字节的有符号整数,−128~127	Y	10Y
SMALLINT	2 字节的有符号整数,−32 768~32 767	S	10S
INT	4 字节的带符号整数	—	10
BIGINT	8 字节带符号整数	L	10L

2. 小数类型

浮点类型包括 FLOAT 和 DOUBLE 两种,分别为 32 位和 64 位浮点数。DECIMAL 用于表示任意精度的小数,通常在货币当中使用。例如 DECIMAL(5,2)用于存储−999.99 到 999.99 的数字,省略掉小数位,DECIAML(5)表示 −99999 到 99999 的数字。DECIMAL 则等同于 DECIMAL(10,0)。小数点左边允许的最大位数为 38 位。表 8-3 描述了各种小数类型的数据类型。

表 8-3 小数数据类型

类 型	描 述	示 例
FLOAT	4 字节单精度浮点数 1.0	1500.00
DOUBLE	8 字节双精度浮点数	750000.00
DEICIMAL	17 字节任意精度的带符号小数	DECIMAL(5,2)

3. 文本类型

Hive 有 3 种类型用于存储文本。STRING 存储变长的文本,对长度没有限制。理论上将 STRING 可以存储的大小为 2GB,但是存储特别大的对象时效率可能受到影响。VARCHAR 与 STRING 类似,但是长度上只允许在 1~65 355。例如 VARCHAR(100)。CHAR 则用固定长度来存储数据。表 8-4 描述了各种字符串数据类型。

表 8.4 文本数据类型

类 型	描 述	示 例
STRING	字符串,变长。使用单引号(')或双引号(")来指定。	"Welcom to use Hive."
VARCHAR	变长字符串,最长 65 355 字节。	"Welcom to use Hive."
CHAR	固定长度字符串	"Welcome!"

4. 布尔和二进制

BOOLEAN 表示二元的 true 或 false。

BINARY 用于存储变长的二进制数据。

5. 时间类型

TIMESTAMP 类型支持传统的 UNIX 时间戳可选纳秒的精度,支持 java.sql.Timestamp 格式"YYYY-MM-DD HH:MM:SS.fffffffff"和格式"YYYY-MM-DD HH:MM:ss.fffffffff"。DATE 类型则表示日期,对应年月日三个部分,格式形式描述为{{YYYY-MM-DD}}。

8.3.2 复杂类型

Hive 有 4 种复杂类型的数据结构：ARRAY、MAP、STRUCT、UNION。

1. ARRAY 和 MAP

ARRAY 和 MAP 类型对应于 Java 中的数组和映射表。数组是有序的同类型的集，声明格式为 ARRAY<data_type>，元素访问通过 0 开始的下标，例如 arrays[1] 访问第二个元素。

MAP 是键值对集合，key 必须为基本类型，value 可以是任何类型。MAP 通过 MAP<primitive_type,data_type>来声明。MAP 的元素访问则使用[]，例如 map['key1']。

2. STRUCT

STRUCT 封装一组有名字的字段，其类型可以是任意的基本类型，元素的访问使用点号。例如如果列 Name 的类型是 STRUCT{first STRING,last STRING}，那么第一个元素可以通过 Name.first 来访问。

3. UNION

UNION 是异类的数据类型的集合。在给定一个时间点，UNION 类型可以保存指定数据类型中的任意一种。UNION 类型声明语法为 UNIONTYPE<data_type,data_type,…>。每个 UNION 类型的值都通过一个整数来表示其类型，这个整数就是声明时的索引，从 0 开始。例如：

```
UNIONTYPE< int, double, array<string>, struct<a:int,b:string>>

{0:1}
{1:2.0}
{2:["three","four"]}
{3:{"a":5,"b":"five"}}
{2:["six","seven"]}
{3:{"a":8,"b":"eight"}}
{0:9}
{1:10.0}
```

8.4 HiveQL：数据定义与操作

本节首先介绍 HQL 的数据定义，用于创建、修改和删除数据库及创建、修改和删除表；然后介绍 HQL 的数据操作，用于将数据加载到 Hive 表中，以及将数据抽取到文件系统中。

8.4.1 Hive 创建数据库

Hive 中的数据库本质上就是一个表目录，通过使用数据库来组织表可以避免表名冲突。通常会使用数据库把表组织成逻辑组。如果用户在创建表的时候没有显式地指定数据库，那么将会使用默认的数据库 default。

1. 命令格式

在 Hive 中创建数据库命令的语法如下：

```
CREATE DATABASE|SCHEMA [IF NOT EXISTS] <database name>
```

在这里,IF NOT EXISTS 是一个可选子句,通知系统只有在不存在同名数据库的时候才创建。在数据库相关的命令中,可以使用 SCHEMA 关键字替代 DATABASE 关键字。

下面的语句创建一个名为 userdb 的数据库:

```
hive> CREATE DATABASE [IF NOT EXISTS] userdb;
```

可以通过 SHOW 命令来查看 Hive 中所包含的数据库:

```
hive> SHOW DATABASES;
default
userdb
```

Hive 会为每个数据库创建一个目录。数据库中的表将会以这个数据库目录的子目录形式存储。

2. JDBC 程序

用户可以在 Java 程序里使用 JDBC 操作 Hive,同使用普通 JDBC 数据库一样。创建数据库的 JDBC 程序如下:

```java
import java.sql.SQLException;
import java.sql.Connection;
import java.sql.ResultSet;
import java.sql.Statement;
import java.sql.DriverManager;
public class HiveCreateDb {
    private static String driverName = "org.apache.hadoop.hive.jdbc.HiveDriver";
    public static void main(String[] args) throws SQLException {
        // Register driver and create driver instance
        Class.forName(driverName);
        // get connection
        Connection con = DriverManager.getConnection("jdbc:hive://localhost:10000/default",
"", "");
        Statement stmt = con.createStatement();
        stmt.executeQuery("CREATE DATABASE userdb");
        System.out.println("Database userdb created successfully.");
        con.close();
    }
}
```

8.4.2 Hive 删除数据库

用户可以删除数据库,当某个数据库被删除时,那么其对应的目录也会同时被删除。

1. 命令格式

在 Hive 中删除数据库命令的语法如下:

```
DROP DATABASE StatementDROP DATABASE [IF EXISTS] database_name [RESTRICT|CASCADE];
```

IF EXISTS 子句是可选的,可以避免因为数据库不存在而抛出警告信息。

如果使用 RESTRICT 关键字,用户需要先删除数据库中的表,然后再删除数据库;如果使用 CASCADE 关键字,Hive 会先自行删除数据库中的表。默认情况下,Hive 是不允许用户删除一个包含表的数据库的。

下面的命令用于删除数据库,假设要删除的数据库名称为 userdb:

```
hive > DROP DATABASE IF EXISTS userdb;
```

2. JDBC 程序

删除数据库的 JDBC 程序如下:

```
import java.sql.SQLException;
import java.sql.Connection;
import java.sql.ResultSet;
import java.sql.Statement;
import java.sql.DriverManager;
public class HiveDropDb {
    private static String driverName = "org.apache.hadoop.hive.jdbc.HiveDriver";
    public static void main(String[] args) throws SQLException {
        // Register driver and create driver instance
        Class.forName(driverName);
        // get connection
        Connection con = DriverManager.getConnection("jdbc:hive://localhost:10000/default",
"", "");
        Statement stmt = con.createStatement();
        stmt.executeQuery("DROP DATABASE userdb");
        System.out.println("Drop userdb database successful.");
        con.close();
    }
}
```

8.4.3 Hive 创建表

Hive 的表有内部表和外部表两大类,内部表也称为管理表。Hive 会控制内部表数据的生命周期,当删除一个内部表的时候,Hive 也会删除这个表中的数据。但是,内部表不方便与其他数据处理系统共享数据。外部表是外部的,所以 Hive 并不拥有外部表的数据,只是有权使用这些数据。因此,删除外部表的时候,并不会删除这份数据,只是把描述表的元数据删除。

1. 命令格式

在 Hive 中创建表的命令行语句的语法如下:

```
CREATE TABLE [IF NOT EXISTS] [db_name.] table_name
[(col_name data_type [COMMENT col_comment],...)]
[COMMENT table_comment]
[ROW FORMAT row_format]
[STORED AS file_format]
```

如果用户使用了可选项 IF NOT EXISTS,那么如果表已经存在了,Hive 就会忽略掉后面的执行语句,而且不会有任何提示。

用户可以在字段类型后为每个字段增加一个注释。用户还可以给这个表本身添加一个注释。同时,用户可以定义表的行模式和存储的文件格式。

假设需要使用 CREATE TABLE 语句创建一个名为 employee 的表,它的字段和数据
类型如表 8-5 所示。

表 8-5 employee 表属性

Sr. No	字段名称	数据类型
1	Eid	int
2	Name	string
3	Salary	float
4	Designation	string

下面的语句创建了使用上述数据的表 employee:

```
hive > CREATE TABLE IF NOT EXISTS employee ( eid int, name String, salary float, destination
String)
> COMMENT 'Employee details'
> ROW FORMAT DELIMITED
> FIELDS TERMINATED BY '\t'
> LINES TERMINATED BY '\n'
> STORED AS TEXTFILE;
```

行的格式描述了字段终止符、行终止符,并给出了保存的文件类型。成功创建表后,能
看到如下输出:

```
OK
Time taken: 5.905 seconds
hive >
```

2. JDBC 程序
以下是使用 JDBC 程序来创建表给出的一个例子。

```
import java.sql.SQLException;
import java.sql.Connection;
import java.sql.ResultSet;
import java.sql.Statement;
import java.sql.DriverManager;
public class HiveCreateTable {
    private static String driverName = "org.apache.hadoop.hive.jdbc.HiveDriver";
    public static void main(String[] args) throws SQLException
        // Register driver and create driver instance
        Class.forName(driverName);
        // get connection
        Connection con = DriverManager.getConnection("jdbc:hive://localhost:10000/userdb",
"", "");
        // create statement
        Statement stmt = con.createStatement();
        // execute statement
        stmt.executeQuery("CREATE TABLE IF NOT EXISTS "
            + " employee ( eid int, name String, "
```

```
                    + " salary float, destignation String)"
                    + " COMMENT 'Employee details'"
                    + " ROW FORMAT DELIMITED"
                    + " FIELDS TERMINATED BY '\t'"
                    + " LINES TERMINATED BY '\n'"
                    + " STORED AS TEXTFILE;");
            System.out.println(" Table employee created.");
            con.close();
        }
    }
```

8.4.4　Hive 加载数据

因为 Hive 没有行级别的数据插入、数据更新和删除操作,那么往表中添加数据的唯一途径就是使用一种"大量"的数据加载操作。在 Hive 中,可以使用 LOAD DATA 语句插入数据。具体来讲,有两种方法可以用来加载数据:一种是从本地文件系统,第二种是从 Hadoop 文件系统。

1. 命令格式

在 Hive 中加载数据的语法如下:

```
LOAD DATA [LOCAL] INPATH 'filepath' [OVERWRITE] INTO TABLE tablename
[PARTITION (partcol1 = val1, partcol2 = val2 ...)]
```

LOCAL 是标识符指定本地路径,是可选的;OVERWRITE 是可选的,覆盖表中的数据;PARTITION 是可选的,表分区。

比如,如下数据存储在/home/user 目录中名为 sample.txt 的文件中:

1201	Gopal	45000	Technical manager
1202	Manisha	45000	Proof reader
1203	Masthanvali	40000	Technical writer
1204	Kiran	40000	Hr Admin
1205	Kranthi	30000	Op Admin

下面的命令加载上述文本数据到表中:

```
hive > LOAD DATA LOCAL INPATH '/home/user/sample.txt'
> OVERWRITE INTO TABLE employee;
```

加载成功完成,能看到以下回应:

```
OK
Time taken: 15.905 seconds
hive >
```

2. JDBC 程序

以下代码使用 JDBC 程序将给定的数据加载到表中。

```
import java.sql.SQLException;
import java.sql.Connection;
import java.sql.ResultSet;
```

```
import java.sql.Statement;
import java.sql.DriverManager;
public class HiveLoadData {
    private static String driverName = "org.apache.hadoop.hive.jdbc.HiveDriver";
    public static void main(String[] args) throws SQLException {
        // Register driver and create driver instance
        Class.forName(driverName);
        // get connection
        Connection con = DriverManager.getConnection("jdbc:hive://localhost:10000/userdb",
"", "");
        // create statement
        Statement stmt = con.createStatement();
        // execute statement
        stmt.executeQuery("LOAD DATA LOCAL INPATH '/home/user/sample.txt'" +
                          "OVERWRITE INTO TABLE employee;");
        System.out.println("Load Data into employee successful");
        con.close();
    }
}
```

8.4.5 Hive 修改表

大多数 Hive 表的属性可以通过 ALTER TABLE 语句来进行修改。这种操作会修改元数据，但不会修改数据本身。这些语句主要用来修改表模式中出现的错误、改变分区路径，以及其他一些操作。

1. Rename To… 语句

下列语句分别完成修改表名、添加列、删除列、修改列名和替换列的功能：

```
ALTER TABLE name RENAME TO new_name
ALTER TABLE name ADD COLUMNS (col_spec[,col_spec ...])
ALTER TABLE name DROP [COLUMN] column_name
ALTER TABLE name CHANGE column_name new_name new_type
ALTER TABLE name REPLACE COLUMNS (col_spec[,col_spec ...])
```

下面命令把表名从 employee 修改为 emp。

```
hive> ALTER TABLE employee RENAME TO emp;
```

以下是使用 JDBC 程序对表进行重命名的代码。

```
import java.sql.SQLException;
import java.sql.Connection;
import java.sql.ResultSet;
import java.sql.Statement;
import java.sql.DriverManager;
public class HiveAlterRenameTo {
    private static String driverName = "org.apache.hadoop.hive.jdbc.HiveDriver";
    public static void main(String[] args) throws SQLException {
        // Register driver and create driver instance
        Class.forName(driverName);
```

```
    // get connection
    Connection con = DriverManager.getConnection("jdbc:hive://localhost:10000/userdb",
"", "");
    // create statement
    Statement stmt = con.createStatement();
    // execute statement
    stmt.executeQuery("ALTER TABLE employee RENAME TO emp;");
    System.out.println("Table Renamed Successfully");
    con.close();
  }
}
```

2. Change 语句

下列语句分别完成如表 8-6 包含 employee 表的字段，其中显示为粗体的字段要被更改。

表 8-6　待修改 employee 表

字段名	从数据类型转换	更改字段名称	转换为数据类型
eid	int	eid	int
name	String	ename	String
salary	Float	salary	Double
designation	String	designation	String

下面重命名使用上述数据的列名和列数据类型：

```
hive > ALTER TABLE employee CHANGE name ename String;
hive > ALTER TABLE employee CHANGE salary salary Double;
```

下面给出的是使用 JDBC 程序来更改列的代码：

```
import java.sql.SQLException;
import java.sql.Connection;
import java.sql.ResultSet;
import java.sql.Statement;
import java.sql.DriverManager;
public class HiveAlterChangeColumn {
    private static String driverName = "org.apache.hadoop.hive.jdbc.HiveDriver";
    public static void main(String[] args) throws SQLException {
        // Register driver and create driver instance
        Class.forName(driverName);
        // get connection
        Connection con = DriverManager.getConnection("jdbc:hive://localhost:10000/userdb",
"", "");
        // create statement
        Statement stmt = con.createStatement();
        // execute statement
        stmt.executeQuery("ALTER TABLE employee CHANGE name ename String;");
        stmt.executeQuery("ALTER TABLE employee CHANGE salary salary Double;");
        System.out.println("Change column successful.");
        con.close();
```

```
    }
}
```

3. 添加列语句

下面的命令在 employee 表增加一个列名 dept：

```
hive > ALTER TABLE employee ADD COLUMNS (
       > dept STRING COMMENT 'Department name');
```

JDBC 程序添加列到表的代码如下：

```
import java.sql.SQLException;
import java.sql.Connection;
import java.sql.ResultSet;
import java.sql.Statement;
import java.sql.DriverManager;
public class HiveAlterAddColumn {
    private static String driverName = "org.apache.hadoop.hive.jdbc.HiveDriver";
    public static void main(String[] args) throws SQLException {
        // Register driver and create driver instance
        Class.forName(driverName);
        // get connection
        Connection con = DriverManager.getConnection("jdbc:hive://localhost:10000/userdb",
"", "");
        // create statement
        Statement stmt = con.createStatement();
        // execute statement
        stmt.executeQuery("ALTER TABLE employee ADD COLUMNS " +
                    " (dept STRING COMMENT 'Department name');");
        System.out.prinln("Add column successful.");
        con.close();
    }
}
```

4. REPLACE 语句

以下命名在 employee 表中用 empid 代替 eid 列，用 name 代替 ename 列：

```
hive > ALTER TABLE employee REPLACE COLUMNS (
       > eid INT empid Int,
       > ename STRING name String);
```

下面的 JDBC 程序使用 empid 代替 eid 列，name 代替 ename 列：

```
import java.sql.SQLException;
import java.sql.Connection;
import java.sql.ResultSet;
import java.sql.Statement;
import java.sql.DriverManager;
public class HiveAlterReplaceColumn {
    private static String driverName = "org.apache.hadoop.hive.jdbc.HiveDriver";
    public static void main(String[] args) throws SQLException {
        // Register driver and create driver instance
```

```
            Class.forName(driverName);
            // get connection
            Connection con = DriverManager.getConnection("jdbc:hive://localhost:10000/userdb",
"", "");
            // create statement
            Statement stmt = con.createStatement();
            // execute statement
            stmt.executeQuery("ALTER TABLE employee REPLACE COLUMNS "
                + " (eid INT empid Int,"
                + " ename STRING name String);");
            System.out.println(" Replace column successful");
            con.close();
        }
    }
```

8.4.6　Hive 删除表

当从 Hive Metastore 删除表时,它将删除表/列的数据及其元数据。

1. 命令格式

Drop Table 语句的语法如下:

```
DROP TABLE [IF EXISTS] table_name;
```

以下命令删除一个名为 employee 的表:

```
hive > DROP TABLE IF EXISTS employee;
```

成功执行命令以后,能看到以下回应:

```
OK
Time taken: 5.3 seconds
hive >
```

2. JDBC 程序

下面的 JDBC 程序删除 employee 表:

```
import java.sql.SQLException;
import java.sql.Connection;
import java.sql.ResultSet;
import java.sql.Statement;
import java.sql.DriverManager;
public class HiveDropTable {
    private static String driverName = "org.apache.hadoop.hive.jdbc.HiveDriver";
    public static void main(String[] args) throws SQLException {
        // Register driver and create driver instance
        Class.forName(driverName);
        // get connection
        Connection con = DriverManager.getConnection("jdbc:hive://localhost:10000/userdb",
"", "");
        // create statement
        Statement stmt = con.createStatement();
```

```
// execute statement
stmt.executeQuery("DROP TABLE IF EXISTS employee;");
System.out.println("Drop table successful.");
con.close();
    }
}
```

以下命令被用来验证表的列表：

```
hive > SHOW TABLES;
emp
ok
Time taken: 2.1 seconds
hive >
```

8.4.7　Hive 分区

Hive 分区是指按照数据表的某列或某些列分为多个区，区从形式上可以理解为文件夹。比如需要收集某个大型网站的日志数据，一个网站每天的日志数据存在同一张表上。由于每天会生成大量的日志，数据表的内容巨大，在查询时进行全表扫描耗费的资源非常多。在这个情况下，用户可以按照日期对数据表进行分区，不同日期的数据存放在不同的分区，在查询时只要指定分区字段的值就可以直接从该分区查找。

例如一个名为 employee 表包含雇员数据，如 id、name、dept 和 yoj（即加入年份）。假设需要检索所有在 2012 年加入的员工，那么就需要查询搜索整个表来获取所需员工的详细信息。但是，如果用年份分区雇员数据并将其存储在一个单独的文件中，就可以减少查询处理时间。

下面介绍如何对表进行分区。文件/tab1/employeedata/file1 包含 employee 数据表：

```
id,name,dept,yoj
1, gopal,TP,2012
2, kiran,HR,2012
3, kaleel,SC,2013
4, Prasanth,SC,2013
```

根据加入年份可以将上面的数据划分成两个文件，每个文件存储一年的雇员信息。

```
/tab1/employeedata/2012/file2
1, gopal,TP,2012
2, kiran,HR,2012
/tab1/employeedata/2013/file3
3, kaleel,SC,2013
4, Prasanth,SC,2013
```

1. 添加分区
给表添加分区命令的语法如下：

```
ALTER TABLE table_name ADD [IF NOT EXISTS] PARTITION
(p_column = p_col_value, p_column = p_col_value, ...) [LOCATION 'location1']
(p_column = p_col_value, p_column = p_col_value, ...) [LOCATION 'location2']
…;
```

用户可以给表添加一个或者多个分区。定义分区的时候,需要定义分区的每个列以及值,同时还可以给定分区对应的存储地址。

假设我们有一个表叫 employee,拥有如 Id、Name、Salary、Designation、Dept 和 yoj 等字段。以下命令用于添加两个分区到 employee 表。

```
hive > ALTER TABLE employee
> ADD PARTITION (year = '2012') location '/2012/part2012'
> (year = '2013') location '/2013/part2013';
```

2. 重命名分区

给表分区重新命名的命令的语法如下:

```
ALTER TABLE table_name PARTITION partition_spec RENAME TO PARTITION partition_spec;
```

以下命令重新命名一个分区:

```
hive > ALTER TABLE employee PARTITION (year = '2013')
  > RENAME TO PARTITION (Yoj = '2013');
```

3. 删除分区

删除分区的命令的语法如下:

```
ALTER TABLE table_name DROP [IF EXISTS] PARTITION partition_spec,PARTITION partition_spec,...;
```

以下命令是用来删除分区:

```
hive > ALTER TABLE employee DROP [IF EXISTS]
> PARTITION (year = '1203');
```

8.4.8　导出数据

Hive 表中的数据可以导出到三个地方:本地文件系统、HDFS、Hive 表。

1. 导出到本地文件系统

导入数据到本地文件系统可以用如下的语句实现:

```
hive > INSERT OVERWRITE LOCAL DIRECTORY '/home/wzx/sample'
     > SELECT * FROM user_table;
```

这条 HQL 的执行需要启用 MapReduce 完成,运行完这条语句之后,将会在本地文件系统的/home/wzx/sample 目录下生成文件,这个文件是 Reduce 产生的结果。

2. 导出到 HDFS

导出数据到 HDFS 和导入数据到本地文件系统一样简单,可以用以下的语句实现:

```
hive > INSERT OVERWRITE DIRECTORY '/home/wzx/hdfs'
   > SELECT * FROM user_table;
```

将会在 HDFS 的/home/wzx/hdfs 目录下保存导出来的数据。

3. 导出到另一张 Hive 表中

导出数据到另一张 Hive 表中,可以用以下的语句实现:

```
hive > insert into table test
    > partition (age = '25')
    > select id, name, tel
    > from user_table;
＃＃＃＃＃＃＃＃＃＃＃＃＃＃＃＃＃＃＃＃＃＃＃＃＃＃＃＃＃＃＃＃＃＃＃＃＃
            这里输出了一堆 Mapreduce 任务信息,这里省略
＃＃＃＃＃＃＃＃＃＃＃＃＃＃＃＃＃＃＃＃＃＃＃＃＃＃＃＃＃＃＃＃＃＃＃＃＃
Total MapReduce CPU Time Spent: 1 seconds 310 msec
OK
Time taken: 18.125 seconds
```

8.4.9　Hive 外部表

当 Hive 对数据只有使用权而没有所有权的时候,就可以创建一个 Hive 外部表指向这份数据。比如有一份由一个大数据处理系统创建并且主要由该系统使用的数据,同时用户还想使用 Hive 在这份数据上执行一些查询。

1. 创建外部表

创建外部表与内部表差别不大,以下的语句将创建一个外部表。

```
hive > CREATE EXTERNAL TABLE user_exter_table(
    > id INT,
    > name STRING,
    > age INT,
    > tel STRING)
    > LOCATION '/home/wzx/external';
OK
Time taken: 0.098 seconds
```

关键字 EXTERNAL 说明这个表是外部表,而后面的 LOCATION 子句则用于告诉 Hive 数据位于哪个路径下。

2. 给外部表加载数据

下面的语句向刚创建的外部表加载数据。

```
hive > LOAD DATA LOCAL INPATH '/home/wzx/data/wyp.txt' INTO TABLE user_ exter_table;
Copying data from file:/home/wzx/data/user.txt
Copying file: file:/home/hdfs/user.txt
Loading data to table default.user_exter_table
Table default.exter_table stats: [num_partitions: 0, num_files:
            1, num_rows: 0, total_size: 67, raw_data_size: 0]
OK
Time taken: 0.456 seconds
```

/home/wzx/data/路径是 Linux 本地文件系统路径;而/home/hdfs/是 HDFS 文件系统上面的路径。从以上的输出可以看到数据是先从本地的/home/wzx/data/文件夹下复制到 HDFS 上的/home/hdfs/user.txt 文件中。最后,数据是被移动到创建表时指定的目录,本例是存放在/home/wzx/external 文件夹中。

3. 删除外部表

下面的语句删除外部表。

```
hive > DROP TABLE user_exter_table;
OK
Time taken: 0.093 seconds
```

从以下命令输出可以看出删除外部表的时候,数据并没有被删除。

```
hive > dfs   - ls /home/wzx/external;
Found 1 items
- rw - r - - r - -   3 wzx supergroup 67 2014 - 01 - 14 23:21 /home/wzx/external/user.txt
```

4. 内部表与外部表的区别

最后归纳一下 Hive 中内部表与外部表的区别:

(1) 在导入数据到外部表时,数据并没有移动到 Hive 的数据仓库目录下,也就是说外部表中的数据并不是由 Hive 来管理的。在导入数据到内部表时,数据会移动到 Hive 的数据仓库目录下。

(2) 在删除内部表的时候,Hive 将会把属于表的元数据和数据全部删掉;而删除外部表的时候,Hive 仅仅删除外部表的元数据,数据是不会删除的。

8.5　HiveQL:查询

在学习了如何创建表和导入数据到表之后,本节介绍如何使用 HiveQL 进行查询。

8.5.1　SELECT…FROM 语句

SELECT 是 HQL 的映射算子,FROM 子句标识从哪个表中选择哪行记录。对于一个给定的记录,SELECT 指定了要保存的列,以及输出函数需要调用的一个或多个列。

1. 实例表

在介绍查询语句前,首先创建一张实例表,并加载数据到实例表中。后面的查询语句介绍将会以该实例表作为基础进行。

创建外部表 employees,包含列 ID、name、salary、AGE、BIRTHDAY、subordinates、score、address:

```
CREATE EXTERNAL TABLE employees(
ID STRING,
name STRING,
salary FLOAT,
AGE INT,
BIRTHDAY DATE,
subordinates ARRAY < STRING >,
deductions MAP < STRING,FLOAT >,
address STRUCT < street:STRING,city:STRING,state:STRING >
)
ROW FORMAT DELIMITED
FIELDS TERMINATED BY '\\t'
COLLECTION ITEMS TERMINATED BY ',';
```

然后,把实例数据先写入到一个 txt 文件,注意文件的行格式需要与以上创建表语句中

描述的行格式一致。每个字段以'\t'结束,集合元素用','隔离,映射的键和值之间是用':'
隔离。

```
vi employees.txt
g201425003 JohnDoe 5500.0 45 1972 - 07 - 12 MarySmith, ToddJones FedTax:0.2,StateTax:0.05
g201425004 MarySmith 6400.0 47 1970 - 08 - 15 BillKing FedTax:0.2,StateTax:0.05
g201425005 ToddJones 4400.0 40 1977 - 06 - 10          FedTax:0.1,StateTax:0.01
g201425006 BillKing 4200.0 38 1978 - 03 - 05          FedTax:0.1,StateTax:0.01
```

把编辑好的数据上载给 employees 表:

```
hive > LOAD DATA LOCAL INPATH '/home/wzx/data/emploees.txt' INTO TABLE employees;
Copying data from file:/home/wzx/data/employees.txt
Copying file: file:/home/hdfs/employees.txt
Loading data to table default.employees
Table default.employees stats: [num_partitions: 0, num_files:
          1, num_rows: 4, total_size: 567, raw_data_size: 600]
OK
Time taken: 0.456 seconds
```

2. 简单查询

下面是对 employees 表进行查询的语句及其输出内容:

```
SELECT  name, salary FROM employees;
JohnDoe 5500.0
MarySmith 6400.0
ToddJones 4400.0
BillKing 4200.0
```

3. 对复合字段查询

当用户所选择的列是复合数据类型时,Hive 会使用 JSON 格式进行输出。以下选择
subordinates 列,该列为一个数组,其值使用一个被括在[…]内的以逗号分隔的列表来
表示:

```
SELECT name, subordinate FROM employees;
JohnDoe["MarySmith", "BillKing"]
MarySmith["BillKing"]
ToddJones[]
BillKing[]
```

Deductions 是一个 MAP,Hive 使用 JSON 格式来表达 MAP,即使用一个被括在{…}
内的以逗号分隔的键值对列表进行表示。

下面是对 employees 表进行查询的语句及其输出内容:

```
SELECT name, deductions FROM employees;
JohnDoe{FedTax:0.2,StateTax:0.05}
MarySmith{FedTax:0.2,StateTax:0.05}
ToddJones{FedTax:0.1,StateTax:0.01}
BillKing{FedTax:0.1,StateTax:0.01}
```

4. 引用复合字段元素

现在介绍如何引用复合数据类型的元素。首先,数组索引是基于 0 的。下面是一个选择 subordinates 数组中第一个元素的查询。引用一个不存在的元素将会返回 NULL。

```
SELECT name, subordinates[0] FROM employees;
JohnDoe    MarySmith
MarySmith      BillKing
ToddJones  NULL
BillKing       NULL
```

为了引用一个 MAP 元素,用户可以使用数组[…]语法,但是使用的是键值作索引而不是数字。下面是一个选择 deduction 元素的查询:

```
SELECT name, deductions["StateTax"] FROM employees;
JohnDoe  0.05
MarySmith  0.05
ToddJones  0.01
BillKing  0.01
```

8.5.2　使用列值进行计算

使用 SELECT 语句,用户不但可以选择表中的列,还可以使用函数调用和算术表达式来对列值进行操作。

比如用户可以把查询得到的员工姓名转换为大写,可以计算员工的税后薪资等。

```
SELECT upper(name), salary, deductions["FedTax"],
 > round(salary * (1 - deductions["FedTax"]))  FROM employees;
JohnDoe  5500.0  0.2  4400
MarySmith  6400.0  0.2  5120
ToddJones  4400.0  0.1  3960
BillKing  4200.0  0.1  3780
```

因为这个查询太长,所以将它分为两行进行显示。第 2 行 Hive 所使用的提示符是一个大于符合(>)。

下面将介绍 Hive 的算术运算符和内置函数。用户可以使用这些运算符和函数来对列值进行操作。

1. 算术运算符

Hive 支持所有典型的算术运算符。这些运算符支持各种常见的算术运算,返回数字类型。表 8-7 描述了具体细节。

表 8-7　Hive 算术运算符

算　符	操　作	描　述
A＋B	所有数字类型	A 加 B 的结果
A－B	所有数字类型	A 减去 B 的结果
A＊B	所有数字类型	A 乘以 B 的结果
A/B	所有数字类型	A 除以 B 的结果

算 符	操 作	描 述
A%B	所有数字类型	A 除以 B 产生的余数
A&B	所有数字类型	A 和 B 的按位与结果
A|B	所有数字类型	A 和 B 的按位或结果
A^B	所有数字类型	A 和 B 的按位异或结果
～A	所有数字类型	A 按位非的结果

2. 内置函数

Hive 的 SELECT…FROM 还可以使用函数调用来操作列的值。Hive 内置函数有如下几种类型：数学函数、聚合函数、表生成函数和其他函数。

数学函数包括了各种常用的函数，包括 round 取最近整数、rand 随机数、log 对数、sin 正弦函数等。

聚合函数是一类比较特殊的函数，可以对多行记录进行计算，然后得到一个结果。最典型的聚合函数就是 count 和 avg。count 函数用于计算有多少行数据或者某列有多少值，而 avg 函数可以返回指定列的平均值。

下面是一个查询表 employees 中有多少员工，以及计算员工平均薪水的语句：

```
SELECT count( * ),avg(salary) FROM employees;
4   5125.0
```

表生成函数可以将单列表扩展成多列或者多行。下面这个查询语句将 employees 表中每行记录中的 subordinates 字段内容转换成 0 个或者多个新的记录行。如果某行员工记录 subordinates 字段内容为空的话，就不会产生记录；如果不为空，那么这个数组的每个元素都将产生一行新记录。

```
SELECT explode(subordinates) AS sub FROM employees;
MarySmith
ToddJones
BillKing
```

另外，Hive 还提供了一些内置函数用来处理字符串、Map、数组、JSON 和时间戳，这里就不再一一介绍。

8.5.3 SELECT…WHERE 语句

SELECT 语句用来从表中选取列，WHERE 子句类似于一个过滤条件。SELECT 使用这个条件过滤数据，并返回一个有限的结果。WHERE 子句使用内置运算符和函数构造一个谓词表达式，当谓词表达式为 true 时，相应的行列将被保留并输出。

1. 命令格式

假设员工表 employees 有 ID、Name、Salary、Designation 和 Dept 字段，如表 8-8 所示。

表 8-8　**employees 表结构**

ID	Name	Salary	Designation	Dept
1201	Gopal	45000	Technical manager	TP
1202	Manisha	45000	Proofreader	PR
1203	Masthanvali	40000	Technical writer	TP
1204	Krian	45000	Proofreader	PR
1205	Kranthi	30000	Op Admin	Admin

下面的查询语句可以从 employees 表中查询获取超过 30 000 元薪水的员工的详细信息：

```
SELECT  * FROM employees WHERE salary > 30000;
1201  Gopal       45000       Technical manager       TP
1202  Manisha     45000       Proofreader             PR
1203  Masthanvali 40000       Technical writer        TP
1204  Krian       40000       Hr Admin                HR
```

2. JDBC 程序

下面 JDBC 程序从 employees 表中获取超过 30 000 元薪水的员工的详细信息：

```java
import java.sql.SQLException;
import java.sql.Connection;
import java.sql.ResultSet;
import java.sql.Statement;
import java.sql.DriverManager;
public class HiveQLWhere {
   private static String driverName = "org.apache.hadoop.hive.jdbc.HiveDriver";
   public static void main(String[] args) throws SQLException {
      // Register driver and create driver instance
      Class.forName(driverName);
      // get connection
      Connection con = DriverManager.getConnection("jdbc:hive://localhost:10000/userdb",
"", "");
      // create statement
      Statement stmt = con.createStatement();
      // execute statement
      Resultset res = stmt.executeQuery("SELECT * FROM employees WHERE salary > 30000;");
      System.out.println("Result:");
      System.out.println(" ID \t Name \t Salary \t Designation \t Dept ");
      while (res.next()) {
         System.out.println(res.getInt(1) + " " + res.getString(2) + " " + res.getDouble
(3) + " " +
                        res.getString(4) + " " + res.getString(5));
      }
      con.close();
   }
}
```

编译和执行上述程序将得到如下输出：

```
ID    Name         Salary   Designation        Dept
1201  Gopal        45000    Technical manager  TP
1202  Manisha      45000    Proofreader        PR
1203  Masthanvali  40000    Technical writer   TP
1204  Krian        40000    Hr Admin           HR
```

3. 谓词操作符

谓词操作符被用来比较两个操作数,表 8-9 描述了在 Hive 中可用的谓词操作符。

表 8-9　Hive 谓词操作符

运算符	操 作	描 述
A = B	所有基本类型	如果表达 A 等于表达 B,结果 TRUE,否则 FALSE
A != B	所有基本类型	如果 A 不等于表达式 B,表达返回 TRUE,否则 FALSE
A<B	所有基本类型	TRUE,如果表达式 A 小于表达式 B,否则 FALSE
A<=B	所有基本类型	TRUE,如果表达式 A 小于或等于表达式 B,否则 FALSE
A>B	所有基本类型	TRUE,如果表达式 A 大于表达式 B,否则 FALSE
A>=B	所有基本类型	TRUE,如果表达式 A 大于或等于表达式 B,否则 FALSE
A IS NULL	所有类型	TRUE,如果表达式的计算结果为 NULL,否则 FALSE
A IS NOT NULL	所有类型	FALSE,如果表达式 A 的计算结果为 NULL,否则 TRUE
A LIKE B	字符串	TRUE,如果字符串模式 A 匹配到 B,否则 FALSE
A RLIKE B	字符串	NULL,如果 A 或 B 为 NULL;TRUE,如果 A 任何子字符串匹配 Java 正则表达式 B; 否则 FALSE
A REGEXP B	字符串	等同于 RLIKE

8.5.4　GROUP BY 语句

GROUP BY 语句通常会和聚合函数一起使用,按照一个或者多个列对结果进行分组,然后对每个组执行聚合操作。

语句格式

从表 8-8 所示的 employees 表中,查询获取每个部门的员工人数的查询语句如下:

```
hive> SELECT Dept,count( * ) FROM employees GROUP BY Dept;
Admin    1
PR       2
TP       3
```

本章小结

数据仓库是大数据应用的基石,是企业大数据系统的重要组成部分,是企业 IT 系统中的核心,主要可用于数据挖掘和数据分析。本章重点讲解了数据仓库的概念、Hive 的数据类型及关键操作,通过本章的学习,读者可以对数据仓库的概念有一个基本的了解,学会 Hive 的基本操作及应用,为今后大数据领域的深入学习奠定基础。

习题 8

一、填空题

1. 当前的医药商业企业数据处理主要可分为两大类：_____和_____。

2. Hive 是一个基于_____的分布式数据仓库工具。

3. Hive 支持基本数据类型和_____。

4. Hive 的 基 本 类 型 包 括 _____、_____、_____、_____、_____、和_____。

5. Hive 的表有_____和_____两大类。

6. Hive 内置函数有如下几种类型：_____、_____、_____和其他函数。

7. _____语句通常会和聚合函数一起使用，按照一个或者多个列对结果进行分组，然后对每个组执行聚合操作。

8. 大多数 Hive 表的属性可以通过_____语句来进行修改。

二、简答题

1. 简述数据仓库的四个基础特征。

2. 简述数据仓库和操作数据库的主要区别。

3. 什么是 Hive？学习 Hive 的意义是什么？

4. Hive 修改表有几种方式？分别是什么？

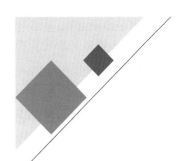

第9章
大数据可视化

 导学

  大数据时代正在改变着我们的生活、工作和思维方式。众所周知,我们在描述日常行为、行踪、喜欢做的事情等场景时,会产生规模庞大的数据。很多人说大数据是由大量的数字组成的,而有些时候数字是很难看懂的。如何让大数据更有意义,使之更贴近大多数人呢? 重要的手段之一就是数据可视化。

  数据可视化是关于数据视觉表现形式的技术,这种数据的视觉表现形式被定义为一种以某种概要形式抽取出来的信息,包括相应信息单位的各种属性和变量。数据可视化可以让人们对枯燥的数字产生兴趣,大数据可视化是探索和理解大型数据集最有效的途径之一,把数字置于视觉空间中,让我们与数据交互,更有利于人们发现其中潜藏的信息,其意义超越了传统意义上的数据分析。

  本章主要介绍了大数据可视化的相关基本理论和部分常用的大数据可视化工具,并列举了上述工具制作的两个实际案例。

  了解:数据可视化的定义;医学大数据可视化的特征;大数据可视化的主要技术及实现的过程;大数据可视化常用的工具。

  掌握:大数据可视化的定义及特征;使用大数据魔镜、Tableau 等工具对数据进行可视化设计。

9.1 大数据可视化概述

9.1.1 什么是大数据可视化

  大数据可视化是信息到智慧的升华。

  从大数据诞生以来,人类就期待着通过大数据推动医疗科学的进步。随着医疗信息的不断增加,大数据可视化技术可以帮助人们分析理解这些数据,挖掘数据背后蕴藏的信息,从而推进医疗科学的进程。数据可视化可以利用图形正确地表现复杂的信息和逻辑关系,通过图片特有的美观和趣味性,吸引读者,通过最优表现形式,使内容更容易懂,拉近读者与知识间的距离。任何图标与可视化的首要和最终目的是成为协助我们的眼睛和大脑发觉现象背后隐藏信息的一种工具。

图9-1所示是联合国婴儿出生率的数据统计,我们不难发现,表格中的数据枯燥生涩,难以发现其发展规律。如果我们换一种形式,以可视化的方式呈现上述数据(如图9-2所示),画面立刻变得生动有趣,很多隐含的规律变得一目了然。

	A	B	C	D	E	F
1	Country o	1950-1955	1955-1960	1960-1965	1965-1970	1970-1975
126	Senegal	5.97	6.46	6.75	7.25	7.50
127	Serbia	3.22	2.75	2.57	2.43	2.36
128	Sierra Leo	5.52	5.60	5.70	5.77	5.84
129	Singapore	6.40	5.99	4.93	3.46	2.62
130	Slovakia	3.52	3.27	2.89	2.50	2.51
131	Slovenia	2.80	2.39	2.32	2.32	2.19
132	Somalia	7.25	7.25	7.25	7.25	7.10
133	Spain	2.57	2.75	2.89	2.92	2.86
134	Sri Lanka	5.80	5.80	5.20	4.70	4.00
135	Sudan	6.65	6.65	6.60	6.60	6.60
136	Suriname	6.56	6.56	6.56	5.95	5.29
137	Swaziland	6.70	6.70	6.75	6.85	6.87
138	Sweden	2.21	2.23	2.32	2.16	1.89
139	Switzerlan	2.28	2.34	2.51	2.27	1.82
140	Syrian Ara	7.30	7.45	7.60	7.60	7.52
141	Tajikistan	6.00	6.20	6.35	6.72	6.83
142	Thailand	6.35	6.35	6.34	5.99	5.05
143	Timor-Les	6.44	6.35	6.37	6.16	6.15

图9-1　联合国数据表

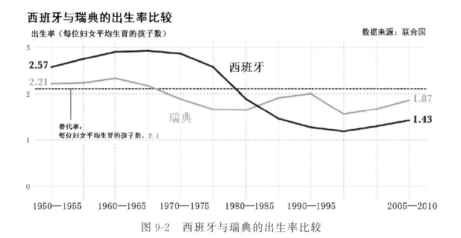

图9-2　西班牙与瑞典的出生率比较

随着大数据技术的发展,相关的定义是一个处于不断演变之中的概念,其边界在不断地扩大。在了解大数据可视化的定义之前,我们先了数据可视化的发展历程。

1. 数据可视化技术的发展历程

(1)10世纪,数据可视化起源

在遥远的10世纪,人类的祖先就已经学会画画,将周边的环境,例如人、植物、动物、河流等事物以及农耕、打猎、战斗、祭拜等日常活动刻画在岩石上。与数据可视化有关的作品最早可追溯到10世纪。当时有人绘制了一幅作品,其中包含了很多沿用至今的图形元素,例如坐标系、网格等,如图9-3所示。

（2）14 至 17 世纪，数据可视化拉开帷幕

14 至 17 世纪，随着各种测量技术出现，欧洲在数学中出现了早期的坐标系，以图形的形式展现数学关系，例如笛卡儿坐标系等。

法国数学家笛卡儿（Descartes，1596—1650）和费尔玛（Fermat，1601—1665）成为解析几何学的创立者，首次将几何曲线与代数方程相结合，如图 9-4 所示，为数据可视化的发展打下了坚实的基础。

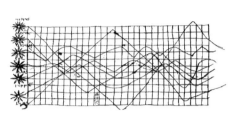

图 9-3 数据可视化的起源

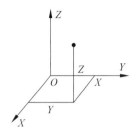

图 9-4 笛卡儿坐标系

（3）18 世纪，最早的地图和图表产业

18 世纪以后，随着人类文明的进一步发展，微积分、概率论、数理统计学等开始蓬勃发展。人们逐渐开始重视数据及其背后的价值，各类农业、工业、商业等相关数据开始被系统地整理、记录下来，在此基础上产生了各种图表和图形。在此期间，苏格兰工程师 William Playfair（1759—1823）创造了几种基本的数据可视化图形，如条形图、折线图、饼图等（如图 9-5、图 9-6 所示），被人们沿用至今。

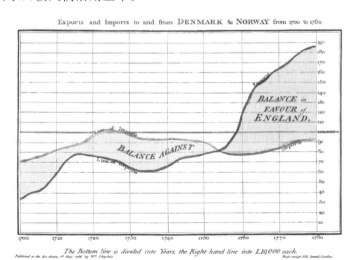

图 9-5 William Playfair 绘制的折线图

（4）19 世纪，数据绘图广泛应用

到了 19 世纪，工业革命使得科技迅速发展，数据处理技术进一步成熟，现代的数据可视化慢慢成熟，逐渐出现了统计图和主题图这两种大数据可视化的表达方式。散点图、直方图、极坐标图形和时间序列图等统计图形相继出现；主题地图和地图集作为主题图，也成为

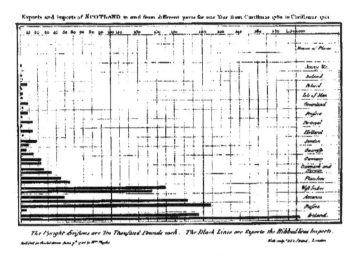

图 9-6　William Playfair 绘制的条形图

这个年代展示数据信息的一种常用方式,这个年代,数据可视化的应用已涵盖自然、经济、商业、疾病等各个主题。值得一提的是护理行业的鼻祖南丁格尔,在一场战争中,她创造了一种图形来统计英军的伤亡人数,实现了对统计数据的可视化。如图 9-7 所示。

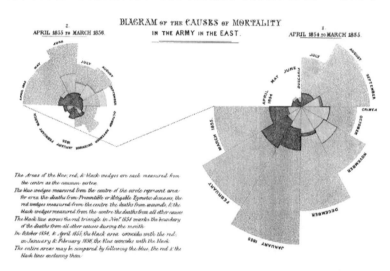

图 9-7　南丁格尔绘制的可视化图形

（5）20 世纪,大数据绘图进入低谷

20 世纪开始,“一战”“二战”的爆发对经济产生了较大的影响,数据可视化的发展也随之进入了一个低谷。直到 20 世纪下半段,战后世界工业和科学进入了一个迅速发展的阶段,随着计算机技术的兴起,数据统计以及如何使用图形表达数据、分析数据等问题重新被放在重要的位置。图 9-8 所示为最早的伦敦地铁图。

（6）21 世纪,大数据可视化日新月异

自进入 21 世纪以来,由于计算机、网络、自动识别等技术获得了长足的发展,人们获取数据的方式变得更加丰富,数据获取的难度也越来越低,因此数据规模呈指数级增长,同时

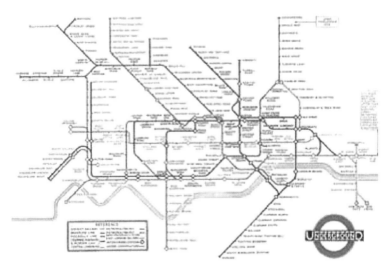

图 9-8 最早的伦敦地铁图

数据的内容和类型也比以前丰富得多,这些都给人们提供了新的可视化素材,推动了数据可视化领域的发展。计算机技术使得数据可视化进入了一个新的黄金时代。

现在,VR、AR、MR、全息投影等这些当下最热门的数据可视化技术已经被应用到游戏、房地产、教育等各行各业。使人们更加重视数据可视化及其交叉学科的发展,并由金融、商业、科学等领域的需求进一步刺激大数据可视化行业的蓬勃发展,以金融行业为例,图 9-9显示了大数据可视化在金融业中的应用。

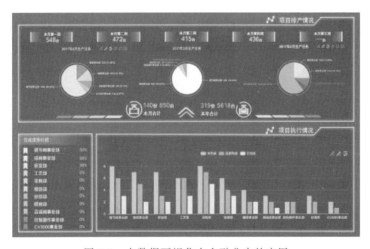

图 9-9 大数据可视化在金融业中的应用

2. 数据、图形与可视化

在讨论数据可视化之前必须弄清楚数据、图形的概念以及它们之间的相互关系。

(1) 数据

数据通常是指数据值,它不仅是一些数字或者符号,也可以是图像或声音等。它更是人们对现实世界的认识,数据通常会传递给人们各种有用的信息。现实生活中常见的数据集主要包括各种表格、文本资料集以及社会关系网络等。

（2）图形

图形一般指一个二维空间中的若干空间形状，可由计算机绘制的图形有直线、圆、曲线、图标以及各种组合形状等。

（3）数据可视化

数据可视化通过对真实数据的采集、清洗、预处理、分析等过程建立数据模型，并最终将数据转换为各种图形，来打造较好的视觉效果。

值得注意的是，要想开发好的数据可视化作品，必须做好以下两项工作。

① 深入地理解和分析数据，包括该数据的来源是否真实可靠以及该数据获取的合法性等。

② 根据可视化的不同展示要求，恰到好处地选择不同的图形，并将经过处理的真实数据转换为各种图形。此外，还可以在各种图形中添加不同的颜色，从而区分不同的数据，以此触动人们的情感，引起人们的关注。

图 9-10 使用直线图来展示不同学生的学习能力，图 9-11 使用条形图来展示学生的具体科目成绩情况。从以上两张图中可以看出，在设计数据可视化的作品时，可以根据不同的需求分别绘制不同的图形，以达到最好的使用效果。

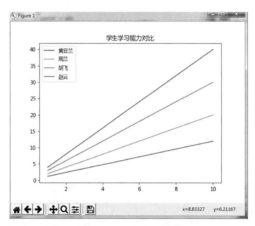

图 9-10　学生学习能力展示图

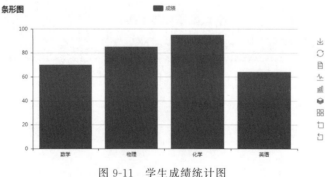

图 9-11　学生成绩统计图

3. 数据可视化概念

大数据可视化的定义是一个处于不断演变之中的概念,其边界在不断地扩大。

(1) 数据可视化

数据可视化是关于数据的视觉表现形式的科学技术研究。数据可视化的主要目的是借助于图形化手段,清晰有效地传达与沟通信息。在进行数据可视化时,主要是利用图形、图像处理、计算机视觉以及用户界面,通过表达、建模以及对立体、表面、属性以及动画的显示,对数据加以可视化解释。

如果人们想要通过观察数字、统计数据来获得清晰的结论是不容易的,而人类大脑对视觉信息的处理要优于对文本的处理。因此使用图表、图形和设计元素等把数据进行可视化,可以帮助人们更容易地理解数据模式、趋势、统计规律和数据相关性,而这些内容在其他呈现方式下可能难以被发现。

数据可视化是关于数据的视觉表现形式的科学技术研究。其中,数据的视觉表现形式被定义为以某种概要形式抽提出来的信息,包括相应信息单位的各种属性和变量。

数据可视化并不是为了展示用户的已知数据之间的规律,而是为了帮助用户通过认知数据,有新的发现,发现这些数据所反映的实质。如果人们想要通过观察数字、统计数据来获得清晰的结论是不容易的,而人类大脑对视觉信息的处理要优于对文本的处理。因此使用表格、图形和设计元素把数据进行可视化,可以帮助人们更容易地理解数据模式、趋势、统计规律和数据相关性,而这些内容在其他呈现方式下可能难以被发现。

数据可视化起源于图形学、计算机图形学、人工智能、科学可视化以及用户界面等领域的相互促进和发展,是当前计算机科学的一个重要研究方向,它利用计算机对抽象信息进行直观的表示,以利于快速检索信息和增强认知能力。

(2) 大数据可视化

大数据可视化可以理解为数据量更加庞大,结构更加复杂的数据可视化。传统的可视化形式限制了人们的认知,隐藏在大数据背后的价值难以发挥出来。因此,如何从数据量更多、结构更加复杂的数据中快速获取想要的信息,并以一种直观、形象的方式展现出来,这就是大数据可视化要解决的核心问题。

9.1.2 大数据可视化的特点

1. 传统大数据可视化的特点

大数据可视化都会以丰富的内容、引人注意的视觉效果和精细的制作三个要素组成,从而大数据可视化的特征可以概括为直观性、交互性和实时性。

(1) 直观性

目前,大多数较好的大数据可视化产品都会基于 3D 和动态效果等技术对真实的效果进行模拟,以较强的视觉冲击力加强用户对数据的感知能力。

(2) 交互性

在大数据可视化的产品中允许用户选择感兴趣的内容,或者改变数据的展示形式,以便更好地促进用户与数据之间的互动。

(3) 实时性

高速度的网络和大数据的背景,决定了在类似于实时监管、快速决策等情况下,数据的时效性尤为重要。

2. 医学大数据可视化的特点

医学大数据不仅信息量巨大,而且类型繁多。通过强大且灵活的可视化技术来处理医学数据,可以大大增强这些数据的可读性。常见的医学大数据可视化方法有多种,根据医学数据的特点可以采用不同的方法来实现。下面通过几个例子来了解一下:

(1) 比如在血常规化验单中,通常用一维标量场可视化来表达红细胞 RBC 的值,如图 9-12 所示。根据医学诊断 X 光在穿过病灶后映射出的灰度图像深浅不同,可以采用二维标量场可视化来在二维面上标量数据的分布特征,如图 9-13 所示。

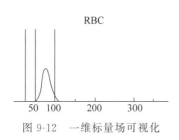

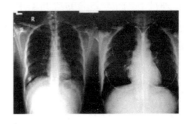

图 9-12　一维标量场可视化　　　　　图 9-13　二维标量场可视化

(2) 比如 Nextstrain 项目(http://www.nextstrain.org/),它是从世界各地的研究团体聚集了大量的基因数据,近乎实时地进行了病毒传播的可视化产品,其中就应用了地理信息可视化、复杂高维多元数据可视化等方法,图 9-14 显示的是项目的首页。

Nextstrain

Real-time tracking of pathogen evolution

Nextstrain is an open-source project to harness the scientific and public health potential of pathogen genome data. We provide a continually-updated view of publicly available data alongside powerful analytic and visualization tools for use by the community. Our goal is to aid epidemiological understanding and improve outbreak response. If you have any questions, or simply want to say hi, please give us a shout at hello@nextstrain.org.

READ MORE

Explore pathogens

Genomic analyses of specific pathogens kept up-to-date by the Nextstrain team

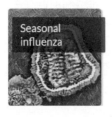
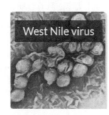
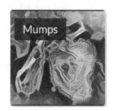

图 9-14　Nextstrain 项目首页

单击其中的 Ebola(埃博拉)图标,进入 Ebola 数据展示页面,如图 9-15 所示。其是一个交互可视化作品,记录了从 2013 年到 2016 年 Ebola(埃博拉)病毒的实时变化情况。

单击其中的 Seasonal influenza(季节性流感)图标,进入数据展示页面,如图 9-16 所示。

其是一个交互可视化作品，记录了病毒的实时变化情况。

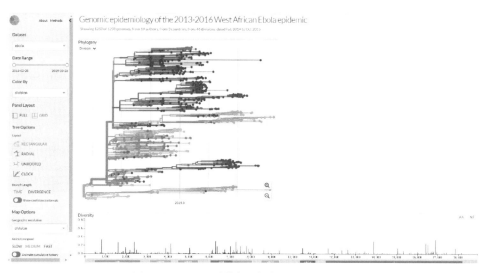

图 9-15　Ebola（埃博拉）病毒的时时变化情况

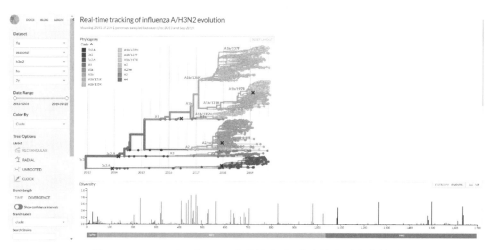

图 9-16　Seasonal influenza（季节性流感）病毒的实时变化情况

此外，比如通过分析每日就诊量及候诊时间等信息，分析日常就诊业务过程中的瓶颈问题；按日期对各大医院、社区医院和网络销售等渠道销售的药品进行分析，预测近期高发疾病，以便防治多发疾病等，这些都可以采用时变数据可视化。

（3）医学科研数据可视化案例

① 基于条形图的人员构成情况

如图 9-17 所示，根据人员构成对各类医疗机构由高到低进行排序，以柱状图的形式分别列出了职工总数，卫生技术人员数，医师数及注册护士，方便进行横向和纵向两个维度的对比。由于人员构成差距过大，无法使用同一尺度，因而标注了各列柱状图的尺度，并在柱子边上标注了实际人员的数量。这样，纵向对比各类医疗机构在每一种人员构成中所占比重可以直接看柱状的长短，而横向对比各类医疗机构不同人员构成时也可以结合尺度和实际数值迅速得出结论。图 9-18 显示综合医院无论是职工总数、卫生技术人员数，还是医师数、注册护士数都位于全市首位，专科医院次之，社区卫生服务中心人数也相对较多，表明随着医疗改革的不断深化，社区卫生服务中心等基层医疗机构正日益发展。

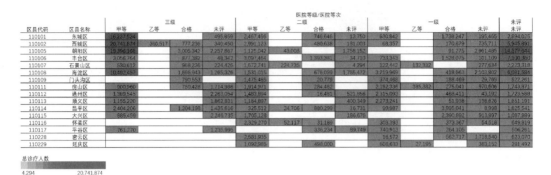

图 9-17　按等级等次划分的总诊疗人数突出显示图

大类	中类	职工总数	卫生技术人员	医师数	注册护士
A.医院	A1.综合医院	129,187	104,960	36,821	49,960
	A5.专科医院	50,002	36,663	11,638	18,069
	A2.中医医院	28,913	22,882	9,692	8,546
	A3.中西医结合医院	14,200	11,434	4,292	5,277
	A4.民族医院	385	278	86	112
	A7.护理院(站)	135	55	18	24
B.社区卫生服务中心(站)	B1.社区卫生服务中心	31,797	26,495	11,486	8,215
	B2.社区卫生服务站	3,377	2,650	1,306	675
D.门诊部、诊所、医务室、村卫生室	D1.门诊部	16,886	13,096	6,639	4,705
	D2.诊所	11,124	8,766	5,121	2,962
	D4.医务室	2,363	2,182	1,332	715
	D3.卫生所(室)	1,243	1,090	621	378
	D6.村卫生室	3,585	338	284	54
	D5.中小学卫生保健所	427	320	194	88
E.急救中心(站)	E1.急救中心	1,644	856	377	295
	E3.急救站	181	109	50	54
	E2.急救中心站			0	
G.妇幼保健院(所、站)	G1.妇幼保健院	6,747	5,610	2,251	2,385
	G2.妇幼保健		0		
H.专科疾病防治院(所、站)	H2.专科疾病防治(站、中..)	465	347	120	117
	H1.专科疾病防治院	453	237	87	121
P.其他卫生机构	P1.临床检验中心(所、站)	1,536	605	107	13
R.疗养院	A6.疗养院	0	0	0	0

图 9-18　按类别划分的人员构成条形图

② 基于地图的各区医疗机构数

用地图展示地理分布情况是最为直观的方式。图 9-19 所示是基于地图的按设置主办单位划分的 2017 年北京 16 区医疗机构分布情况。设置主办单位指标把医疗机构分为卫生行政部门、其他行政部门、事业单位、社会团体、其他社会组织、企业、个人和未评。从图形可以看出各区的设置主办单位的医疗机构分布状况。

③ 基于文字云图行的专科医院总诊疗人次数及出院人数

文字云是近年来视图效果展示最为流行的方式之一，它省略了大量数据带给我们的烦琐，以文字形式呈现项目的所有不同信息，数量越多文字显示比例越大，可以依据所需掌握

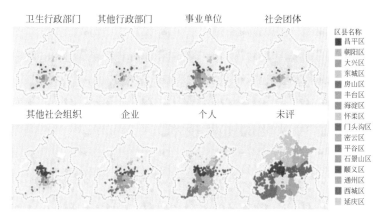

图 9-19　按主办单位划分的各区医疗机构分布情况

分析的信息,更为直观地了解各项目的相对资源。图 9-20 所示的文字云展示了专科医院总诊疗人次数中,儿童医院的字体最大,表示 2017 年专科医院中儿童医院的总诊疗人次数最多,其次为口腔医院和妇产科医院,而专科医院出院人数中,字体最大的为肿瘤医院,表示 2017 年出院人数最多的为肿瘤医院,其次是儿童医院。文字云的展示方式备受青睐的原因在于这种展示方式更加直观、美观,方便使用和对比。

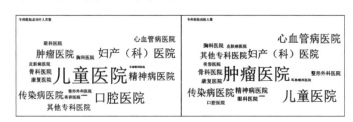

图 9-20　基于文字云图形的专科医院总诊疗人次数及出院人数分布情况

④ 基于饼图、条形图等组成的医院收入及费用情况

如图 9-21 所示,根据收入构成情况,对医院的各类收入(如中成药收入、诊疗费收入、手术费收入等)由高到低进行排序,并以饼图的形式分别列出,方便直观地对医院的收入构成

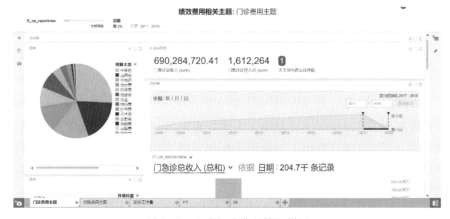

图 9-21　医院门诊费用情况饼图

进行分析,并方便决策者对本院收入的变化趋势进行分析,以便更好地优化医院资源配置、补齐短板、找到核心竞争点、提升管理效率。

此外,通过分析每日就诊量及候诊时间等信息,分析日常就诊业务过程中的瓶颈问题;按日期对各大医院、社区医院和网络销售等渠道销售的药品进行分析,预测近期高发疾病,以便防治多发疾病等,这些都可以采用时变数据可视化。

9.1.3　大数据可视化的主要技术

数字永远是枯燥的、抽象的,而图形、图像却富有生动性和表现力。数据可视化是关于数据视觉表现形式的科学技术研究,它为大数据分析提供了一种更加直观的挖掘、分析与展示手段,从而让大数据更有意义,更贴近大多数人,因此大数据可视化是艺术与技术的结合。数据可视化将各种数据用图形化的方式展示给人们,是人们理解数据、诠释数据的重要手段和途径,因此从本质上讲,数据可视化是帮助用户认知数据,进而发现这些数据所反映的实质。

与传统的立体建模之类的特殊技术方法相比,数据可视化所涵盖的技术方法要广泛得多,它是以计算机图形学及图像处理技术为基础,将数据转换为图形或图像形式显示到屏幕上,并进行交互处理的理念、方法和技术。它涉及计算机视觉、数据综合处理、决策分析等问题的综合技术。

当前,在大数据的研究领域中数据可视化异常活跃,一方面,数据可视化以数据挖掘、数据采集、数据分析为基础;另一方面,它还是一种新的数据表达的方式。数据可视化将大量不可见的现象转换为可见的图形符号,并从中帮助人们发现规律和获取知识。

9.1.4　大数据可视化的具体流程

大数据可视化实现的过程大致可以分为 6 个步骤,如图 9-22 所示。

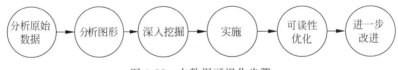

图 9-22　大数据可视化步骤

1. 分析原始数据

分析原始数据及其结构可以帮助我们还原最初拿到数据时的场景,帮助我们更好地揣摩设计者的想法,理解设计思路,为进行下一步的分析图形作准备。

2. 分析图形

图形是可视化中的关键元素,分析可视化中的图形可以从很多角度来进行。现在大多数可视化案例都是从某种基础的可视化方法演变而来,借鉴经典可视化方法,并在其基础之上进行创新。如果可以通过图形大致确定可视化的形式,那么就可以借助一些专门工具快速地实现。

3. 深入挖掘

通过工具制作出可视化的效果之后,接下来就要深入地了解更底层的实现方法,例如可以使用开源的工具查看其源代码等。但是,并不是所有的可视化方法背后都有一个复杂的算法,大部分可视化技术用到的也许只是一些基础数学知识,例如一维或二维变量。

4. 实施

通过以上三个步骤之后,具体实施就变得简单了,可以根据需求选择适合的工具来实现大数据的可视化。

5. 可读性优化

通过上面的分析,我们可能漏掉了一些细节,比如混乱的颜色、重叠的标签等。这些问题会直接影响可视化内容的质量,大大降低可读性。因此,我们需要不断地调整参数、编码数值等,进行可读性优化。

6. 进一步改进

在完成了以上步骤之后,我们可以继续改进这个可视化,让它变得更好。比如数据是否可以继续深挖?是否可以展现更多更有用的信息?设计上是否已经完美等问题。

随着大数据技术的发展以及数据的快速增长,未来对于大数据的数据可视化必然会有更高的要求。大数据可视化必将以更细化的形式表达数据、以更全面的维度理解数据、以更美的方式呈现数据。

9.2 大数据可视化工具

随着大数据时代的来临,数据可视化产品已经不再满足于使用传统的数据可视化工具来对数据进行抽取、归纳并简单地展现。数据可视化产品必须满足大数据需求,快速地收集、筛选、分析、归纳、展现出用户所需要的信息,并根据新增的数据进行实时更新。

9.2.1 大数据可视化工具概述

大数据可视化工具是一种应用软件,可以帮助用户以可视化、图形化的格式显示数据,呈现数据的完整轮廓。像饼状图、曲线图、热图、直方图、雷达/蜘蛛图等,它们只是可视化中的一小部分,这些方法可以简单地表示数据并展示特点和趋势。要使数据分析真正有价值和有洞察力,就需要高质量的可视化工具。

一个高质量的可视化工具应该具有以下特征。

1. 清晰、简洁和可定制的界面

首先,可视化界面要有清晰又不失流行的颜色,太白令人厌烦,太多颜色又感觉乱,所以界面应该保持适当平衡;其次,界面应该准确地展示所有重要的数据。比如用户关注的重要趋势或重要业务相关的数据集,都应该在界面中完整、清楚地显示出来,所有显示的内容应该一目了然。最后,界面还有一个非常重要的品质,是可定制化的。在不同时间段内,用户可能需要跟踪不同的数据进行重点显示,因此,数据可视化工具必须允许定制。

2. 嵌入式

要真正利用数据可视化的强大功能,将可视化报告无缝集成到其他应用程序中是非常重要的。为了让用户高效协同,跨平台共享报告,数据可视化软件应该兼容不同的应用程序。

3. 人机交互性

由数据可视化工具生成的可视化报告必须具有较强的人机交互性,支持调整一些变量或者参数,能够看到趋势/结果的随之变化。用户能够移动、排序、筛选相关变量,获得相应的效果。

4. 数据采集与共享

有时,数据可以从一个数据源中获取,而有时需要从不同的数据源收集数据并通过工具进行可视化。将原始数据导入可视化工具,然后以各种不同的形式导出可视化报告,这一过程要按照用户喜欢的方式进行。

5. 数据挖掘

数据挖掘是研究大型数据集以识别其中的模式和趋势的过程。如果处理大型数据集,并且希望可视化工具帮助提取其中的潜在信息并生成可视化报告,那么您需要可视化工具含有该功能。

6. 地理标记和智能定位

如果用户对地理位置很关注,那么可能需要地理和位置数据的可视化工具。比如这些数据来自哪里?哪些领域需要拓展?

7. 人工智能

许多可视化工具可以使用人工智能来分析、探索和预测趋势,并根据过去的变化预测未来的趋势。

表 9-1 中列出了目前广泛使用的大数据可视化工具,这些工具具备上述特性。

表 9-1　常见大数据可视化工具

大数据可视化工具	描　　述
Tableau	可定制的界面,可嵌入 Salesforce、SharePoint 和 Jive 等应用程序;实时交互,并支持数据挖掘;与动态数据和内存数据实时连接;安全可靠;移植性
QlikView	嵌入式分析;与 Python 等第三方引擎的高级分析集成;可定制的界面;预测分析;共享文件管理
SiSense	拥有自定义界面;超快运算速度;高级机器学习和人工智能;实时交互和自动生成分析报告
Microsoft PowerBI	交互式界面与实时共享数据;用户自定义创建报告;简易获取数据与数据集共享;支持自然语言提问;基于云实现
Plotly	根据输入定制的二维和三维图表;集成面向分析的语言(如 Python、R 和 MATLAB)

现在已经出现了很多大数据可视化工具,从最简单的 Excel 到基于在线的数据可视化工具、三维交互工具以及复杂的编程工具等,而这些工具中很多都可以进行医学大数据的可视化处理。

下面将以部分软件为例,介绍如何具体实现大数据可视化。

9.2.2　常见的可视化软件简介

1. QlikView

QlikView 是 QlikTech 的旗舰产品,近几年成为全球增长率最快的 BI 产品。它是一个完整的商业分析软件,使开发者和分析者能够构建和部署强大的分析应用。QlikView 软件特点如下:

(1)开发和使用简单:自助数据分析和所有信息的灵活直观地展现。在一个集成产品里作报表、监控和仪表盘分析。

（2）快速实施：按天/周计量。

（3）免费试用：在投资之前，可以看到你的解决方案。

（4）独特的 AQL 构架：意味着在没有减弱性能的情况下快速分布。不需要数据仓库，不需要 OLAP。

（5）携带方便：不需要特定的基础硬件设施，任何地方都可以共享。

（6）简单地解决复杂的商业问题：灵活分析数据。不用提前定义构架层次；系统更新完善简单。

（7）含有便利的无缝整合技术：随着你的业务增长，可以处理大量数据记录。

2. Tableau

Tableau 致力于帮助人们查看并理解数据。Tableau 帮助任何人快速分析、可视化并分享信息。超过 42 000 家客户通过使用 Tableau 在办公室或随时随地快速获得结果。数以万计的用户使用 Tableau Public 在博客与网站中分享数据。

与其他的数据可视化工具相比，Tableau 的可视化更加简单、灵活、高效；主要体现在以下几个方面：对数据的操作量级会更大；Tableau 中提供了更多自定义的功能和插件，可以依据需求自行调整可视化效果。Tableau 的交互性能更加的便捷，可以添加任何的筛选框、标记高亮等方式来进行交互展示。Tableau 的工作表、仪表板、故事的结构化呈现，更好地支持了结构化的分析，使分析更具有逻辑性和故事性。

3. 大数据魔镜

大数据魔镜是国内一款大数据分析挖掘平台。其功能强大，主要应用于电商、制造业、政府、金融、医疗、银行、保险、电信、高校、大中型企业等。大数据魔镜目前有免费版、标准企业版（公有云）、标准企业版（私有云）和高级企业版。

大数据魔镜可以处理企业积累的各种来自内部和外部的数据，比如网站数据、销售数据、ERP 数据、财务数据、大数据、社会化数据、MySQL 数据库等，都可将其整合在魔镜进行实时分析。魔镜适用于精准营销、销售分析、客户分析、市场监测和预测分析、KPI 分析、财务分析、生产及供应链分析、风险分析、质量分析、业务流程等多个业务方面，为企业提供从数据清洗处理、数据仓库、数据分析挖掘到数据可视化展示的全套解决方案，同时针对企业的特定需求，提供定制化的大数据解决方案，从而推动企业实现数据智能化管理，增强核心竞争力，将数据价值转化为商业价值，获取最大化利润。

9.3 医学大数据可视化案例

随着强大的数据存储、计算平台及移动互联网的发展，现在的趋势是医疗数据的大量爆发及快速的电子数字化。有报告显示，2011 年，仅美国的医疗健康系统数据量就达到了 150EB。照目前的增长速度，泽字节（ZB）和尧字节（YB）的级别也会很快达到（IHTT，2013）。Kaiser Permanente，一个在加州发展起来的医疗健康网络系统，就有 900 万的会员，被认为拥有 26.5～44PB 的电子健康记录（IHTT，2013）。基因数据也是非常庞大的存在，一次全面的基因测序，产生的个人数据则达到 300GB（Leah，2014）。公开发布的基因 DNA 微阵列达到 50 万之多，每一阵列包含数万的分子表达值。在生物医药方面，功能性磁共振影像的数据量也达到了数万太字节(TB)级别,每幅影像包含 5 万像素值(Fan,Han,& Liu,2014)。此外,各种健身、健康可穿戴设备的出现,使得血压、心率、体重、血糖、心电图 (EKG)等的监测都变为现实和可能,信息的获取和分析的速度已经从原来的按"天"计算, 发展到了按"小时",按"秒"计算。

不可否认,对呈爆炸性成长的医疗大数据的整合、分析、挖掘及可视化,将在提高医疗质量,强化患者安全,降低风险,降低医疗成本等方面发挥无与伦比的巨大作用。本节将从实际案例出发,详细讲解怎样应用工具软件实现医学大数据的可视化。

9.3.1 大数据魔镜制作艾滋病死亡人数柱状图

首先登录大数据魔镜的官方网站(http://www.moojnn.com/),打开页面如图 9-23 所示。

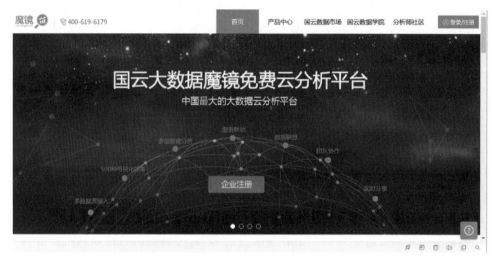

图 9-23 大数据魔镜首页

1. 登录/注册

单击页面右上角的"登录/注册"按钮,进入如图 9-24 所示的页面。如果已经注册过,可直接输入相应信息进行登录。

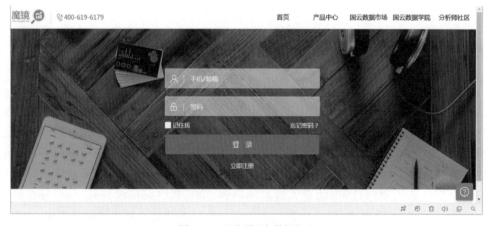

图 9-24 "登录/注册"页面

单击"立即注册"按钮,进入如图 9-25 所示的注册页面,填写对应信息进行注册。注册成功后即可进行登录操作。

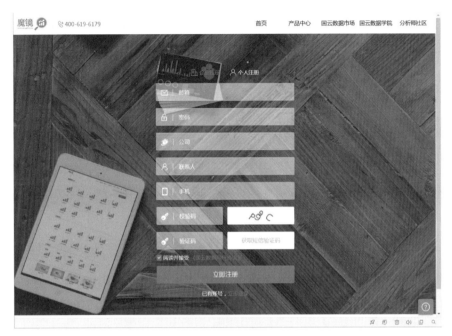

图 9-25 添加连接

2. 新建项目

登录后进入"应用列表"页面,如图 9-26 所示。其中主要包含页面菜单区、"新建应用"按钮、"我的应用"区和"示例应用"区。单击"示例应用"中的图标,可以查看已经做好的可视化案例。单击页面右上角的"魔镜"下拉按钮,在展开的菜单中单击"退出"按钮,可以退出登录。

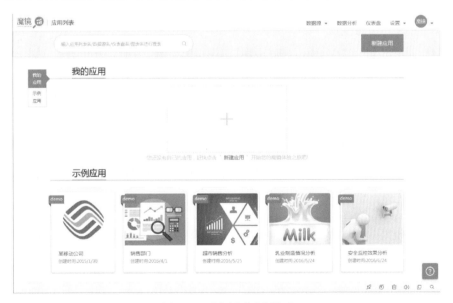

图 9-26 "应用列表"页面

（1）选择数据源

选择数据源有两种操作方法。

一是单击"新建应用"按钮或者单击"我的应用"区中的"＋"图标，进入"数据源"页面，如图 9-27 所示。

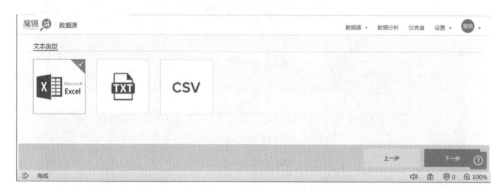

图 9-27　"数据源"页面

二是单击菜单区中的"数据源"下拉按钮，选择"添加数据源"项，打开"选择应用"对话框，如图 9-28 所示。再单击其中的"新建应用"图标进行操作。

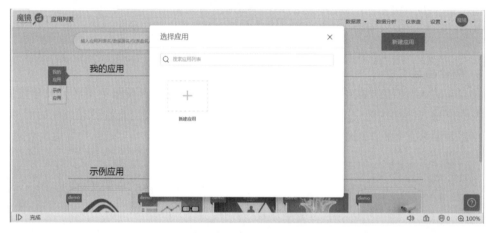

图 9-28　修改数据类型

（2）上传数据源文件

在"数据源"页面中，选择要使用的文件类型，这里我们以 Excel 文件为例。单击 Excel 图标，单击"下一步"按钮，进入如图 9-29 所示的上传文件页面。该页面也可以通过"数据源"菜单中的"导入 Excel"进行操作。

单击页面中"点击选择文件"按钮，在"打开"对话框中选择要操作的文件，我们这里选择的是"药品销售记录.xls"文件。该文件就会出现在数据源页面中，如图 9-30 所示。

（3）编辑数据源文件

在"数据预览"中可以看到"药品销售记录.xls"有两个工作表，在每一个工作表的第一行显示的是字段名，单击字段的下拉按钮，可以展开其菜单，如图 9-31 所示。

比如选择"销售额"菜单中的"自定义计算"，在自定义对话框中设置"销售额－利润"从

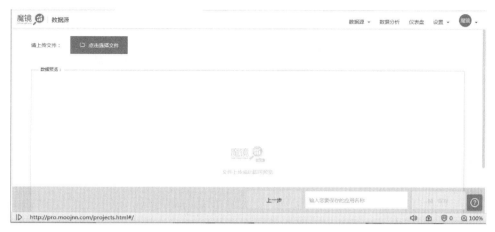

图 9-29　准备上传文件

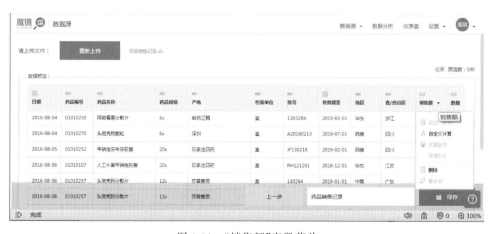

图 9-30　上传文件

图 9-31　"销售额"字段菜单

而得到一个新字段,如图 9-32 所示。然后,单击"确定"按钮返回。

数据预览中就会出现一个新字段,同样选择新字段菜单中的"重命名",对其进行改名。

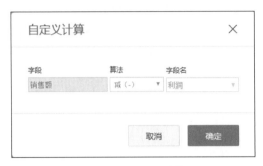

图 9-32　自定义计算

（4）保存数据源文件

在"数据源"页面中单击"保存"按钮进行文件的保存。如果想修改数据源文件,可以单击页面中的"重新上传"按钮,在打开的窗口中重新选择数据源文件。

3. 数据分析

文件保存后,进入"数据分析"页面,如图 9-33 所示。该页面主要有左侧的数据列表区、中间的操作模式区和右侧的图表区。

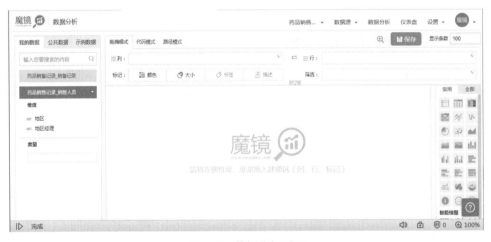

图 9-33　数据分析页面

在数据列表区中显示的就是刚刚上传的文件信息。另外还有两个标签是公共数据和示例数据,如图 9-34 所示,其中两个标签中包含了大数据魔镜平台提供的所有可操作数据。单击其中每个标题就可以看到该标题包含数据的维度和度量。这里维度是类别字段,是对数值数据进行切片或切块时的依据;度量则是指标,是我们希望分析的数据。

在操作模式区,用户可以根据实际操作需要单击标签进行自由切换操作的模式。数据分析的操作模式有 3 种:拖曳模式、代码模式和路径模式。

在图表区显示了数据分析时可以使用的图表类型。用鼠标单击图表就可以进行切换。（提示:这里因为使用的是免费版,因此可供使用的图表有限。）

以下进行数据分析,为了方便大家的操作,这里将变换数据源文件,我们选用"示例数据"中的"医疗卫生"进行操作,如图 9-35 所示。

第一步,单击"示例数据"标签中的"医疗卫生"标题,展开其维度和度量。

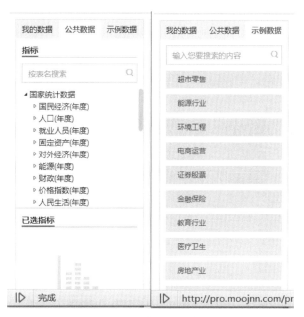

图 9-34　公共数据和示例数据

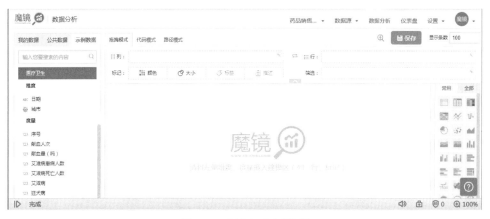

图 9-35　"医疗卫生"数据

　　第二步,在拖曳模式下,将维度中的"城市"拖曳至"列"栏,将度量中的"艾滋病患病人数"拖曳至"行"栏。行列中可以同时放置多个信息,一般情况下,维度放置在列中,度量放置在行中。对于行列中显示的图标,可以单击其下拉菜单按钮,打开对应的菜单。然后进行相应选项的设置操作。删除行列中的信息,直接从行列中将要删除的信息图标拖曳出来即可。当要删除全部信息时,可以单击行列后面的"橡皮擦"按钮。实际上进行了第一步的操作后,基本上就完成了最简单的数据可视化,但是为了进行进一步的数据分析,可以继续下面的操作。

　　第三步,将度量中的"艾滋病死亡人数"拖曳至"筛选"栏,设置筛选的区间 1～100,这时数据分析的显示结果就会发生改变,如图 9-36 所示。

　　"筛选"栏中信息的删除和行列中信息的删除是同样的操作。如果要重新设置筛选的区间,只要单击图标的下拉按钮,在出现的对话框中重新设置。

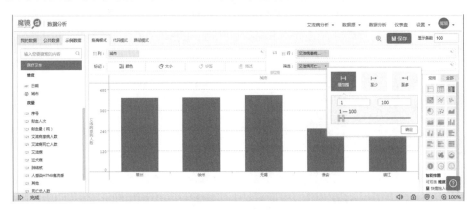

图 9-36　筛选数据

　　第四步,将维度中的"城市"拖曳至"标记"栏中的"颜色"上,如图 9-37 所示,数据的颜色就会发生改变。

　　"标记"栏中信息的删除和行列中信息删除是同样的操作。

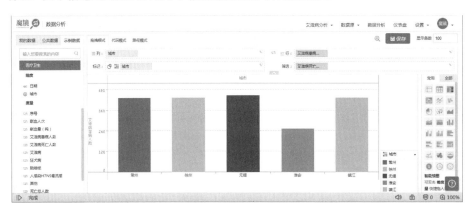

图 9-37　标记颜色

　　如果要修改颜色,只要单击颜色图标,打开"编辑颜色"对话框,如图 9-38 所示,可以进行颜色的编辑。

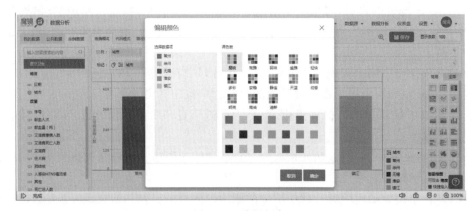

图 9-38　编辑颜色

"标记"栏中除了"颜色",还有"大小""标签"和"描述"项,它们的设置方法与"颜色"相同,根据数据分析的需求可以进行相应的操作。

第五步,如果默认的图形(柱状图)不能满足数据分析的要求,可以单击"图表"区中进行更换图表的类型。这里我们选择"百分比圆环盘"图表进行显示,如图9-39所示。

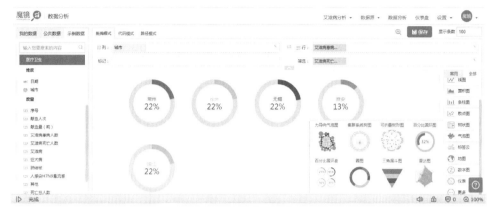

图 9-39　图表设置

第六步,单击"保存"按钮进行数据分析的保存。在"保存"对话框中输入图表名称,如图9-40所示,然后单击"确认"按钮。

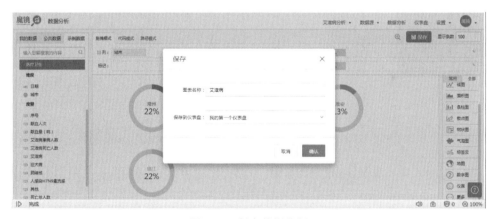

图 9-40　保存数据分析

4. 大数据魔镜的仪表盘

仪表盘页面如图9-41所示。

对于仪表盘的编辑主要通过功能栏和操作菜单来完成。单击页面左上角的"功能栏"图标，可以展开功能栏;单击数据分析图表右上角的"操作"按钮 ≡ ,可以展开该图表的操作菜单,如图9-42所示。

（1）添加图表

仪表盘中通常有多个图表来展示不同的数据分析,所以添加图表的方法可以选择"功能栏"中的"新建图表"或者"添加已有图表"。

单击"新建图表"按钮,又会进入"数据分析"页面,按照上述数据分析的方法,制作新的

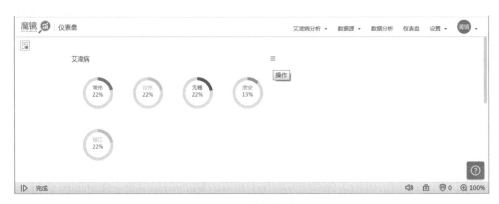

图 9-41　仪表盘页面

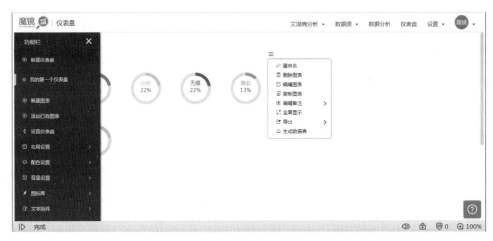

图 9-42　功能栏和图表菜单

图表。

（2）设置仪表盘

单击"功能栏"中的"设置仪表盘"按钮,这时每个图表就可以使用鼠标进行拖动、调整大小,然后单击"保存"按钮。

（3）配色设置

单击"功能栏"中的"配色设置"按钮,可以改变整个仪表盘中所有图表的配色方案。

对于仪表盘中图表的操作,就可以通过图表的操作菜单来完成。其中可以对图表进行重命名、删除、编辑、导出以及生成数据等操作。

（4）编辑我的应用

单击页面中的 魔镜 按钮,返回应用列表页面。因为之前上传的数据源是药品销售数据,所以这里需要对项目重新命名。方法是鼠标指针移动到项目上,单击项目的 ≡ 图标,再选择"重命名"选项,如图 9-43 所示。

输入项目名称,再单击"对号"按钮,如图 9-44 所示。

最后,单击"医疗数据分析"项目,即可进入仪表盘查看可视化的结果。

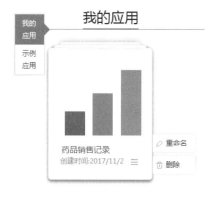

图 9-43　重命名菜单

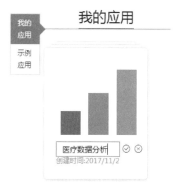

图 9-44　重命名

通过以上操作的介绍,我们基本上可以制作一个可视化产品。但是,由于使用的大数据魔镜是免费版本,受到其功能的限制,不能完全显示其在大数据可视化上的操作。如果想要真正进行大数据可视化,还需要使用专业的版本或其他的专业工具。

9.3.2　Tableau 制作新冠疫情地图

1. 新冠疫情数据可视化案例

通过各省份疫情数据,Tableau 软件可以帮助我们从地图上直观地看到全国疫情的分布情况,即我们在媒体中常见的省份分析地图。

2. 制作步骤

(1) 连接数据源,转到工作表,如图 9-45 所示。

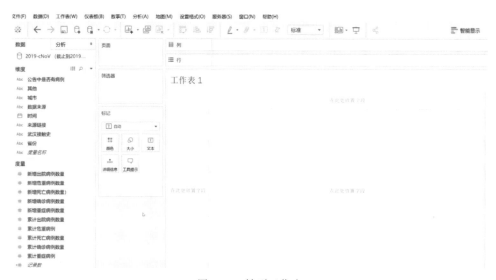

图 9-45　转到工作表

(2) 选择维度中的省份,右键单击,将地理角色转换为省/市/自治区,双击载入地图,如图 9-46 所示。

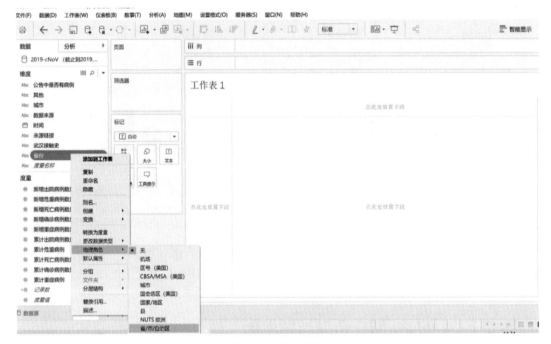

图 9-46　载入地图

（3）选择维度中的累计确诊病例数量，拖动其到颜色上，将时间拖到筛选区筛选年/月/日，即确定数据截止时间（2020 年 2 月 9 日），如图 9-47 和图 9-48 所示。

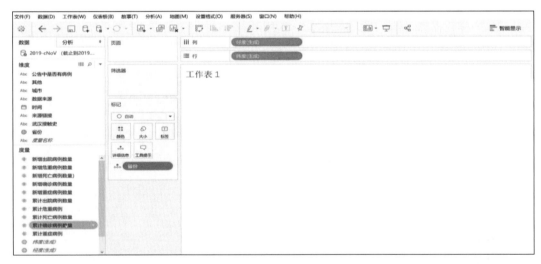

图 9-47　拖动"累计确诊病例数量"胶囊

（4）编辑颜色，选择色板中的红色-蓝色-白色发散模式，单击高级选项，勾选"使用完整颜色范围"选项，调整中心点范围，如图 9-49 和图 9-50 所示。

（5）完成以上步骤后，可以从颜色上很直观地看到全国疫情的分布，如图 9-51 所示。

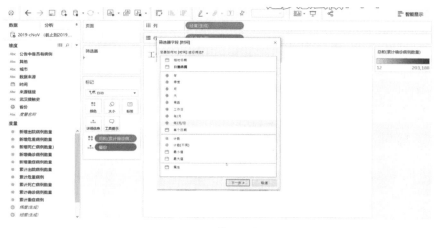

图 9-48　筛选数据

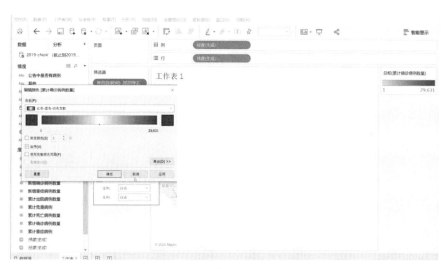

图 9-49　勾选"使用完整颜色范围"

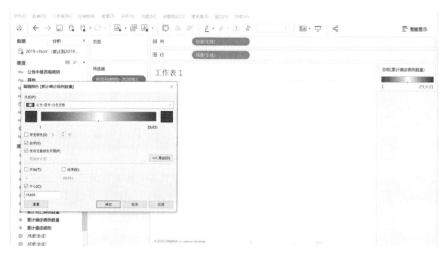

图 9-50　调整颜色中心点范围

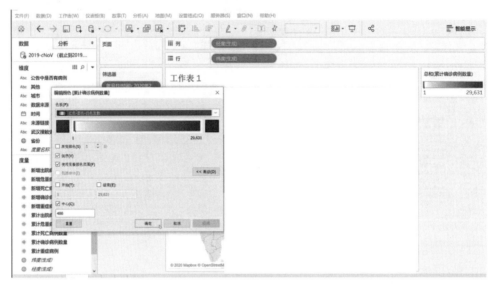

图 9-51　最终效果

本章小结

　　大数据可视化是一个崭新的领域,可视化研究的重点在于仔细研究数据,讲出大多数人从不知晓但却渴望听到的好故事,从而了解它们背后蕴含的信息。通过本章的学习,可以对大数据可视化有一个基本的了解,以及大数据可视化在医学领域的应用,为进一步学习大数据可视化打下理论基础。

【关键词注释】

　　1. 视觉编码:是指在个体接收外界信息时,对外界信息的视觉刺激进行编码,如对颜色、数字、字母、图形等视觉刺激的信息进行编码。

　　2. 视觉通道:图形符号<——>信息<——>视觉系统。

　　3. RBC:红细胞在常规化验中英文常缩写成 RBC。

　　4. 标量场:当研究物理系统中温度、压力、密度等在一定空间内的分布状态时,数学上只需用一个代数量来描绘,这些代数量(即标量函数)所定出的场就称为标量场。

　　5. 地理信息可视化:地理信息可视化是运用图形学、计算机图形学和图像处理技术,将地学信息输入、处理、查询、分析以及预测的结果和数据以图形符号、图标、文字、表格、视频等可视化形式显示并进行交互的理论、方法和技术。

　　6. 复杂高维多元数据:复杂高维多元数据是指具有多个维度属性的数据变量。

　　7. 时变数据:随着时间变化、带有时间属性的数据为时变数据。

　　8. 层次数据可视化:层次数据可视化是对数据中层次关系,即树形结构的有效刻画。

　　9. 文本可视化:文本可视化是通过对文本资源的分析,发现特定信息,以计算机技术将其以图形化方式来呈现的一种方法。

习题 9

一、填空题

1. 数据可视化是关于数据的_____的科学技术研究。

2. 大数据可视化可以理解为数据量更加庞大,结构更加复杂的_____。

3. 大数据可视化的特征可以概括为_____、交互性和实时性。

4. 大数据魔镜是一款大数据_____挖掘平台。

5. 维度是_____,是对数值数据进行切片或切块时的依据。

6. 度量则是指标,是我们希望_____。

7. 在大数据魔镜操作中,数据分析的操作模式有 3 种:_____、代码模式和路径模式。

8. 在大数据魔镜操作中,直接从行列中将要删除的信息图标_____即可。

9. 在大数据魔镜操作中,对于仪表盘的编辑主要通过功能栏和_____菜单来完成。

10. 在大数据魔镜操作中,单击页面中的 魔镜 按钮,返回_____页面。

二、简答题

1. 简述大数据可视化的特征。

2. 简述大数据可视化实现的过程。

3. 举例说明常见医学大数据可视化的方法。

4. 简述在大数据魔镜中如何连接数据源。

5. 简述在大数据魔镜中如何进行完整的分析数据。

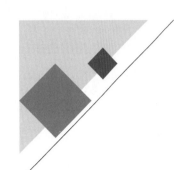

第 10 章

大数据安全

导学

内容与要求

本章主要介绍大数据安全的相关知识,包括大数据时代所面临的数据安全挑战、个人隐私保护;Hadoop 平台及其核心功能模块的相关安全机制;大数据安全的相关技术及经典案例分析。使读者对大数据安全的相关知识有概括性了解,为后续的理论和实践学习提供良好的借鉴。

重点、难点

本章的重点是大数据安全和个人隐私保护的内涵,Hadoop 平台的基本安全机制。难点是大数据安全相关技术的应用。

大数据时代背景下,数据信息井喷式爆发,海量数据中蕴含着巨大商业价值,同时数据安全也面临严峻挑战。在分析数据安全和个人隐私需求的基础上,提出相应安全策略和技术支持,为大数据信息安全时代保驾护航。

10.1 大数据安全概论

10.1.1 大数据安全与挑战

随着 IT 产业互联网技术的迅猛发展和智能移动终端的普及,全球数据出现爆炸式激增,各行业数据规模呈 TB 级增长。据统计,全球平均每秒有超过 1000 万用户在使用搜索引擎,每天产生超过 50 亿次搜索,其中约 35 亿次来自谷歌搜索引擎,占全球搜索量的70%。IDC(Internet Data Center,互联网数据中心)发布在《数据时代 2025》上的报告显示,全球每年产生的数据从 2018 年的 33ZB 增长到 2020 年的 175ZB,相当于每日新增数据量达到 491EB,互联网产生的数据量即将进入"泽字节时代"。

每日发送的推文数量多达 5 亿篇。

每日发送的 E-mail 数量多达 2940 亿封。

Facebook 生成的数据量多达 4PB,包含 100 亿条消息,以及 3.5 亿张照片和 1 亿小时的视频浏览,如图 10-1 所示。

人们适应并享受着信息时代给传统生活带来的巨大改变,足不出户地查阅新闻热点、网上购物、在线学习、在线办公等,网络用户信息和用户行为交互在互联网上留下了各种"足迹",正是我们每个普通用户的网络行为共同缔造了当今的大数据时代。

拥有高价值数据源的企业在大数据产业链中占有至关重要的核心地位。在实现大数据集中后,如何确保网络数据的完整性、可用性和保密性,不受信息泄漏和非法篡改的安全威胁影响,已成为政府机关、企事业单位信息化健康有序发展必须考虑的核心问题。

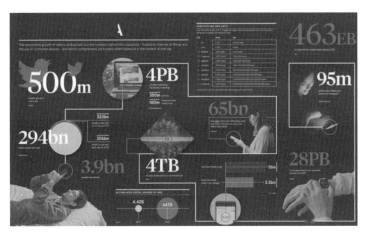

图 10-1　大数据时代海量数据

10.1.2　理解大数据信息安全

在大数据技术不断发展的当下,数据安全存在极大隐患,如何确保大数据安全,是"互联网＋"时代的核心挑战。

大数据安全问题具有线上线下融合的特征。传统的防御型、监测型网络安全的基本理论以划分边界为中心,在每个边界设立网关设备和流量控制设备,以守住边界来应对安全问题。而大数据依托于互联网、物联网、云服务等新技术,无形中已经突破了网络边界,无法适应新形势下的数据安全需求。

在大数据信息安全上,不论是互联网巨头 Facebook、打车软件 Uber、还是美国信用服务公司 Equifax 都曾爆出客户数据遭到窃取的事件。随着各国对大数据安全重要性认知的不断加深,包括美国、英国、澳大利亚、欧盟和我国在内的很多国家和组织,都制定了大数据安全相关的法律法规和政策以确保数据安全、最大限度的推动大数据充分运用。

2018 年 5 月 25 日,欧洲联盟出台 General Data Protection Regulation (GDPR),即《通用数据保护法案》。法案扩大了个人数据的含义,引入假名数据概念,就数据许可、默认隐私保护、彻底遗忘权等权利内容作出明确界定,并制定了严厉的违规处罚,罚款金额超过 2000 万欧元。明确数据隐私是公民的基本权利,要求企业在产品设计之初采取积极的态度,充分部署数据隐私策略,确保数据安全,如图 10-2 所示。

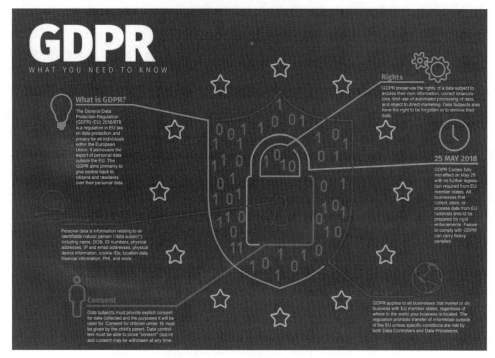

图 10-2　欧盟通用数据保护策略

10.1.3　大数据隐私保护

数据信息无疑是大数据时代企业和个人最重要的资产，对个人用户而言，不仅是数字环境中的个人信息收集、使用、处理或共享，更关系到个人在数字世界中的存在。在互联网的急剧发展下，数据安全和隐私边界等也愈加重要。

数据隐私方面，互联网公司通过使用前与用户签署《用户协议》的方式，使得用户允许公司使用自己的个人数据，尝试从用户信息中挖掘商机，同时尽可能地避免法律责任。这样便衍生出了技术进步和安全隐私问题的冲突。

以精准推送技术为例，用户受惠于海量数据构建的精准推送，消费者收到价格相近、质量相仿、更符合消费习惯的同类商品推荐，从而丰富了购买选择性、提高购物顺畅度和使用感受。同时，随着个人地理位置、购买偏好、健康和财务状况等个人信息数据被收集，用户对个人隐私的安全担忧也在逐渐增大。

以人脸识别技术为例，该技术正快速渗入社会的各个行业和日常生活。门禁、支付、认证、安检、景区出入、课堂教学等应用场景被大量开发并广泛使用。在带来便利的同时，也带来了关于隐私的伦理问题和安全性可控边界的困扰。

技术进步与隐私保护之间从来不是一道选择题，这种安全问题是可以通过法律角度和技术提升来化解的。

在法律层面，我国《网络安全法》《信息安全技术》和《个人信息安全规范》等法律法规于近年正式颁布实施，其主要内容包括个人信息及其相关术语基本定义；个人信息安全基本原则；个人信息收集、保存、使用以及处理等流转环节；个人信息安全事件处置和组织管理要求等。

对厘清隐私保护的边界及个人数据的归属权的问题,建立了三层立法模式。第一层,自然人的姓名、身份证件号码、电话号码等敏感的身份信息是法律保护最高等级,任何人触犯都将受到刑事法律最严格的处罚。未经用户允许不得采集、使用和处理具有可识别性的身份信息;第二层,对于除个人身份信息之外的不可识别的数据信息,按照商业规则和惯例,以"合法性、正当性和必要性"的基本原则进行处理。第三层,明确个人数据控制权,保证用户充分享有对自己数据的知情权、退出权和控制权,《网络安全法》明确规定数据控制权是人格权的重要基础性权利。

国内法律法规的陆续颁布和实施,必将催生扩大网络安全市场的空间,产业投入和建设也将进入持续稳定的发展轨道。网络安全产业也将迎来新一轮高速发展的良好时机。

在技术层面,未来发展趋势更关注改进。以人脸识别技术为例,专家提出在一些不必要收集个人精准信息的场合,可以考虑通过算法自动模糊人脸特征,既有效保护用户隐私,又降低相关企业的合规压力。技术是中立的,应建立大数据安全管理平台,进一步提高数据的统一认证、集中细粒度授权、审计监控、数据脱敏以及异常行为检测告警等技术,从而实现对数据的全方位安全管控,做到事前可管、事中可控、事后可查。

尽管很多企业在技术平台和数据应用上都面临着实现难题,但很多大型 IT 企业已将如何不断提高数据安全技术,尽可能避免采集与需求无关的特征,加强对数据的规范使用,加快对网络安全潜在威胁的反应速度列为信息时代所要解决的重要课题。

10.2　大数据 Hadoop 平台的安全机制

10.2.1　Hadoop 平台的基本安全机制

作为一个开源的云计算平台,Hadoop 面临着诸多方面的安全威胁,集中控制模式不够"强力"。造成未授权用户既可以通过 RPC 或者 HPPT 协议访问 HDFS 文件,又可以通过数据传输协议非法读写结点上的数据块,非法改变优先级别,或恶意删除队列中的作业等。同时安全机制过于依赖 Kerberos 导致压力过大,通常用户只能通过寻求第三方工具保障平台安全。

目前在 Hadoop 开源项目中,主要依靠认证、授权、加密、审查四个方面实现安全机制。针对涌现出的一系列问题,Hadoop 平台自身提供了两种安全机制: Simple 和 Kerberos。

Simple 机制:

Simple 机制是 SAAS 协议与 delegation token(授权令牌认证)结合的一种机制,由 Java 认证与授权服务。

(1)用户提交作业时,JobTracker 端要进行身份核实,先是验证是否是本人,即通过检查执行当前代码的人与 user.name 中的用户是否一致;

(2)然后检查 ACL(Access Control List)配置文件是否有提交作业的权限。一旦通过验证,会获取 HDFS 或 Map Reduce 授予的 delegation token(授权令牌认证),之后的操作,均要检查该 token 是否存在,用户跟之前注册使用该 token 是否一致。

Kerberos 机制：

Hadoop 平台绝大多数安全机制都是基于 Kerberos 实现的。Kerberos 协议主要用于计算机网络的身份鉴别，其特点是用户只需输入一次身份验证信息就可以凭借此验证获得的票据访问多个服务，即 SSO(Single Sign On)。由于在每个用户和服务之间建立了共享密钥，该协议具有相当的安全性。

Hadoop 加入 Kerberos 认证机制，使得集群中的结点是值得信赖的。Kerberos 首先生成指定结点，包含主机和账号信息的密钥，然后将认证的密钥在集群部署时事先放到可靠的结点上。集群运行时，集群内的结点使用密钥得到认证，只有被认证过的结点才能正常使用。企图冒充的结点由于没有事先得到密钥信息，无法与集群内部的结点通信。防止了恶意使用或篡改 Hadoop 集群的问题，确保了 Hadoop 集群的安全可靠。认证过程如图 10-3 所示。

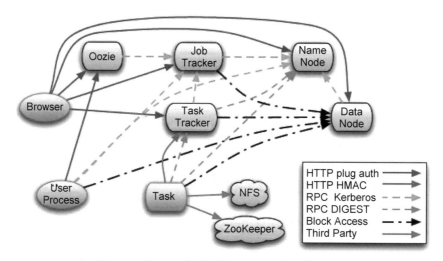

图 10-3 Hadoop 集群内部 Kerberos 进行认证过程

10.2.2 HDFS 安全机制

用户获取 Namenode 初始访问认证使用 Kerberos 后，会获取一个 delegation token(委托临牌)，这个令牌可以作为接下来访问 HDFS 或提交作业的凭证。

同样，读取某个文件时候，用户首先要与 Namenode 进行交互，获取对应数据块的 block access token，然后到相应的 Datanode 上读取各个数据块，而 Datanode 在初始启动向 Namenode 注册时，已经提前获取了这些令牌，当用户要从 TaskTracker 上读取数据块时，要先验证令牌后才允许读取。

10.2.3 MapReduce 安全机制

授权用户提交作业时，JobTracker 会为之生成一个 delegation token，该令牌将被作为 job 的一部分存储到 HDFS 上并通过 RPC 分发给各个 TaskTracker，一旦此 job 运行结束，该令牌也随之失效。

每个用户提交任务时，task 均以用户身份启动，用户的 task 便不可以向 TaskTracker

或者其他 task 发送操作系统信号,避免造成干扰。

当一个 map task 运行结束时,它要将计算结果告诉其 TaskTracker,之后每个 reduce task 会向该 TaskTracker 请求自己要处理的数据块。Hadoop 确保其他用户无法获取 map task 的中间结果,其执行过程是:reduce task 对"请求 URL"和当前计算值,并将该值作为请求的一部分发动给 TaskTracker,TaskTracker 收到后会验证其正确性。

10.2.4 Hadoop 相关组件的安全机制

YARN 的授权机制是通过访问控制列表(ACL)实现的,按照授权实体划分,可分为队列访问控制列表、应用程序访问控制列表和服务访问控制列表。为了方便管理集群中的用户,YARN 将用户/用户组分成若干队列,同时可以指定用户/用户组所属的队列。服务访问控制是 Hadoop 提供的最原始的授权机制,它用于确保经过授权的客户端才能访问服务。应用程序访问控制机制主要是指在客户端设置,为每类 Application Access Type 设置对应的用户列表,信息传递到 Resource Manager 端后,由它维护和使用。服务访问控制则是通过控制各个服务之间的通信协议实现的。

基于 Hadoop 平台的 NoSQL 在保密性方面,同样通过基于令牌认证机制及 Kerberos 协议,能够较好地实现认证与授权。而 HBase 的 ACL 机制也为其他 NoSQL 数据管理技术提供改进参考。

由于 Storm 以流式数据形式存在,要对其数据增量进行实时处理,或基于全量静态数据的算法都不再适用。其脱敏模块可以读取历史数据并结合流式算法进行脱敏,去掉敏感词,依据脱敏需求作数据泛化处理。

基于 Flume 的数据采集方式可以通过编写拦截器,在拦截器中制定安全保护程序,从而安全输出理想结果。Sqoop 是适应于关系型数据库的数据采集,可以通过建立中间摆、编写 UDF 等方式,最后通过任务调度,批量对数据进行安全监控。

10.3 大数据个人隐私保护

人们在利用大数据创造价值的同时,也被其安全问题所困扰。相对普通数据,大数据在收集、存储、共享和利用等环节面临着更严峻的考验。分散在大数据中的各类敏感信息可以被轻松获得,并进行关联分析。个人隐私保护问题是大数据安全中的突出问题,用户对隐私保护的需求非常迫切,这要求在提高技术、规范企业的同时,广大用户更要增强信息安全意识,避免造成组织、个人的重大损失,实现个人资源合法合理使用。

10.3.1 身份匿名、属性匿名

匿名化(anonymizing)指数据管理者为了发布数据而对收集的数据进行匿名化处理。匿名是大数据隐私保护的核心。传统隐私保护把"私"藏起来,而"我"的身份公开。大数据隐私保护是将"私"公开而用户匿名。其中包括身份匿名、属性匿名、关系匿名、位置匿名等。匿名性是区块链的重要特征,利用区块链技术、密码学相关知识、群签名技术等可以实现大数据时代的匿名需求,身份匿名化处理如图 10-4 所示。

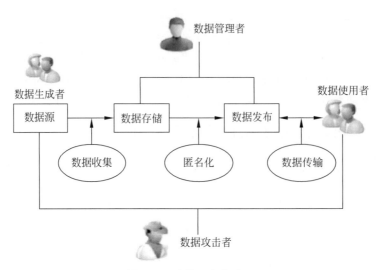

图 10-4　身份匿名化处理

10.3.2　位置轨迹隐私保护

基于位置服务(Location Based Server,LBS)在为用户的日常生活带来极大便利的同时,又不可避免地导致一定程度上用户隐私信息的泄露。用户在使用位置服务时位置隐私的泄露成为当前最为关注的问题。大量的位置数据存在着相互关联进而有形成位置轨迹的可能,而位置轨迹数据含有比单纯的位置数据更为丰富的时空关联,这些关联使得攻击者更容易获取用户的隐私信息。针对这一问题,学者们提出了大量匿名算法和方案,当前的隐私保护方法主要有基于匿名技术、基于隐私保护策略、基于模糊处理技术的三大策略。在实际位置隐私保护中,以上三种方法可以同时使用。使用过程中可以看出位置隐私保护的特点包括:①多维性;②位置匿名纪实性;③基于匿名的查询处理;④个性化位置隐私需求。

轨迹抑制是一类实现隐私保护的重要方法。在用户隐私需求的前提下,选择合理抑制点尽量提高匿名处理的数据效用,可以根据情况抑制整条敏感轨迹数据,也可以向敏感轨迹中添加混淆数据。轨迹隐私保护系统如图 10-5 所示。

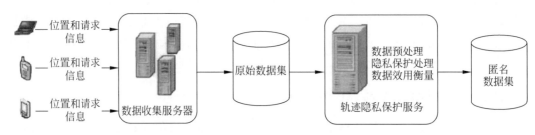

图 10-5　轨迹隐私保护系统

由一个数据收集服务器收集轨迹数据,将原始数据储存到归集数据库中,由轨迹隐私服务器进行保护,最后形成可发布的匿名轨迹数据。

10.3.3 面向数据发布的个人隐私保护

数据发布中的个人隐私保护问题已成为当前隐私保护领域中的研究热点之一。数据发布中仅采用删除个人身份标识的方法,已无法保证个人隐私信息的安全,发布过程中会增加用户隐私泄露的风险。同时,数据发布中的隐私泄露将阻碍整个社会信息发布和信息共享,不利于维护社会的和谐、稳定发展。因此,在向公众发布数据前,数据发布者需要对涉及个体隐私的数据进行保护,以降低恶意攻击者获得用户敏感信息的概率。

从面向保护效果和面向数据效用两方面入手,在保护发布数据的隐私安全的前提下,通过数据匿名技术和数据扰动技术对原始数据进行隐私保护处理,以满足发布数据的不同应用需求,从而实现数据发布的可用性和数据隐私安全性间的平衡。

10.4 大数据安全相关技术

结合大数据处理体系特点,构建大数据全生命周期的安全体系管理,尤其是分布式环境下的存储、并行计算隔离、分布式集群的数据访问控制。不断提高对敏感、重要数据的分级管理、加密处理和审计追踪等安全保障机制。

10.4.1 基于大数据的安全威胁发现技术

基于大数据分析技术,企业可以突破以往的被动模式,主动发现潜在的安全隐患。IBM公司大数据安全智能新型安装工具,可以监控并侦测企业外部的安全威胁。通过监测社交网络、邮件等各种类型的数据,利用安全分析形成系统方法,主动识别危险信息并提示,避免企业机密泄露。

相对于传统技术,基于大数据的威胁发现技术,有以下优点:

(1) 分析内容范围更大。企业信息资产包括数据资产、软件资产、实物资产、人员资产、服务资产等无形资产。由于传统威胁监测技术并不能覆盖这几类信息资产,因此所能发现威胁有限。而引入大数据分析技术,则能比较全面地发现这些攻击。

(2) 分析内容跨度更长。威胁分析具有内存关联性,实时采集数据、实时分析,不受容量限制,有效应对持续性和潜伏性攻击。威胁分析可以横跨若干年的数据信息,发现能力更强,应对能力更有效。

(3) 攻击威胁性预测。传统防护技术多是受到攻击后及时响应,而大数据威胁分析系统是超前预判,为未来受攻击作准备。

(4) 对未知威胁的检测。侧重普遍的关联分析,而不侧重因果分析,因此采用恰当的预测模型,可有效发现未知威胁。

10.4.2 认证授权技术

基于大数据的认证技术是指收集用户行为和设备行为数据,并对这些数据进行分析,获得用户行为和设备行为的特征,进而通过鉴别操作者行为及其设备行为来确定其身份。这与传统认证技术利用用户所知秘密,持有凭证,或具有生物特征来确认其身份有本质区别。该技术特点如下:

（1）攻击者很难模拟用户行为特征来通过认证，因此更加安全。利用大数据技术所能搜集的用户行为和设备行为是多样的，可以包括经常使用的时间、经常采用的设备、所处地理位置、操作习惯数据等。通过这些数据的分析，构建出一个多维度行为特征轮廓。攻击必然与用户真实行为轮廓产生偏差，无法通过认证。

（2）降低用户负担。用户行为和设备行为特征数据采集、存储、部分分析都由认证系统完成。较于传统认证技术，用户无须记忆复杂口令，或随身携带硬件密钥，极大地减轻用户负担。

（3）可以更好支持各系统认证机制的统一。基于大数据的认证技术可以让用户在整个网络空间采用相同的行为特征进行身份认证，避免不同系统采用不同的认证方式，降低用户所知秘密或凭证不同的认证复杂度。

10.4.3 访问控制技术

访问控制技术是确保大数据安全的重要技术，发挥着重要作用。由于大数据分析功能可以洞察隐藏在数据之间的关联、规律等信息，非常适合在访问控制中挖掘访问控制信息，甚至实时调整访问控制权限。这方面研究可分为两大类：基于协同的访问控制和基于数据联系的访问控制。

较于传统访问控制技术，基于大数据访问控制技术有如下特点：

（1）判定依据多元化。

（2）判定结果有简单二值决策向模糊、不确定性发展。

（3）多种访问技术的融合。

大数据应用的发展将为访问控制技术的研究提出许多新的挑战，同时也将带来巨大的机遇，这必将引起访问控制技术的一次重大变革。

10.4.4 大数据数据加密技术

数据加密（Data Encryption）技术是指将一个信息（或称明文，Plain Text）经过加密钥匙（Encryption Key）及加密函数转换，变成无意义的密文（Cipher Text），而接收方则将此密文经过解密函数、解密钥匙（Decryption Key）还原成明文。加密技术是网络安全技术的基石。大数据加密流程如图 10-6 所示。

1. 差分隐私

差分隐私其实是一种度量方式。通过一群人里算出来的模型，和去除 A 算出来的结果是一样的，这样就无从判断 A 是否还在这群人中，就起到保护 A 隐私的作用。这个方法对于保护"泯然众人"的数据是有用的，但是却很难保护那些"很个性"的数据，因为这些"个性"的数据对于整体数据的计算印象很大。

2. 多方安全计算

多方安全计算（MPC）是解决一组互不信任的参与方之间保护隐私的协同计算问题，MPC 要确保输入的独立性、计算的正确性，同时不泄露各输入值给参与计算的其他成员。主要是针对无可信第三方的情况下，如何安全地计算一个约定函数的问题，在电子选举、电子投票、电子拍卖、秘密共享、门限签名等场景中有着重要的作用。

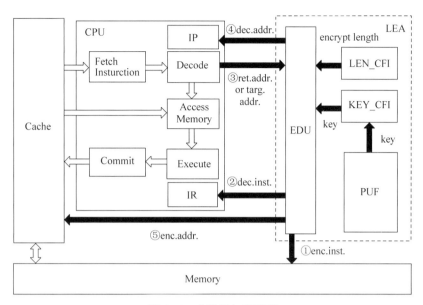

图 10-6　大数据加密流程

3. K 匿名

K 匿名技术是 1998 年由 Samarati 和 Sweeney 提出的,要求发布的数据中存在一定数量(至少为 K)的,在准标识符上不可区分的记录,使攻击者不能判别出隐私信息所属的具体个体,从而保护个人隐私。明略科技集团首席科学家吴信东教授举例解释,"比如为了避免报警者受到报复,警察记录的是方圆多少距离的人打来的报警电话,通过对位置信息的泛化,保护了报警者的位置信息,但同时也会降低数据的可用性。可能警察记录是五公里以内的人打了电话,但是警察自己也找不到那个人是谁。"

10.4.5　大数据脱敏技术

数据脱敏(Data Masking)是在不影响数据分析准确性的前提下,对某些敏感信息进行数据的变形,将敏感数据进行替换或者删除,降低信息敏感性,实现敏感隐私数据的可靠保护。在涉及客户安全数据或者一些商业性敏感数据的情况下,在不违反系统规则条件下,对真实数据进行改造并提供测试使用,如身份证号、手机号、卡号、客户号等个人信息都需要进行数据脱敏。大数据脱敏流程如图 10-7 所示。

脱敏规则,一般的脱敏规则分为可恢复与不可恢复两类。

(1) 可恢复类,指脱敏后的数据可以通过一定的方式,恢复成原来的敏感数据,此类脱敏规则主要指各类加解密算法规则。

(2) 不可恢复类,指脱敏后的数据被脱敏的部分使用任何方式都不能恢复出。一般可分为替换算法和生成算法两大类。替换算法即将需要脱敏的部分使用定义好的字符或字符串替换,生成类算法则更复杂一些,要求脱敏后的数据符合逻辑规则,即"看起来很真实的假数据"。

针对大数据存储数据全表或者字段进行敏感信息脱敏、启动数据脱敏不需要读取大数据组件的任何内容,只需要配置相应的脱敏策略。

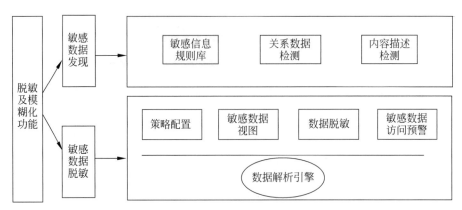

图 10-7　大数据脱敏流程

大数据脱敏策略一般包括静态大数据脱敏方式和动态大数据脱敏方式。所谓静态和动态之分，主要在于脱敏的时机不同。静态脱敏主要指数据管理员提前对数据进行不同级别的脱敏处理，生成不同安全级别的数据，然后授予不同用户访问不同安全级别数据的权限。对于动态脱敏来说，管理员通过元数据管理不同用户访问具体数据的安全权限，在用户访问数据的时候，动态地从原始数据中按照用户权限动态进行脱敏处理。

10.5　大数据安全相关案例分析

大数据安全为程序员提供了一个高层的编程接口，程序员仅需要关心其应用层的具体计算问题，仅需编写少量的程序代码即可完成任务。

1. 医疗数据脱敏案例

近年来因"一揽子"授权隐患、企业隐私保护不当等原因造成各类数据泄露事件频繁发生，数据安全已经成为新一轮热点话题。从总体上来看，2020 年已经发生了 5.3 万多起安全事件，其中 2216 起被确认为数据泄漏事件，其中 19.6% 的数据泄漏事件都与数据库受攻击有关。医疗、住宿行业、公共事务管理、零售和金融，是当今信息泄露事件最多的 5 个行业。下面以医院数据脱敏为例。

数据替换：

数据脱敏要求：用设置的固定虚构值替换真值。例如将手机号码统一替换为13800013800。使用集算器 SPL 编码实现的脚本，如表 10-1 所示。

表 10-1　数据替换脚本

	A	B	C
1	=file("数据脱敏验证表.txt").import@t()	/导入文本数据	
2	=A1.run(mobile=13800013800)	/电话号码数据替换	

A1：导入"数据脱敏验证表"的文本数据。手机号码脱敏前的显示值如图 10-8 所示。

A2：将手机号码统一数据替换。直接使用 run() 函数对 mobile 手机号码字段数据进行赋值替换为 13800013800。数据替换后，手机号码脱敏后的显示值如图 10-9 所示。

图 10-8　手机号码脱敏前

图 10-9　手机号码脱敏后

1）无效化

数据脱敏要求：通过对数据值的截断、加密、隐藏等方式使敏感数据脱敏，使其不再具有利用价值，例如将地址以 ****** 代替真值。数据无效化与数据替换所达成的效果基本类似。使用集算器 SPL 编码实现的脚本，如表 10-2 所示。

表 10-2　数据无效化脚本

	A	B	C
1	=file("数据脱敏验证表.txt").import@t()	/导入文本数据	
2	=A1.run(address=" ****** ")	/地址隐藏式无效化	
3	=A1.run(address=left(address,3)+" ****** ")	/地址截断无效化	

A1：导入"数据脱敏验证表"的文本数据。地址脱敏前显示值如图 10-10 所示。

图 10-10　地址脱敏前

A2：将地址进行数据隐藏式的无效化脱敏。直接使用 run()函数对 address 地址字段数据进行无效化的 ****** 处理。数据无效化后，地址脱敏后的显示值如图 10-11 所示。

A3：将地址进行数据截断式的无效化脱敏。使用 left()函数对 address 地址源字符串的左边三位字串加上 ****** 的截断无效化处理。截断无效化的地址脱敏后显示值如图 10-12 所示。

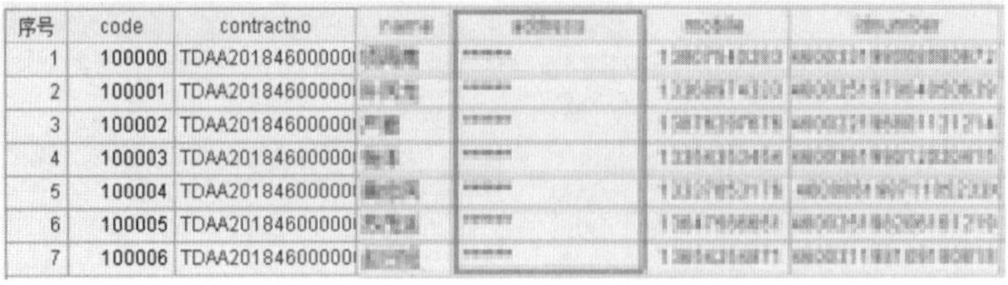

图 10-11　址脱敏前

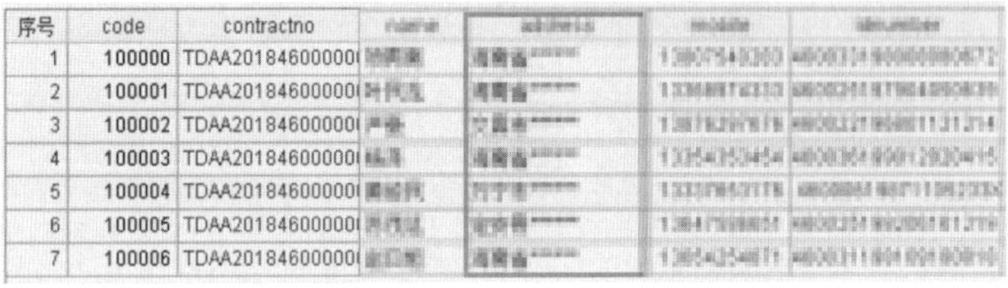

图 10-12　截断无效化的地址脱敏后

2）随机化

数据脱敏要求：采用随机数据代替真值，保持替换值的随机性以模拟样本的真实性。例如用随机生成的姓和名代替真值。使用集算器 SPL 编码实现的脚本，如表 10-3 所示。

表 10-3　随机化脚本

	A	B	C
1	＝file("姓氏.txt").import@it()	＝file("名字.txt").import@it()	/引入外部姓名字典表，用于随机生成姓名信息
2	＝file("数据脱敏验证表.txt").import@t()		/导入文本数据
3	＝A2.run(name＝A1(rand(A1.len())+1)+B1(rand(B1.len())+1))		/姓名随机化

A1：导入外部姓名字典表，用于随机化替换姓名真值。此处需特别注意，由于"姓氏"和"名字"文本数据都是单列数据表，在使用 import() 函数时需要增加 @i 选项，@i 表示文本数据只有 1 列时返回成序列，在单元格 A3 中可以直接获取随机值。

A2：导入"数据脱敏验证表"的文本数据。姓名脱敏前显示值如图 10-13 所示。

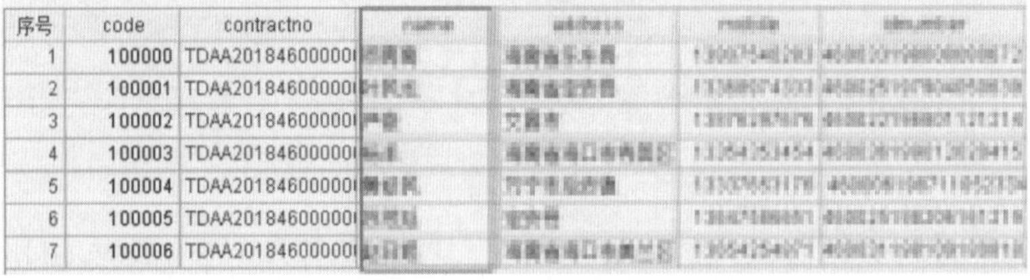

图 10-13　姓名脱敏前

A3：将姓名进行随机化脱敏。直接使用 run() 函数对 name 姓名进行随机化，使用 rand() 函数从"姓氏.txt"和"名字.txt"外部字典表随机化组合生成姓名。随机化后姓名的显示值如图 10-14 所示。

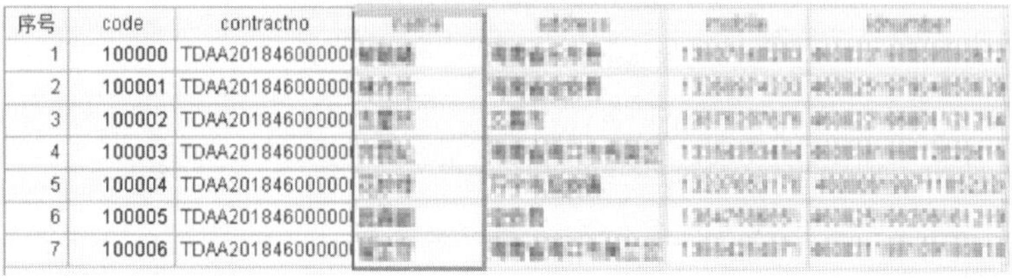

图 10-14　随机化后姓名的显示

3) 偏移和取整

数据脱敏要求：通过随机移位改变数字数据，例如日期 2018-01-02 8:12:25 变为 2018-01-02 8:00:00，偏移取整在保持了数据的安全性的同时保证了范围的大致真实性，此项功能在大数据利用环境中具有重大价值。使用集算器 SPL 编码实现的脚本，如表 10-4 所示。

表 10-4　偏移和取整脚本

	A	B	C
1	=file("数据脱敏验证表.txt").import@t()	/导入文本数据	
2	=A1.run(operatetime=string(operatetime,"yyyy-MM-dd　HH:00:00"))	/日期的偏移和取整	

A1：导入"数据脱敏验证表"的文本数据。操作日期脱敏前显示值如图 10-15 所示。

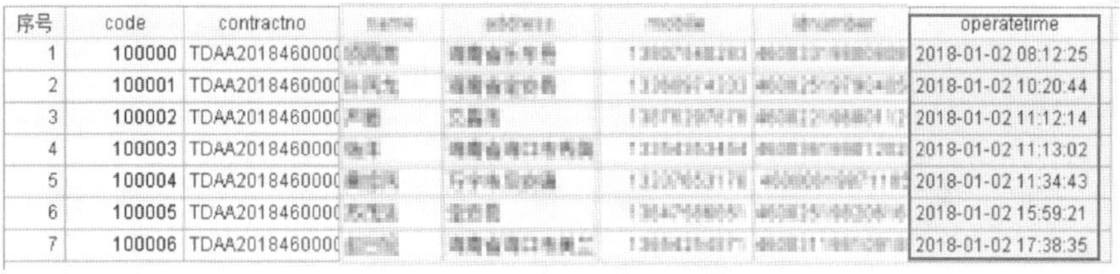

图 10-15　操作日期脱敏前

A2：将操作日期进行时间的偏移和取整脱敏。使用 string()函数按照偏移和取整规则格式化成"yyyy-MM-dd HH:00:00"格式，操作时间脱敏后的显示值如图 10-16 所示。

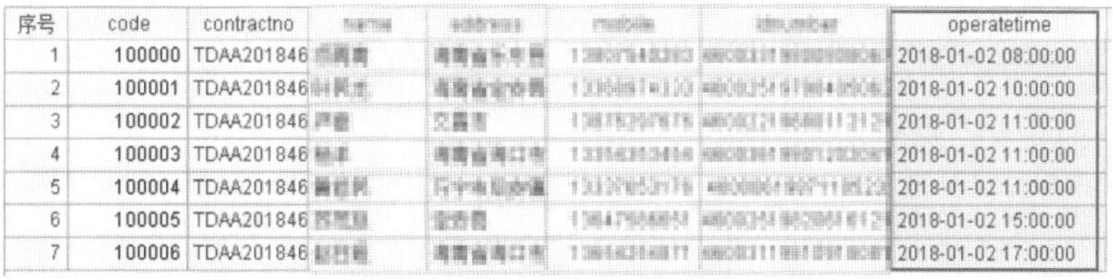

图 10-16　操作时间脱敏后

4) 掩码屏蔽

数据脱敏要求：掩码屏蔽是针对账户类数据的部分信息进行脱敏时的有力工具，比如银行卡号或是身份证号的脱敏。使用集算器 SPL 编码实现的脚本，如表 10-5 所示。

表 10-5　掩码屏蔽脚本

	A	B	C
1	＝file("数据脱敏验证表.txt").import@t()	/导入文本数据	
2	＝A1.run(idnumber＝left(string(idnumber),6)＋"＊＊＊＊＊＊＊＊"＋right(string(idnumber),4))	/身份证号掩码屏蔽	

A1：导入"数据脱敏验证表"的文本数据。身份证号脱敏前显示值如图 10-17 所示。

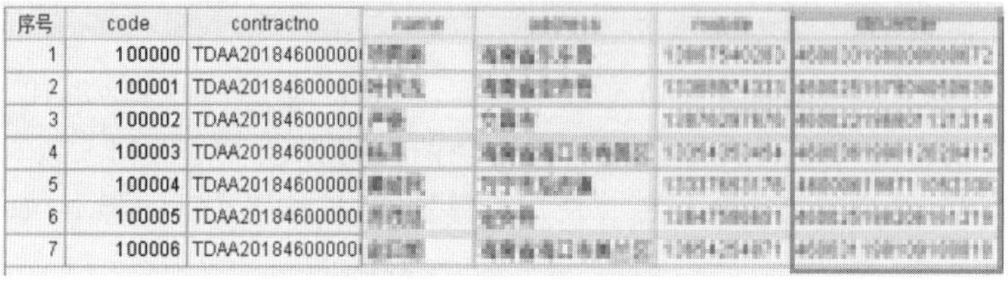

图 10-17　身份证号脱敏前

A2：将身份证号的出生日期进行掩码屏蔽脱敏。使用 left()函数截取身份证号的左边 6 位 ＋ 字符串 ＊＊＊＊＊＊＊＊ ＋right()函数截取身份证号右边 4 位替换源身份证字符串,身份证号码脱敏后的显示值如图 10-18 所示。

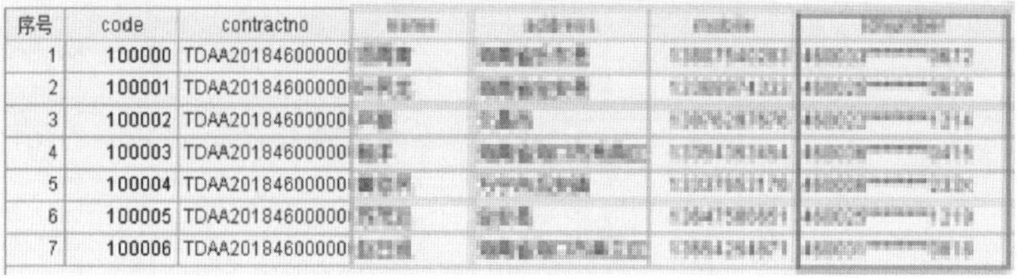

图 10-18　身份证号脱敏后

综上,准备发布报表时,当设置参数 type 值为"0"不脱敏时,报表展示数据如图 10-19 所示。

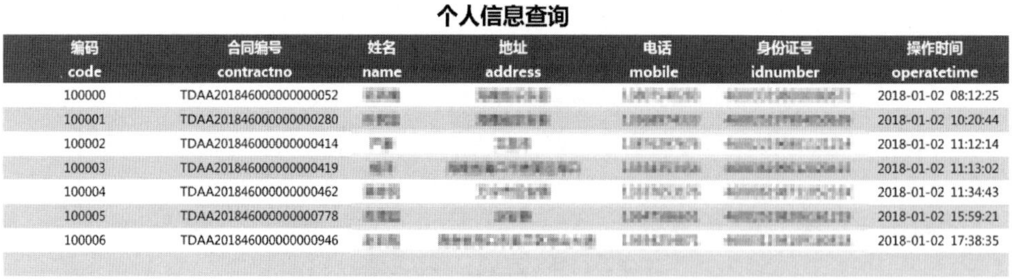

图 10-19　参数 type 值为"0"不脱敏时的报表数据

当参数 type 设置非"0"值时,报表展示数据如图 10-20 所示。

2. 大数据精准推送是"双刃剑"

伴随着信息技术的发展,互联网无处不在,大数据无所不知。无形的"大数据之手"甚至比我们每一个人都更了解自己。

个人信息查询

编码 code	合同编号 contractno	姓名 name	地址 address	电话 mobile	身份证号 idnumber	操作时间 operatetime
100000	RAQA20184600000000001					2018-01-02 08:00:00
100001	RAQA20184600000000002					2018-01-02 10:00:00
100002	RAQA20184600000000003					2018-01-02 11:00:00
100003	RAQA20184600000000004					2018-01-02 11:00:00
100004	RAQA20184600000000005					2018-01-02 13:00:00
100005	RAQA20184600000000006					2018-01-02 15:00:00
100006	RAQA20184600000000007					2018-01-02 17:00:00

图 10-20 参数 type 设置非"0"值时的报表展示

从接入互联网的那一刻起,每一次浏览,每一次搜索,都产生网络日志,都会被搜索引擎"贴心"保留,即使只是一次无意识行为,但数据科学是相信概率的。网络用户的每笔购物,购物平台都会通过数据模型为之"细心"分析,以购物习惯为后续精准推送作准备。当古董手机从功能机升级到全新系统功能完善的智能机,就有了更多难以估量的社交媒体信息被投放至大数据仓库里。甚至,伴随着可穿戴设备的应用,用户彻底地从头到脚被"解构"了,生物信息数据也不再是秘密,从饮食到健康,从身体到思维……

有些网络平台无须用户同意和授权,可以通过 cookie 等技术手段采集用户数据,做出相应的"用户画像",从而推送精准的定向广告。亚马逊儒雅地告诉世界,哪里的人最喜欢读书,读的都是什么书;甚至,肚子饿的时候,饿了么比用户更清楚本人需求,推送什么美食更容易成交。我们的潜意识里对什么更感兴趣,互联网数据仓库最清楚。

Facebook 等社交媒体轻易泄露的 5000 万个人数据隐私以及这些隐私泄露可能造成的严重后果,使大家陷入了巨大的恐慌。隐私维权,迫在眉睫;保护隐私,国家责无旁贷。如何平衡好"隐私"与"便捷"的冲突,要求我们在不断提高数据安全技术水平的前提下,逐步规范、完善法律法规,让每一个互联网公民能够无忧地享受互联网带来的便利。

3. 美国"棱镜门"事件

2013 年 6 月,前中情局(CIA)职员爱德华·斯诺登将两份绝密资料交给英国《卫报》和美国《华盛顿邮报》,并告之媒体何时发表。按照设定的计划,6 月 5 日,英国《卫报》先扔出了第一颗舆论炸弹:美国国家安全局有一项代号为"棱镜"的秘密项目,要求电信巨头威瑞森公司必须每天上交数百万用户的通话记录。6 月 6 日,美国《华盛顿邮报》披露称,过去 6 年间,美国国家安全局和联邦调查局通过进入微软、谷歌、苹果、雅虎等九大网络巨头的服务器,监控美国公民的电子邮件、聊天记录、视频及照片等秘密资料。美国舆论随之哗然。

斯诺登事件"引爆"了对信息数据安全问题的高度关注。据报道,全球超过 80% 的网络数据经由美国,这意味着 24 亿全球网络用户的个人信息被集中于某个国家的中枢。消息一经爆出,立即引起全球震惊。主要的网络技术运营商将海量的数据集中于北美数据中心,也引发了全球网络用户对这样运营方式的质疑。

互联网在给人类社会提供强大信息、便捷通信的同时,也将人类的信息、资源、基础设施,甚至防护设施的脆弱面暴露出来。在此值得注意的是,人类社会的每一次重大进步、每一次重要变革,都会带来价值、道德、规律的变革。大数据安全与个人隐私安全俨然成为人类共同面对的新威胁。大数据安全领域的攻防逐渐成为全球网络用户共同面对的重要课题。

本章小结

　　大数据信息安全和个人隐私保护是当前大数据研究领域迫切需要解决的核心问题。提高大数据安全应从制度完善和技术提高两方面着手，本文就热点问题，从访问、控制、加密等相关技术方面提出应对，并列举热点案例深化理解。

　　本章重点讲述了大数据安全的含义、个人隐私保护、大数据安全相关技术等方面的内容。通过本章的学习，读者将会进一步了解大数据安全领域相关的理论知识和技术支持，为今后大数据领域的深入学习奠定基础。

【关键词注释】

　　1. LBS：Location Based Server，简称 LBS，一般应用于手机用户，它是基于位置的服务，通过电信、移动运营商的无线电通信网络或外部定位方式（如 GPS）获取移动终端用户的位置信息，在地理信息系统平台的支持下，为用户提供相应服务的一种增值业务。

　　2. Kerberos：是一种计算机网络授权协议，用来在非安全网络中，对个人通信以安全的手段进行身份认证。这个词又指麻省理工学院为这个协议开发的一套计算机软件。

　　3. IDC：Internet Data Center，简称 IDC，互联网数据中心，是指在互联网上提供的各项增值服务的机构。

　　4. SAAS：Software-as-a-Service，简称 SAAS，软件即服务，通过 Internet 提供软件的模式，厂商将应用软件统一部署在自己的服务器上，客户根据自己实际需求，通过互联网向厂商定购所需的应用软件服务，按定购的服务多少和时间长短支付费用，并通过互联网获得服务。

　　5. RPC：Remote Procedure Call Protocol，简称 RPC，远程过程调用协议，是一种通过网络从远程计算机程序上请求服务，而不需要了解底层网络技术的协议。RPC 协议假定某些传输协议的存在，如 TCP 或UDP，为通信程序携带信息数据。

　　6. Token：令牌，代表执行某些操作的权利的对象。在计算机身份认证中是令牌（临时）的意思，在词法分析中是标记的意思。一般作为邀请、登录系统使用。

习题 10

一、填空题

　　1. 大数据安全是＿＿＿＿＿＿＿＿＿＿＿＿＿＿＿。

　　2. 要完善个人隐私保护必须提高数据的统一认证、＿＿＿＿、审计监控、数据脱敏以及＿＿＿＿等技术。

　　3. 匿名化技术是＿＿＿＿＿＿＿＿＿＿＿＿＿。

　　4. 隐私保护三大策略主要有基于匿名技术、基于隐私保护策略、＿＿＿＿。

　　5. 数据脱敏是指＿＿＿＿＿＿＿＿＿＿＿＿＿。

　　6. 位置隐私保护的特点有＿＿＿＿、＿＿＿＿、＿＿＿＿、＿＿＿＿。

　　7. 大数据访问控制技术可分为基于协同的访问控制和＿＿＿＿＿＿＿＿两大类。

　　8. 数据脱敏规则包含＿＿＿＿、＿＿＿＿。

9. Hadoop 平台提供了_____和_____两种安全机制。

10. 在 Hadoop 开源项目中,主要依靠认证、_____、_____审查四个方面实现安全机制。

二、简答题

1. 简述大数据安全的内涵。

2. 简述大数据时代个人隐私保护策略。

3. 简述大数据平台 Hadoop 的基本安全机制。

4. 简述大数据安全的相关技术。

5. 简述大数据脱敏技术及其规则。

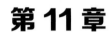

第11章
大数据应用案例分析(医疗领域)

导学

在医疗领域,人们很早就遇到了海量数据和非结构化数据的挑战。由于很多国家都在积极推进医疗信息化发展,使得很多医疗机构有能力进行大数据分析的研究。由此,医疗行业和银行、电信、保险等行业一起率先进入大数据时代。下面我们将对大数据在临床、医药支付、医疗研发、医疗商业模式和公共健康领域中的应用进行介绍。

了解:大数据在医疗行业中应用的具体案例。

掌握:大数据在医疗行业5大领域中的应用方向。

医疗行业是让大数据分析最先具有应用价值的传统行业之一,本章列出了大数据在医疗行业5大领域:临床、医药支付、医疗研发、医疗商业模式、公共健康中的应用,在这些领域中,大数据的分析和应用都将发挥巨大的作用,以提高医疗效率和医疗效果。

11.1 大数据在临床领域的应用

在临床操作方面,大数据有5个主要的应用场景:基于疗效的比较效果研究、临床决策支持系统、医疗数据透明、远程病人监控、对病人档案的分析,如图11-1所示。

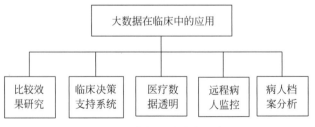

图 11-1 大数据在临床中的应用

11.1.1 基于大数据的比较效果研究

比较效果研究(Comparative Effectiveness Research,CER)是基于疗效研究的方法之一,包括患者体征数据、费用数据和疗效数据在内的医疗大数据集使得比较效果研究的准确性得到保证。比较效果研究的作用是减少过度治疗(例如避免采用副作用比治疗效果还明显的治疗方式),并弥补现有治疗方法的不足。

世界各地的很多医疗机构已经开始了 CER 项目并取得了初步成功,例如德国联邦保健委员会(GBA)授权卫生服务质量效率研究院(IQWiG)开展了以下的研究(如表 11-1 所示):比较各种医疗方法及非医疗手段对一些疾病的作用,研究的疾病包括糖尿病、高血压、支气管哮喘、慢性阻塞性肺病、智能障碍和抑郁症。调查的这些疾病的影响因素包括生活方式、运动和吸烟,以及这些患者是否必须一直接受药物治疗。基于这些研究,可以帮助医生制定最适合患者的治疗方案,并应用在一定的治疗方法中,并对寿命、生活质量的改善、并发症与不良反应进行评价,这些研究结果可以作为临床决策支持的背景数据。

表 11-1 德国 IQWiG 比较效果研究项目

项目	项目内容
研究的疾病	糖尿病、高血压、支气管哮喘、慢性阻塞性肺病、智能障碍和抑郁症
调查的内容	医疗方法、非医疗方法对疾病的作用,生活方式、运动和吸烟,是否必须一直接受药物治疗
研究的目标	制定治疗方案,评价寿命、生活质量的改善,并发症与不良反应

11.1.2 基于大数据的临床决策系统

目前的临床决策系统分析医生输入的内容,它与医学辅助系统不同的地方在于临床决策支持系统可以提醒医生防止潜在的错误(例如药物不良反应)。在 2011 年,IBM 的人工智能系统 Watson 赢得了人机智力比赛,由此 MSKCC 癌症中心开始与 IBM 进行合作。一年后,Watson 通过了美国职业医师资格考试,但因为 Watson 只是一个计算机系统,无法上岗,但 Watson 拥有了第一个商用领域——医疗。

下面是 Watson 在医疗领域的训练过程(如图 11-2 所示)。

第一阶段:MSKCC 癌症中心的专家将 290 多篇高等级医学期刊文献和医疗指南、该中心所属医院一百多年临床实践中的最佳方案输入 Watson,但这一阶段仅是把知识本身输入了 Watson 中,Watson 中的算法还没有发挥作用。

第二阶段:由医生给出患者的指标以及他们认为最权威的治疗方案,让 Watson 去理解两者之间的关系,这一阶段为 Watson 的训练过程。

第三阶段:由医生给出指标,由 Watson 对该指标进行病情判断,再由医生评判 Watson 的实际能力。

Watson 作为用于医疗诊断的人工智能系统,它的输出内容包含"三类四项"(如表 11-2 所示),其中三类包括 MSKCC 认为最推荐的治疗方案用绿色表示,可以被考虑使用的治疗方案用橙色表示,不被推荐的治疗方案用红色表示;四项包括对于每一个治疗方案,方案描述的是什么、产生的原因是什么、临床医学证据有哪些、患者用药信息(例如精准输入患者指标的情况下,可以显示用哪些药以及这些药的不良反应)。以上这些方案的获得在很短的时

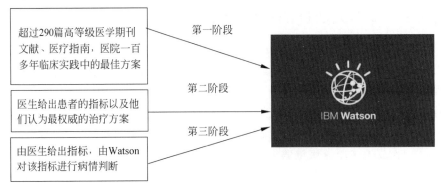

图 11-2　Watson 在医疗领域的训练过程

间之内就可以完成,以提高医生的决策效率。

表 11-2　Watson 的输出内容

三类	四项
绿色■:最推荐的治疗方案	方案描述的是什么
橙色■:可以考虑使用的治疗方案	产生的原因是什么
红色■:不被推荐的治疗方案	临床医学证据有哪些
	具体用药信息

11.1.3　医疗数据透明化

大数据分析可以提高医疗过程数据的透明度,也可以带来医疗业务流程的精简,从而提高医疗护理质量并给患者带来更好的体验,同时使医疗服务机构的业绩增长。因此,美国医疗保险和医疗补助服务中心将医疗大数据分析作为建设主动、透明、开放、协作型政府的一部分。

同时,美国疾病控制和预防中心(Centers for Disease Control and Prevention,CDC)已经公开发布医疗数据,这样可以帮助患者做出更明智的就医决定,也可以帮助医疗服务提供方提高总体水平,使其更具竞争力。如图 11-3 所示,该图为美国疾病控制和预防中心公布的 1999—2015 年美国青少年用药过量的死亡率。近些年,用药过量死亡的情况成为美国重大公共卫生负担。美国青少年用药过量(包括阿片类药物)死亡率在 2007—2014 年期间的总趋势是下降的,但在 2015 年时又出现了上升趋势,提醒临床医生需要时刻注意阿片类药物带给患者的危害。

11.1.4　病人的远程监控

大数据技术在远程病人监控领域的应用是通过对慢性病患者的远程监控系统收集数据,进行数据分析,并将分析结果反馈给监控设备(例如查看病人是否正在遵从医嘱),从而确定患者进一步的用药和治疗方案。通过对远程监控系统产生的数据进行分析的主要目的是减少病人住院时间,减少急诊量,实现提高家庭护理比例和门诊医生预约量。

2010 年,美国有 1.5 亿慢性病患者,如糖尿病、充血性心脏衰竭、高血压患者,他们的医

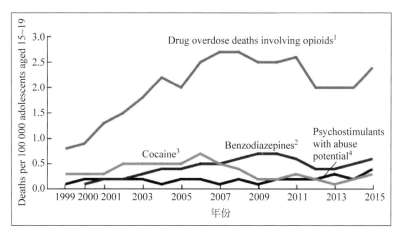

图 11-3 美国疾病控制和预防中心公布的 1999—2015 年美国青少年用药过量的死亡率

疗费用占到了医疗卫生系统医疗成本的 80%。远程病人监护系统对治疗慢性病患者是非常有用的。远程病人监护系统(如图 11-4 所示)包括家用心脏监测设备等,甚至还包括芯片药片(芯片药片可以被患者服用,进入体内,然后实时传送患者数据到电子病历中)。例如远程监控可以提醒医生对充血性心脏衰竭病人采取及时治疗措施,防止紧急状况发生,因为充血性心脏衰竭的标志之一是由于保水(使过多液体滞留器官)产生的体重增加现象,这一现象可以通过远程监控实现预防。

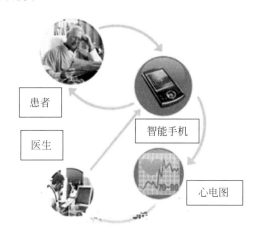

图 11-4 远程病人监护系统

11.1.5 基于大数据的电子病历分析

目前,电子病历系统包括三部分数据,即电子病历数据、医学检验数据和医学影像数据(如图 11-5 所示)。大数据可以对海量的患者临床病历和健康档案进行分析,确定哪些人是某类疾病的高危人群,并按照不同患者的既往病史为其提供不同的治疗模式和不同的预防性保健方案,以达到最佳治疗效果。

北大医信作为国内从事医疗信息化的公司,在医疗大数据分析项目中将电子病历分为四个阶段(如图 11-6 所示)。

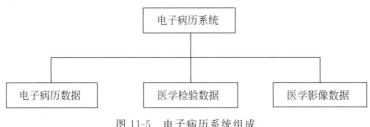

图 11-5　电子病历系统组成

第一阶段：CDR 阶段，在医疗机构内部实现的临床信息系统。在这一阶段电子病历从无到有，主要实现纸质病历的数字化。

第二阶段：电子病历阶段，在医疗机构内部实现以患者为中心的信息集成。在这一阶段内，医院以患者为中心，把患者信息集成起来。这一阶段电子病历的信息不是输入进去，而是从医院的各个系统中抽取，加上医生的主观判断，然后合成在一起，这一阶段才有了电子病历的概念。

第三阶段：EHR 阶段，在医疗机构内部信息化的基础上，实现医疗机构之间的患者信息共享，构建区域化的电子病历系统。因为只有区域化的电子病历系统才是以患者为中心形成的信息共享平台，也就是实现了 EHR 的概念。

第四阶段：PHR 阶段，云计算＋大数据＋物联网时代的电子病历。电子病历除了原本的患者信息之外，还要将信息范围扩大到与个人健康相关的非医疗信息，如饮食、运动、环境等因素。在这个阶段，出现了新的概念——PHR，以发展个性化的治疗和精准医学，以个人为单位进行医疗服务。

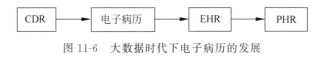

图 11-6　大数据时代下电子病历的发展

11.2　大数据在医药支付领域的应用

对医药支付方来说，通过大数据分析可以更好地对医疗服务进行定价。在医药及其支付方面，大数据有两个主要的应用场景：多种自动化系统、基于卫生经济学和疗效研究的定价计划。

11.2.1　基于大数据的多种自动化系统

医学大数据分析不仅可以自动保护患者的信息，还可以自动挽救患者的生命。根据美国 CDC 中心的数据，每年配药过量致死的病人中超过一半的死因与管制药品有关，这些管制药物的滥用每年花费国家 550 亿美元。药房、医生和医院可以借助结合多样的数据资源、分析数据，甚至可以追踪非正常活动来减少管制药物的乱用。在美国加利福尼亚州的 PDMP（处方药监控项目）中，PDMP 作为帮助医生制定处方的一种有效的临床工具，可以帮助医生及时获取患者的历史信息，协助医生为患者开具和分发管制药物，如以下的例子所示。

D 医生详细介绍了 PDMP 帮助他确认一个患者确实需要用药帮助的情况（如图 11-7 所

示)。PDMP 报告表明这位患者从多个医生处开出了多种管制药物,同时在服用这些药物。通过与患者通电话,患者告诉了 D 医生所有的情况:他还在另外两个医生那里检查,他很担心医生们的治疗效果是否有效。D 医生告诉他问题的严重性在于他的药物上瘾问题。经过PDMP 报告和电话的内容分析后,D 医生最后决定该患者的合理用药方法是每两天减少一剂药剂,这样 PDMP 或毒理学的普查就不会有差错。通过病情分析和 PDMP 来核对患者用药历史成为美国医学协会减少处方阿片类药物滥用的重要保障措施之一。

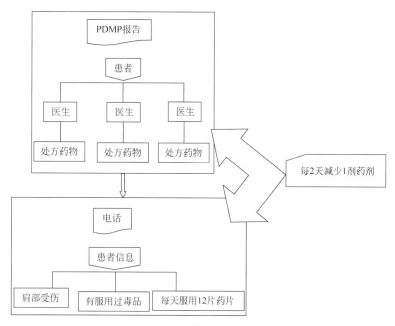

图 11-7 PDMP 指导患者用药过程

11.2.2 基于大数据和卫生经济学的定价计划

一个药物是否具有经济性与该国的经济水平紧密相关,有研究已经表明药物经济学评价在控制药品费用不合理增长方面确实有积极的作用,大数据技术可以更准确地分析两者之间的关系。在欧洲,现在有一些基于卫生经济学和疗效的药品定价试点项目。欧盟内共有 16 个国家设置药物经济学评价机构,机构类型包括政府部门、研究所、学会等。ISPOR(国际药物经济学与结果研究协会)的统计指出,ISPOR 成员国中已有很多国家或地区利用药物经济学制定了多份指南。在 ISPOR 的官方网站 https://www.ispor.org/,可以查询到相关国家的药物经济学指南(如图 11-8 所示)。药物经济学评价主要用于评价新药的治疗价值,指导其定价和报销。

同时,一些医疗支付方正在利用大数据分析衡量医疗服务提供方的服务水平,并以此为依据进行定价。医疗服务支付方可以基于医疗效果进行支付,他们可以与医疗服务提供方进行谈判,根据医疗服务提供方提供的服务是否达到特定的基准决定是否进行支付。

COUNTRY-SPECIFIC PHARMACOECONOMIC GUIDELINES

	Published PE Recommendations	PE Guidelines	Submission Guidelines
Africa	South Africa	Egypt	
America-Latin		Brazil Colombia Cuba México MERCOSUR (Argentina, Brazil, Paraguay, Uruguay)	
America-North	United States	Canada	
Asia	China Mainland	Taiwan South Korea Malaysia	Israel Thailand
Europe	Austria Denmark Hungary Italy Russian Federation Spain Croatia	Baltic (Latvia, Lithuania, Estonia) Belgium France Germany Ireland The Netherlands Norway Portugal Slovak Republic Slovenia Sweden Switzerland	England & Wales Finland Poland Scotland Spain - Catalonia Region
Oceania		New Zealand	Australia

图 11-8　ISPOR 成员国制定的药物经济学指南

11.3　大数据在医疗研发领域的应用

医疗产品公司可以利用大数据提高研发效率。在医疗研发方面,大数据有 4 个主要的应用场景:预测建模、临床试验的设计及数据分析、个性化治疗、疾病模式的分析。

11.3.1　基于大数据的预测建模

2017 年 9 月,发表在 *Am J Health Syst Pharm* 上的一项回顾性分析,考察了利用大数据的预测分析在医疗中的重要意义,结果显示利用大数据的预测分析将成为医生提供干预和改善患者结局的不可缺少的工具。

以下的医疗诊断实例中,通过预测模型分析,可以在术前对化疗能否对肾母细胞瘤进行有效抑制进行预测,如图 11-9 所示。在这个预测流程中用到了临床数据、医疗图像、分子数

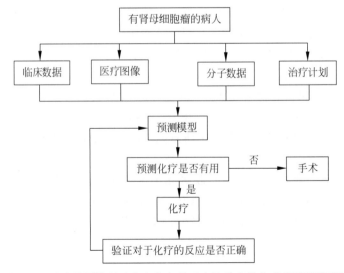

图 11-9　通过预测模型对癌症病人是否应接受术前化疗的预测流程图

据等来构建预测模型。在临床实验中,患者被随机分入 A、B 两组：A 组的患者将接受现有的术前化疗；B 组的患者将根据预测模型接受治疗。在 B 组,如果模型预测肿瘤因化疗而萎缩,则医生会对患者进行术前化疗；反之,患者将会直接进行手术而不必忍受术前化疗的风险和痛苦。对比这两个不同实验组的结果,显示出基于大数据建立预测模型的益处。

11.3.2 临床试验及其数据分析

临床试验过程是这样的(如图 11-10 所示)：首先在小群体中测试新疗法,然后观察治疗如何有效,同时找出任何可能的副作用。如果试验证明该疗法大有希望,那么就扩展到更多人群。为了提高临床试验的可靠性,临床试验必须符合严格的科学标准。但临床试验方法上的缺陷并不是没有风险,临床试验也不是总能通过极小群体就推广成功,这时就需要大数据了。我们可以通过挖掘基于实践的临床数据(例如实际患者记录),以便可以得到更多关于患者治疗的有效方式。

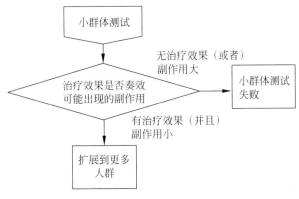

图 11-10 临床试验流程图

通过大数据技术,使用统计工具和算法,可以提高临床试验设计水平,并在临床试验阶段更容易地招募到患者。同时,通过挖掘患者数据和生活方式分析工具,可以缩短招募患者所需的时间,从而更快找出符合入选标准的受试者。Orexigen Therapeutics 公司正是借助大数据分析的这一应用,使得该公司开展的一项心血管风险因素分析临床试验项目,比预期提前一年时间招募到了约 9000 例有心血管风险因素受试者。

11.3.3 基于大数据的个性化治疗

个性化医疗过程中,需要对包括病人体征数据、费用数据和疗效数据在内的大型数据集进行分析,这样可以帮助医生确定临床上最有效和最具有成本效益的治疗方法。通过大数据技术记录这些患者的个性化数据,对患者和医生来说都是有好处的。

医学发展揭示每个人健康生理数据指标标准不尽相同。如图 11-11 所示,现代医学认为人体正常心率在每分钟 60～100 次,而有的运动员的心率只有每分钟 45 次,按照医学角度,这样的运动员身体是不正常的,应该接受治疗。事实上,运动员却身体健康,没有表现出任何问题,如果贸然将其心率调整至每分钟 60 次以上,反而可能会将正常的身体平衡机制破坏,引发异常。医学是关乎每一个人的科学,医学大数据不仅记录了每一个人的医学数据,更能制定每人自己的标准,按照自己的标准调节身体,才是最科学的治病方式。

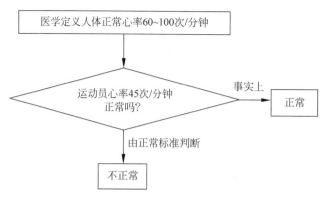

图 11-11　运动员心率每分钟 45 次是否正常的判断

11.3.4　基于大数据的疾病模式分析

通过对疾病模式和趋势进行大数据分析可以帮助医生更好地对患者进行诊断,也能够帮助医生实现对疾病的治本,而不仅仅是治标。

美国芝加哥大学的研究人员使用了超过 480 000 人(来自大约 130 000 个家庭)的健康保险理赔数据,根据遗传相关个体发生的频率,对常见疾病进行了新的分类。该研究结果(发表在 *Nature Genetics* 上)表明,基于症状和解剖学的标准疾病分类方法可能忽略了起因相同的疾病之间的联系。例如常常被归类为中枢神经系统疾病的偏头痛,却与肠易激综合征有着最强的基因相似性。研究人员还将这次研究的结果与第 9 版国际疾病分类(ICD-9)进行了比较,意外地发现了某些疾病的关联。例如Ⅰ型糖尿病是一种自身免疫性内分泌疾病,与高血压(循环系统疾病)有很高的遗传相关性。

11.4　大数据在医疗商业模式方面的应用

大数据分析可以给医疗服务行业带来新的商业模式。在新的医疗商业模式方面,大数据有 2 个主要的应用场景:汇总患者的临床记录和医疗保险数据集、网络平台和社区。

11.4.1　基于大数据的患者临床记录和医疗保险数据集

汇总患者的临床记录和医疗保险数据集,并进行大数据分析具有重要意义。对医药企业来说,它们不仅可以生产出具有更佳疗效的药品,而且能保证药品适销对路。

以诺华公司为例,该公司在研发心衰治疗药物 Entresto 时,采用了差异化的定价策略,但是没有引起医疗保险支付方对这一做法的兴趣。只有少数医疗保险支付方愿意将该药引入报销目录,理由是:要评价这种药物的实际疗效的过程太复杂,传统的、固定式的定价方法实现起来简单得多。但是,如果一直采用固定式的定价方法,会使得患者无法承受治疗疾病所需费用的增长。这就需要制药公司能够提供新的医疗保险支付方法来减少医疗支出的浪费,但支付方是否支持这一改变将是一个大挑战。而汇总患者的临床记录和医疗保险数据集,并进行分析将为药品的差异化定价提供可能。

11.4.2　基于大数据的网络平台和社区

网络平台是一个潜在的、由大数据启动的商业模型,大量有价值的数据已经在这些平台产生。因此,这些网络互动信息平台是最好的医疗大数据来源。

在国内,好大夫在线 www.haodf.com(如图 11-12 所示)作为互联网医疗平台已经在线上诊疗、电子处方、会诊转诊、家庭医生、图文咨询、电话咨询等多个领域取得领先地位。2016 年,好大夫在线与银川市政府合作共建智慧互联网医院,取得了医疗机构执业许可证,业务从疾病咨询领域发展到诊疗领域。全国正规医院的医生获得相关资质后,均可在好大夫在线平台提供线上诊疗、电子处方、远程会诊、手术预约等医疗服务。通过好大夫在线的"找医生"模块可以在线咨询医生病情,或完成门诊的提前预约,该模块在首页中的位置如图 11-12 所示。同时,该平台记录了大量的患者咨询的病情数据及医生回复的诊疗建议数据。

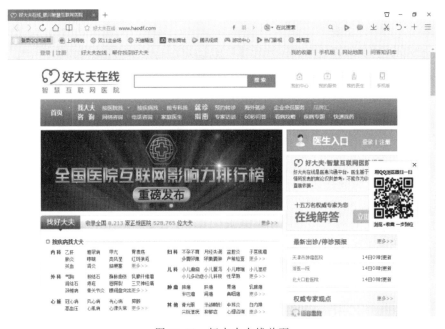

图 11-12　好大夫在线首页

11.5　大数据在公共健康领域的应用

在大数据技术下,可以想象这样一个医疗场景:从生产数据,到挖掘、管理、分析数据,以及最后提供解决方案。在这个场景下,如果全球每年有几百万人患心脏病,大数据能从这些患病人群里找到共性,实现提前治疗预警,这将极大地提高人们对抗疾病的能力。

《大数据时代》一书中有这样两个案例(如图 11-13 所示)。

案例一:苹果公司创始人乔布斯曾在治疗胰腺癌期间获得了他的整个 DNA 序列,医生们将乔布斯自身的所有 DNA 和肿瘤 DNA 进行排序,然后基于乔布斯的特定 DNA 组成,按所需治疗效果进行用药,并调整医疗方案。乔布斯自患癌至离世长达 8 年的时间,几乎创造了胰腺癌历史上的奇迹。

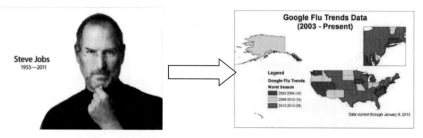

图 11-13　从乔布斯的个性化治疗到 Google 的流感预测(公共健康)

案例二：乔布斯的案例是针对个体的,那么 Google 成功预测流感爆发期的这个案例是针对群体的。2009 年,甲型 H1N1 流感爆发几周前,Google 通过对网民的网上搜索记录对进行分析与建模,预测出了甲型 H1N1 流感的爆发,其预测结果与官方数据的相关性高达97%,并且得出结果的时间要比当地的疾病控制中心更早。

从个人健康管理到公共健康管理,大数据对个人医疗的改变极富价值。在国内,百度公司首先发布大数据引擎,将包括开放云、数据工厂、百度大脑三大组件在内的核心大数据技术进行开放。同时,百度研发了"软硬云"结合的智能健康医疗移动平台,记录下人们日常生活方式,例如每天的运动量和运动时间、睡眠量、久坐时间、身高、血压等,这些被量化的数据具备了长时性和趋势化,可以成为病情分析的重要依据。

本章小结

本章主要介绍了大数据在医疗领域中的应用场景,包括临床、医药支付、医疗研发、医疗商业模式、公共健康。具体包括临床操作的比较效果研究、临床决策支持系统、医疗数据透明度、远程病人监控、对病人档案的先进分析;医药及其支付环节的自动化系统、基于卫生经济学和疗效研究;医疗研发阶段的预测建模、临床试验设计、临床实验数据分析、个性化治疗、疾病模式的分析;新的商业模式下汇总患者临床记录和医疗保险数据集、网络平台和社区;公众健康。总的来说,医疗大数据将在提高医疗质量、提升患者安全、降低医疗风险、降低医疗成本等方面发挥巨大作用。

【关键词注释】

1. CDR：Clinical Data Repository,临床数据仓库。
2. EHR：Electronic Health Records,电子健康记录。
3. PHR：Personal Health Record,个人健康档案。
4. *Am J Health Syst Pharm*：American Journal of Health-System Pharmacy。
5. 诺华公司：总部位于瑞士巴塞尔,开发、生产和销售治疗多种疾病的创新处方药,涵盖的疾病领域包括心血管、代谢、骨质疏松、呼吸、抗感染、眼科、移植、中枢神经以及肿瘤。

习题 11

一、填空题

1. CER 是指_____,英文全称是_____。

2. CDR 是指_____,英文全称是_____。

3. EHR 是指_____,英文全称是_____。

4. PHR 是指_____,英文全称是_____。

二、简答题

1. 简述大数据在医学临床操作领域的 5 个应用场景有哪些。

2. 简述 PDMP 的过程及作用。

3. 简述大数据技术对临床试验的作用。

4. 简述大数据技术记录每一个人的生理病理数据的好处有哪些。